U0331933

# 编委会

主　编：刘霁堂

编　委：陈　君　冯慧卿　刘霁堂　鄢来均　智广元

医学人文丛书

# 哲思中医

## 关于中医学本体、
## 认知及方法的多角度思索

刘霁堂　主编

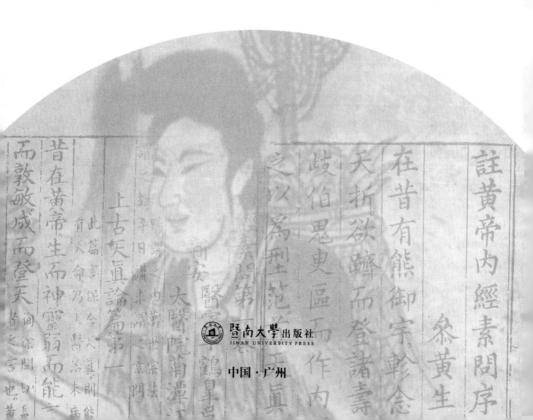

暨南大学出版社
JINAN UNIVERSITY PRESS

中国·广州

图书在版编目（CIP）数据

哲思中医：关于中医学本体、认知及方法的多角度思索／刘霁堂
主编．—广州：暨南大学出版社，2020.6
（医学人文丛书）
ISBN 978 - 7 - 5668 - 2915 - 3

Ⅰ．①哲…　Ⅱ．①刘…　Ⅲ．①中医学—医学哲学—研究
Ⅳ．①R2 - 05

中国版本图书馆 CIP 数据核字（2020）第 093313 号


哲思中医：关于中医学本体、认知及方法的多角度思索
ZHESI ZHONGYI：GUANYU ZHONGYIXUE BENTI RENZHI JI FANG-
FA DE DUOJIAODU SISUO
主　编：刘霁堂
· · · · · · · · · · · · · · · · · · · · · · · · · · · · · · · · · · · · · · · · · · · · · · · · · · · · · · · · ·

出 版 人：张晋升
策划编辑：杜小陆
责任编辑：黄　颖　刘宇韬
责任校对：张学颖　冯月盈
责任印制：汤慧君　周一丹

出版发行：暨南大学出版社（510630）
电　　话：总编室（8620）85221601
　　　　　营销部（8620）85225284　85228291　85228292　85226712
传　　真：（8620）85221583（办公室）　85223774（营销部）
网　　址：http：//www.jnupress.com
排　　版：广州良弓广告有限公司
印　　刷：佛山市浩文彩色印刷有限公司
开　　本：787mm×960mm　1/16
印　　张：20
字　　数：282 千
版　　次：2020 年 6 月第 1 版
印　　次：2020 年 6 月第 1 次
定　　价：79.80 元

# 序　言

　　对于我国中医药事业，毛泽东主席曾多次指出：中国医药学是一个伟大的宝库，应当努力发掘，加以提高。他亲自批示成立中国中医研究院，开设高等中医药院校，举办西医学习中医研究班，有力地推进了我国中医药事业发展。自进入中国特色社会主义建设新时代以来，习近平总书记高瞻远瞩，在理论和实践上进一步继承和发展毛主席中医药思想。他指出，中医药学凝聚着深邃的哲学智慧和中华民族几千年的健康养生理念及其实践经验，是中国古代科学的瑰宝，也是打开中华文明宝库的钥匙。他鼓励广大中医药工作者增强民族自信，勇攀医学高峰，推进中医药现代化建设，推动中医药走向世界，切实把中医药这一祖先留给我们的宝贵财富继承好、发展好、利用好。他批示成立中国中医科学院，颁布中医法，推进制定中医药发展规划，向国际社会推介中医药，使我国中医药事业发展走上快车道。研究中医药理论，发展中医药科学，不仅是医药卫生事业发展的需要，也是传承中华文化的使命使然。

　　广州中医药大学是我国政府于 20 世纪 50 年代中期响应毛主席号召，最早成立的全国四所中医药高等院校之一。成立伊始，学校就十分重视中医药理论的哲学人文社会科学研究，取得不少研究成果。改革开放后，广州中医药大学在原有良好学术积淀基础上组建中医医学人文社会科学研究机构，以辩证唯物主义和历史唯物主义为思想武器对中医文献进行哲学人文社会科学研究，出版《医学辩证法》《中医方法学》《自然辩证法》等多部著作和教材，主办多期全国医学辩证法培训班，在全国医学院校产生一定影响。近年来，广州中医药大学相继获得科学技术哲学、卫生事业管理和中医心理学等多个学科硕士学位授予权，聚集一批高层次中医医学人文社会科学研究人才，研究平台、研究队伍和研究课题达到较高水准。科学技术哲学研究团队立足学校医学特色，以现代科学技术哲学视角，围绕我国中医学理论以及相关医学卫生事业进行多层次探究，形成一些学术观点，计划出版广州中医药大学科学技术哲学医学人文丛书。

《哲思中医：关于中医学本体、认知及方法的多角度思索》是其中的一本。该书由《内经》的内在价值、中医理论的现代认知和传统中医方法及现代发展等三部分构成。第一部分包括三章，首先把《内经》（全称《黄帝内经》）这一中医学奠基之作中的核心概念"气"作为研究起点，把握好《内经》的气说是读懂中医的关键。后两章一个探讨《内经》的养生思想，用意在于揭示医养结合，重在治未病的中医学本质；另一个探讨《内经》医学道德思想，用意在于强调中医学区别于西方医学的另一特质：以德驭技，德性高于技术。第二部分包括第四至第七章，第四章讲述西方医学渐入我国后与中医的激荡，拉开了对中医理论的批判性认知；第五章讲述形形色色的中医现代化观点和对中医现代化路径的大胆试错；第六章讲述当代科学大师钱学森对中医的思考成果；第七章介绍当代中医学大家刘绍武对中医学理论的现代建构成果。第三部分包括第八至第十章，第八章介绍中医思维方法的人文价值，之所以用其作为第三部分的开头，其原因在于需要阐述中医方法与西医方法的区别，中医方法重人性，西医方法重物性；第九章讲中医学的模型方法，其用意在于阐明作为近现代科学重要方法的模型方法在中医学中尽管早已有之，但其具有自己的特殊性和局限性，存在着中医现代化过程中模型方法进一步扩展的可能性；第十章，即最后一章讲述中医认识方法的发展，系统介绍中医方法的演变和中医现代化过程中中医方法可能的发展线路。

　　中医学是一门传统科学，时代的变迁在其身上留下诸多痕迹，中医学自身和外围存在的问题一言难尽，围绕中医学的研究成果汗牛充栋。本书选题简洁、针对性强，内容逻辑紧凑，研究视角开阔，讲整体不求细节，讲脉络不拘泥于具体事件，尽管在一些方面的探究有待深入，但对一般读者却恰到好处。瑕不掩瑜，该书的出版相信会对具有一般中医知识的人进一步了解中医学与正确认识中医学有启迪作用。

刘霁堂<br>
于广州高教花园

# 目 录

# 第二部分　中医理论的现代认知

# 第三部分　传统中医方法及现代发展

# 第一部分
## 《内经》的内在价值

# 第一章 《内经》的"气"理论

## 一、《内经》关于"气"的基本观点

在远古时代，人们对世界的认识还没那么全面，当时人们关于世界的认识更依赖于直观感受。虽能对可直接观察的事物进行仔细观察、揣摩，并加以说明，但对一些无法依赖直观感受加以说明的事物，却只能通过当时已有的经验，创造性地用假设去解释，进而产生了一些解释性理论。古代中医学正是创造性地通过"气"的思想来解释人体生理和病理的一些现象，从而指导疾病治疗。《内经》总结并概括了西汉之前流传的部分中医学说，被誉为中医理论体系的开山之作，"气"思想是其理论体系不可或缺的部分。"气"思想历史悠久，历经远古以来医者的思想积淀，到《内经》成书时，已具备完备的内容，故得以成为支撑中医理论体系的基石。

### （一）《内经》关于"气"的概念

整部《内经》充满了"气"的概念与思想，经统计，其中总共有两千九百九十七个由"气"组成的词语或直接由"气"作为主语的句子。全书一共一百六十二篇，其中有十九篇的题目中包含了"气"字。在全书所有的篇目之中，只有十二篇全文没有出现"气"字，但是从这几篇中的阴阳、五行、天人或者经络等内容里，也不难看出"气"理论的影子。可见"气"理论对整部《内经》的重要性，它充斥在整部《内经》中，对中医理论的形成，生理、病理的阐述，以及具体治疗原则的运用都意义深远。

"气"为世界的本原。"气"在《内经》中是万事万物之所以能够形成的根本原因。从《内经》对世间万物产生之前状况的描述看，世界处在一个太虚廖廓的空间中，构建在一个广阔无垠却什么也不存在的太虚之中。但就是在这样的环境中，世界肇基化元，万物开始孕育。随后木火土金水"五运"在廖廓的太虚中运行，从而布气真灵，通过这样的"气"来总统坤元。由此可看出，"气"在《内经》中是作为世界万物生成的本原来看待的。同时《内经》中反复出现了"天地"的概念，认为天的高度不可度量，地的广阔也无边无际。而天地也是由"气"构成的。《内经》中的"气"分阴气和阳气两种，阴气聚积形成地，阳气聚积形成天。因为天有气、地有形，所以天构成了八纪，地则有五里，其成为万物生成的父母。而万物具体的构成则要依赖天之气与地之气相合。天地之气相合之后，万物就产生了。同时，《内经》最看重的"人"也是在这样的条件下诞生而来的。

"气"无处不在。天地万物由气而成，"气"存在于天地间、万物中。"气"可谓无处不在。"气"弥漫、渗透、存在于整个宇宙之中。虽然难以用视觉观察，但是客观存在。比如天之气下降则形成了雨，地之气上升则成为云。天之气与地之气是没办法被直接观察到的，云和雨只是气的化身和过程状态。又如，在观察人体内经络脏腑之气时，也是通过外在的表现来推测它们在人体内部所造成的影响。再比如自然界里的六气，在它们侵犯人体的时候，可以通过人体的病变来观察到他们的存在。所以说"气"是无形的，但同时也是客观存在的。

"气"是万物联系之中介。《内经》把"气"作为媒介，将万事万物联系起来。天地之间与六合之内，无论是九州还是九窍，或者是五脏与十二节，也能与天之气相应，这说明看似并不十分相关的事物之间，也能靠"气"紧密联系。

### （二）《内经》关于"气"的自然观

在古代哲学理论中，"气"始终占据重要位置，《内经》就是借助古代哲学家关于气的定义认识这个世界的，同时《内经》又在观察和总结自然规律时发展了"气"的理论，使得"气"在《内经》中有了更丰富的内涵。《内经》在成书时已经形成一套非常完整的"气"思想。"气"既是构成万物的本原，也是人之成形所必不可少的条件，且人在精神层面也与"气"相互影响。在世界每一个事物上都可找到"气"发生作用的影子，可以说"气"统领万事万物，万物由气而生，由气而成。

1. 自然之"气"与人体之"气"相应

《内经》坚持气一元论思想，认为人要依靠天地之气才能产生，天之气与地之气相合才能生人。天人合一，天人相应，人之生理、病理与自然之"气"有很大关系。

自然规律是构建人体之"气"的本原。《内经》在构建人体时，认为人与天地是相参的，把自然中的很多事物都类比到了身体中去。《灵枢·邪客》中说到，由于天是圆的，地是方的，所以人的头是圆的，足却是方的；因为天有日月，所以人就有两只眼睛；因为地有九州，所以人就对应有九窍；等等，还详细地描述了人的四肢、五脏、六腑、寒热，甚至十指等诸多方面。同时《内经》也认为自然界中的"气"与人的脏器是相通应的，比如认为天之气通应于肺；地之气通应于嗌；风之气通应于肝；雷之气通应于心；谷之气通应于脾；雨之气通应于肾。这些都反映了自然与人之关系。《内经》首先将自然界的气分为了阴和阳两种，比如天之气与地之气就是阴阳二气的体现，并论述了阴阳二气的特点。从天地之气的角度来看，天的气为阳，会下降成为雨，地之气属阴，会上升成为云。所以天地阴阳二气是对立的，但也处在不停相互转化、相互运动中。人体之气最根本的原则也遵守了阴阳二气的理论，属于阳性质的气在上，属于阴性质的气在下。体内的阴阳二气与天地之阴阳一样，也是在不停的相互运动之中的。除了阴阳之外，《内经》还将自然界的气赋予了五行的思想，比如一年之中季节之气的变化就是遵照五行的原则。《内经》也将五行对应于人体之气，将人体之气分为了五种属性，同样这五气也与自然界的五行之气的属性一样，相互之间相生相胜，互为子母，这是《内经》所建立的人体观、疾病观等中最重要的核心思想。另外古人将自然界的气候属性分为了六种，而在解释人体之气受到外界影响产生变化时，把这些变化与六种气候的变化进行类比，进而解释人体发生病变的规律。

人体之气与自然界变化同步。首先人体之气会随着时间不断变化。以它在一天内的变化为例，早晨人体之气开始生发；到了中午，人体之气最为旺盛；到了傍晚又开始虚弱下去。《灵枢·顺气一日分为四时》就这种气的消长从而导致病气的盛衰进行了论述，认为由于早晨的时候人体之气开始生发，所以病气开始衰弱下去，病症开始减轻；到了中午人体之气最盛，所以病气最弱，病症最轻；到了傍晚，人体之气开始衰弱所以病气开始强盛，病情开始加重；到了夜晚，人体之气藏了起来，所以病气最为强盛，病情越来越重。其次随着时间的推移，人体之气在人体的主要作用部位也有不同。《素问·四时刺逆从论》就认为春天的时候，人体的气在经脉中较为强盛；夏天的时候在孙络中较为强盛；长夏的时候，人体之气在肌肉中比较强盛；秋天与冬天的时候，人体之气则在皮肤与骨髓中比较强盛。以春天为例，本篇解释说春天的时候天地之气开始生发，河流水道都开始融解，所以水道通畅，与之对应人的经脉通畅，所以人体之气在经脉中比较强盛。这是人与自然相应思想非常直接的体现。《内经》提出春之气主生发，夏之气主生长，秋之气主收降，冬之气主封藏，而人处于每一个不同季节的时候，人体之气的主要作用和影响也是与四季之气相对应的。最后，《内经》中还认为人体之气与月亮的圆缺也有着直接的关系，《素问·八正神明论》就观察到了月亮由月缺向月圆变化的时候，人的血气开始化生精气，卫气也开始运转；月圆的时候，血气最强盛，人体的肌肉也有力；等到由月圆向月缺变化的时候，则肌肉开始减弱，经络之气不再强盛，卫气也开始虚弱。

人体依赖于自然界精气的供养。供养人体有两方面的概念，首先是人的先天之精气决定了人的生长发育及寿命的长短。它有一个定数，是从父母那里获得的。先天之精气如果耗尽，那么人就会衰老下去，后天如何努力也只能将衰老推迟，而不能改变先天之精气的量。所以人一定会有死亡的一天。《内经》说，男不过八八，女不过七七，先天之精气就会耗尽了。不过天赋有高低，后天的保养也存在不同，所以这个时间并不是绝对的。此外，先天之精气与后天之精气共同作用，保证了人体的正常运行。先天之精气决定了人的发育与衰老死亡，后天之精气的持续供养支持了人体正常活动所需要的能量与构建身体的物质基础。人体需要与自然不断交换物质与能量才能保证人的正常生理活动，正常的呼吸与饮食就是交换能量与物质的途径之一。

《内经》说天为人提供五气，地为人提供五味；五气从鼻进入人体，五味从口进入人体；五气藏在心肺中，可以使人的五色修明，并且能够发出声音，五味藏于肠胃之中，供养着五气。这充分说明了人的生长发育依赖于天地之精气。

2. "气"在人体与自然间的运动性

唯物主义运动观认为世界在不断变化之中，《内经》认为"气"不会凭空产生，也不会无端消失，"气"的产生必须建立在物质基础上，同时世间万事万物的变化都依赖于"气"在其中流转不息、生生化化，只有气聚才能成形。《素问·六微旨大论》认为"气之升降，天地之更用也"。所以，从宏观上看，"气"的运动决定了自然的面貌，从微观上看，每一个独立的事物之中都有气的运动。那么，气运动的原因是什么？运动的形式及机制又如何？

（1）"气"运动的原因。

"气"的不停运动推动了世界的不断变化，但产生这种运动的原因并不是外部的作用力，其原因需要从"气"的内部去发掘。首先是阴阳变化的原因。《素问·阴阳应象大论》就认为阴阳是天地之道，是万物的纲领和规律，是变化的根本原因，阴的属性是安静的，阳的属性是躁动的。从这里可以看出，世间万物都有阴阳两种属性，而这两种属性是一对矛盾，是事物变化的动力，所以"气"的阴阳就推动了"气"的运动。同一篇中还提到清阳聚积成为天，浊阴聚积成为地，但是地气会上升为云，天气会下降为雨，但同时还认为雨出于地气，云出于天气，可见由地气产生的云根源在于天，由天气产生的雨根源在于地。阴在向阳上升，阳也在向阴沉降，这是一个循环往复的过程。这样双方的矛盾斗争推动了"气"的运动。如果阳气与阴气永不接触，那"气"永远也无法运转，只有在接触产生了关系之后，才有了阴向阳动，阳向阴动，并由此产生了运动。其次是"气"内部胜复关系的原因，气的太过与不足都会引起与之相对应的不同属性的气对其产生克制，这种克制与反克制同样是一种矛盾斗争的关系，在这种矛盾斗争的作用下，"气"的内部产生了推动力，推动"气"的运动。

（2）"气"运动的形式。

《内经》中有一对相对的概念，就是"形"和"气"，书中将"形"的属性定为阴，而"气"的属性则定为阳。后世在解释这两个概念的时候认为阳的属性更加活泼，容易发散，所以能够化成气；阴的属性相比沉静，所以凝结成了具体的形态。《素问·六节藏象论》则认为形能够产生的原因是"气合"。说明了"形"与"气"也是遵循阴阳的规律，互相对立，但又矛盾统一互为根本的。而这样的阴阳相互转化的运动方式则是"气"运动的具体形式。这样就形成了"气合"化生成"形"，"形散"化生成"气"的思想。这样通过"气"为中介，世界的万事万物都可以进行转化，万物不再是一个个孤立的个体，事物之间的界限被打破，互相之间都有了微妙的联系。由此可看出，形气转化的运动观实际上是中医有机论自然观形成的基础。

（3）"气"运动的规律。

凡是运动，都必须遵循一定的规律，这个规律就是阴阳与五行。在《内经》中，具体的运动表现就是"气"的升降出入。当"气"以阴阳为纲，以五行为用来运转的时候，它的运动是首尾相接，终而复始的，没有开端也没有结束，所以亦可以看作一个圆周运动。首先五行之气遵循阳气与阴气循环上升下降的特点。以季节为例，"气"在春天对应的木气的作用下开始向上生发，在夏天对应的火气的作用下上升到了顶点，经过长夏对应的土气运转，在秋天对应的金气作用下开始下降，在冬天经过对应的水气的作用下沉到了最底；待到来年的开春，又重新开始上升。具体到人体内，气的出入是人与自然界交换清浊之气的过程，气的升降则是人体内气的运化过程。总体来说也遵循了阴阳五行的规律，以脾土在中间为枢纽，"气"于肝木开始上升，到心火浮在最上，脾土在中运化，经过肺金的下降作用，沉降于肾水当中。而血在这当中则起到了载体的作用，同样符合"形气"互生的原则，血为阴，通过五脏中的肝木的上升作用，化而为气，经过脾土的运化，在肺与吸入的清气相结合，通过肺金的下降作用，复归血气。

同时《内经》又创建了两套五行系统来保证"气"运动的平衡。第一是相生相克的系统。由于每两行之间都存在着相生相胜的关系：所以单从其中两行来看，气的运动是无法平衡的。但是把五行都纳入进来，任意一行都和其他四行产生了关系：要么是由我生，要么生我；要么被我克制，要么克制我。这样五行中的任何一个部分都可以通过直接或间接的作用与反作用对其他任意一行产生影响，如此则形成了一个循环系统，产生了各自之间动态的平衡。第二是互为胜复的系统。当任意一行之气出现太过或者不足的时候，就会引起其他的气对其产生相乘或相侮的情况。如果不能对这种情况作出调整，就会造成太过的气越甚，不足的气越虚，那运动的平衡就会受到破坏。但是任意一行的太过与不及都会引起其他四行的连锁反应，最终胜气还是会回到被复气重新克制的局面，这样气的运动就重新回到了平衡的状态。

## 二、《内经》有关理论对"气"的认知

### （一）《内经》阴阳学说中的"气"观念

阴阳的思想是《内经》中最基础的思想之一，而《内经》则使阴阳的思想达到了史上最高的水平。《灵枢·病传》就认为，如果明白了阴阳的道理，就犹如迷惑得到了解释，如同从醉梦中醒来一般。

1. 阴阳的概念

《灵枢·阴阳系日月》首先认为阴阳是有名而无形的，它并不是某种实在的物质，而只是一个"名"，也就是一个概念。《素问·阴阳应象大论》中认为水火是阴阳的征兆，以水火的属性来看待阴阳。水的属性是沉降的，向下的，并且是寒凉、阴暗的；火则与水相反，火是生发的，向上的，并且是温热、光明的。可以看出，水与火拥有对立的属性。《内经》根据水火的特性来将事物进行归类，凡是与水的属性相似的事物就归为阴，与火的属性近似的则归为阳。比如天在上，地在下，所以天是属阳的，地与之相对则属阴。《内经》还总结了许多这样相似的概念，可以看出阴阳是对事物客观存在的矛盾对立的一种总结。

其次，《内经》还认为阴阳是相对的，并不是绝对的。两种事物需要存在对立属性才能具有阴阳属性。比如上下与内外，如果没有上则没有下，没有内也就没有外。人体的背为阳，腹为阴，如果没有背，也就没有腹的这个概念存在。同时在讨论更复杂的事物的时候，比如人体的五脏，心肺在上则属阳；肝肾在下则属阴。但心在

这里又被视为阳中之阳，肺为阳中之阴，肾为阴中之阴，肝又为阴中之阳，可见阴阳的划分是具有变动性的，在与不同的对象比较时，阴阳可以发生变化。

2. 阴阳的辩证关系

阴阳并不是订立之后就不再变化的，阴与阳是一直在相互影响并且发生变化的。首先阴阳是相互斗争的，《内经》认为阴胜则阳病，反过来阳胜则阴病，即阴阳是相互排斥的。其次，阴阳又是互根互用的，比如植物的生长就有赖于阴阳双方的共同作用，阳气让植物生发，但植物同时又依赖于阴气的滋养，只有阴阳协调了，事物才能正常的发展。最后阴阳又是可以相互转化的，《内经》认为重阳必阴，重阴必阳。阳到达一个最高点时就开始向阴转化，反过来阴下降到最低点时也就开始向阳转化了。

3. 阴阳的调和

阴阳的双方总是在建立一种相对平衡的关系，若其中的一方过于强盛，另外一方则会对其进行克制，以达到调和的状态。由于阴阳之间存在辩证关系，达到了调和状态后，阴阳双方也不是固定不变的，它们之间依然在相互消长，所以这种平衡是一种动态的平衡。这种平衡的状态对万事万物都有非常重要的意义，比如人体的阳过盛，则会阴虚火旺，而阴过盛一样会导致人体产生寒症。

4. "气"的阴阳观念

《内经》在认识"气"的理论时，自然不会忽略阴阳如此重要的原则。《内经》中通过阴阳思想对"气"理论的表述随处可见。实际上"气"的阴阳理论可被视为纲领性的"气"理论。《内经》根据阴阳的对立关系将"气"一分为二，分成阴阳二气，并用阴阳二气来概括总结气的特点。

《内经》中将天地之气分为了阴阳，天之气为阳，地之气为阴；将自然界中的温热之气归为阳气，寒凉之气归为阴气；将在上之气归为阳气，把在下之气归为阴气；把体表之气归为阳气，把体内之气归为阴气；把具有推动、兴奋等作用的气分为阳气，把具有宁静、抑制等属性的气归为阴气。另外还将"气"与"形"对应起来，气为阳，形为阴，由此产生的"血"与"精"为阴，与它们对应的"气"则为阳。

阴阳之气产生于阴阳理论，所以阴阳二气相互之间自然也存在着阴阳的辩证关系。首先阴阳二气是相互争斗的，阴阳二气都可能打破平衡，占到主导的地位，比如人体内阳气偏盛，则会导致阴虚火旺的症状；阴气过盛，则会产生寒凉的症状。其次阴阳二气是相互依存、互根互用的，阴阳二气任何一方都不可能脱离另一方单独存在。比如，阳气负责在外抵御外邪的入侵，阴气则负责在内收藏精气，滋养人体。同时在内的阴气可以滋养阳气以更好地抵御外邪，而阳气抵御外邪则能更好地帮助阴气在内滋养身体。最后阴阳二气也是会互相转化的，比如四时之气，当夏季阳气到达顶峰的时候，秋天就开始下降向阴转化；当冬季阴气到达最低谷的时候，春天就开始向阳转化。另外，《内经》的阴阳理论还在阴阳对立统一的基础上有所发展，《素问·生气通天论》就认为阴阳中最重要的是阳气要致密，如果阳气不能固密，那么阴气就会绝亡。所以在具体的情况下阴气和阳气又并不完全遵守矛盾对立特点，而产生了主从的关系，所以"气"的阴阳理论又有了一些特殊性。与阴阳的理论一样，阴阳二气也是处在动态平衡的状态下的。任何一气的强盛需要让另一气对其产生克制才能恢复平衡，一个人健康的状态必须以阴阳二气和谐相处作为前提，一旦阴阳失和，疾病就会侵袭人体。《内经》正是以此为基础，设立了以追求人体之气的阴阳平衡来作为治则的标准。在辨证施治的时候，首先就需要辨清阴阳，如果没有分辨阴阳，那后面的治疗便无从下手。辨清阴阳后的施治用药，也是先把药食之气分为温热寒凉四种气性，其中温热之气属阳，寒凉之气属阴，用药食的阴阳之气来帮助体内的阴阳二气重归平衡。

### （二）《内经》五行理论对"气"的认识

#### 1. 五行概念

五行学说是中国古代哲学的重要思想，《内经》中应用的就是该思想。五行即"木火土金水"，采用的是一种意象思维，通过直观感受，体会意象，同时将意象泛化，反映其中包含的抽象规律。木有生发的特点，火有温热的特点，土有养长的特点，金有坚燥的特点，水有寒凉特点，五行是对这五种物质各自特点的抽象总结。五行不仅是对"木火土金水"物质特点的抽象，同时也是对其运动属性的总结。事物运动不能一直向上，也不能一直向下。事物要保持平衡发展，有时需要收敛，有时需要生发，也有时需要运化等等，所以人们将运动属性与五行相联系。其中木的特性就是曲直；火的特性就是炎上；而土、金、水的特性则分别是稼穑、从革与润下。

与阴阳一样，五行具有普遍性，同样是存在于世界的普遍规律。《灵枢·阴阳二十五人》认为，在天地与六合之内的万物，是离不开五这个数字的，这当然包括天地六合内的人。人们认为季节、人体、动植物等等都包含了五行的五种属性，而这五种属性又是按照一定规律联系在一起的，所以经过五行思想的整理，杂乱无章的世界才变得有可能被认识与利用。

#### 2. 五行归类

五行分类思想把今天看上去并不相关的事物联系在了一起，比如五味中的酸就与五季的春同归为"木"这一行。但是中国古代不是由事物的构成成分来划分事物的，而是根据事物的功能、影响以及动态与静态的属性来划分事物的。《内经》运用了五行分类思想，结合当时的天文、地理、气象与生物等学科，把自然界的存在划分为五方、五季、五谷等，把人体的各类存在分为五脏、五志等。

#### 3. 五行的结构

今天我们回头重新认识，依然不得不赞同五行结构的合理性。

如果将世间万物只分阴阳二类，显然有太多的事情无法具体解释；如果分成了三行，那这三行只能相生，而无法相克；如果像古希腊文明中亚里士多德那样分成四行，那相克的循环则无法形成；如果分成了六行，那么每相隔的三行又会单独形成自己的小循环，也不那么令人满意；七行以上则显得杂乱无章。显然，五行结构形成了一个完美的相生相克的循环；既可以相生，也可以形成一个稳定的相克循环；一旦其中的一行过于强大，它们之间相互胜复的特点又可以使五行重归平衡。由此可见五行可以构建成一个稳定的系统。

4. "气"的五行思想

五行把万事万物分成了五类，《内经》自然也将"气"分成了五类，称为"五气"。五气在自然界主要体现在时间变化上。在不同的时间单位上，每个时间节点的"气"的性质都是不一样的，顺序也是按照"木火土金水"这样的顺序进行排列。《内经》中的五行之气在自然界运用得最多的就是季节，比如春气就与木气相对应，因为万物在春天靠春气开始生发，这个特点与木气相应，所以在季节之气上，木气指代春之气。同样的道理，夏、长夏、秋、冬之气也是同样的道理。

五行之气在人体内发挥重要作用。《内经》将人体内五脏对应五行，所以五行之气在人体内的表现便是五脏之气。关于五脏的理论从《内经》成书到今天都被认为是中医理论中的核心部分，《素问·阴阳应象大论》就认为，人的五脏产生了五气，而人的五种情志就是由五气产生而来。不光是情志，比如呼吸、排泄等等最基本的功能都要依赖五脏之气推动。可以说五脏之气决定了人体所有的性状表达与功能运行。比如人体最基本的先天之精气就要通过肾气来对人体产生作用，人体想要获取外界的物质与能量来保证身体的正常运转也要依赖脾气的运化和肺气的呼吸作用。同时人体如果产生了病变，追根揭底还是由于五脏之气的病态所造成的，《素问·宣明五气》就认为五气的病症，心气病变表现为噫；肺气病变表现为咳；

肝气病变表现为语；脾气病变表现为吞；肾气病变表现为欠，为嚏。

以五行建立的五气思想最为重要的是利用五行之间的相互关系，来建立"五气"的运动模式。《内经》正是利用这种由于五行之间的生克关系产生的运动来解释病症的传变。比如脾土之气太过，身体则会出现脾胃方面的病症表现，而由于生克的属性，脾土之气还可能会使其他四气发生变化，从而出现别的脏气不足或太过导致的病症。而要恢复身体的平衡也需要通过五脏之气之间的生克胜复推动"气"的运动。可见《内经》正是通过这种气的运动模式试图在人体内建立一种平衡的体系。至于如何运动，前文已经有所论述，在此不再重复。这种"气"在人体内的运动是《内经》构建人体的系统最重要的法则。

## 三、中医临床"气"理论的运用

"气"作为《内经》中的重要概念，其作用就是指导人们认识人体生理和病理，在实际运用过程中，人们对《内经》"气"理论的认识逐步深化，而对"气"的本质，只有通过实际的使用才能更好地理解。

### （一）"气"理论运用原则

#### 1. 系统原则

系统就是将研究对象视为一个整体来进行研究。比较中西方医学特点，可以更好地理解"气"理论的系统内涵。在创立之初，西方医学是建立在还原论基础之上的，即将世界不断分割，试图从最小原子去认识世界。虽然今天的西医也开始对人体进行整体把握，但是其核心思想依然没有改变，还原论依然起主导作用。中医对世界认识的方式决定了其更看重对人体整体把握。这种整体把握依赖的正是系统论，无论诊法还是治法，都以此为基础，所以说系统论是中医根基。《内经》通过"气"把世界视作一个整体，是沟通万事万物的中介体，所谓天地一气耳。如果说还原论是在寻找原子的话，那么《内经》的"气"就是把原子联系起来的"原子键"，是联系世间万物的中介体。通过从整体来把握这种中介体的内涵，《内经》构建起了一个无处无"气"的世界。

构建"气"理论系统的方法遵循如下几个原则：

其一，天人内外的整体性。与用解剖等方法建立起来的医学不同，《内经》更重视对各种现象之间的相互关系的把握，为了更好地把握这种关系，《内经》把人体放在一个完整的系统内进行认识。这就是系统方法论的整体性原则。而在把握"气"的整体性时，首先是从人与天地的整体性进行把握，比如《素问·六微旨大论》就很好地体现了这一观点，"上下之位，气交之中，人之居也，故曰：天枢之上，天气主之；天枢之下，地气主之；气交之分，人气从之，万物由之"①。由此可知，首先人的位置是处在天地之气相交的地方的，说明《内经》把人放在天地间去对其进行思考。进一步说，人气是与这种气相从的，万物也和人一样。如果没有以整体性来对天地人与万物进行思考，是很难把握这一点的。其次是人体内部之"气"的统一，虽然人体之气与天地相应，但同时自己也是相对独立的一个小系统，这个系统里的所有"气"都被视为一个整体，《内经》是从整体上来把握这"气"在体内的运行，并依此来揭示"气"对人体的调控规律的。最后是身体内的每一个脏腑本身又各自具有阴阳血气，后世也有医家在注释《内经》的时候认为五脏之内也有五行，这就说明在更小的一个脏器单位中，依然是自成系统的。无论是这三个层次哪一个层次，《内经》都是从整体上进行把握，从整体的观点来解释"气"的作用与运行规律的。

其二，联系的有机性。系统方法中，各要素之间如果没有联系，那么研究也就无法进行下去。如果上面说的那三个层次之间没有联

---

① 姚春鹏. 黄帝内经［M］. 北京：中华书局，2012：564.

系，那么也不能称之为系统方法。《内经》在把握这几个层次上的"气"思想时主要从气的阴阳、五行这两个层面去把握：阴阳思想包括对立制约、相互依存、相互转化；五行则包含着相生相克、相乘相侮。由此"气"之间的相互联系就建立起来了。阴阳之气主要把握天地的根本规律，首先解释人与自然的阳气、阴精相互转化，说明人这样一个开放性的系统会随着自然界的节律产生变化，并与自然界交换物质与能量，同时高度概括了人体生命活动中各种相互对立、相互制约的生理活动规律与机制。而五行主要建立起了一种能够多级、多路反馈的系统，而"气"则在这个系统中进行升降出入的运动。出入具体描述了人体与自然界交换物质与能量的形式，升降则描述了物质与能量在体内转化与利用的过程，只有气机顺畅的转化，才能保证人体的新陈代谢正常进行。

其三，自组织。《内经》把人体视为一个类似于社会一样的组织系统，比如《素问·灵兰秘典论》就说："心者，君主之官，神明出焉；肺者，相傅之官，治节出焉；肝者，将军之官，谋虑出焉；胆者，中正之官，决断出焉……"随后把脾、大小肠、肾、三焦膀胱等与仓廪、传道、受盛、作强、决断、州都等各官联系起来。这是对人体内复杂调控机制的一个概括，而"气"在这里，表达着各个脏腑不同的功能，并在其中流转，也就成了一个自组织系统。同时阴阳之气在这个系统中通过相互的协调转化、维持着系统的运转。五行之气之间的相生相克、相胜相复对这个系统进行多向、多层次的调控，以保持系统的稳定。当系统出现不稳定的时候，《内经》中对此的描述就是气的虚实、太过、不及等。虚实实际上就是气的盛衰的表现，气的虚实会导致人体转化能量、利用能量产生障碍；太过与不及则是对五行之气调控机制出现问题的描述。所以人们对疾病的治疗主要就是利用对气的虚实、太过与不及的调整，帮助人体的阴阳之气与五行之气重归自组织系统稳态的过程。另外这种自组织系统追求的是一种平衡状态，而不是定态。定态表示系统中的每一个因素之间保持不变，而《内经》中这样的自组织系统实际上会随着时间等因素产生变化，一旦这样的平衡变成了定态，不再产生变化，那么人的生理活动也就无法进行下去了。《内经》对体内的气血升降、精气的出入等的描述说明《内经》中"气"的自组织系统追求的是动态的适度平衡，而不是不发生变化的静态。

2. 辩证原则

辩证包括辨证，在中医理论中有两层面意思，一个指的是辨别症候的意思，"证，既不是疾病的全过程，也不是疾病的某一项临床表现。所谓证是指在疾病发展过程中，某一阶段的病理概括"①。辩证的另外一个意义则是指哲学上的辩证法，这里说的辩证方法主要是指哲学上的辩证法。人们除了通过系统的原则来使用"气"外，还必须对"气"的各种表现进行逻辑整理，这样才能总结诸如虚实这样对立统一的"气"的特性。所以使用辩证的方法，是人们提高对"气"的认识，最终形成完整的"气"理论必不可少的一环。利用辩证法，人们总结出"气"具有以下几个特点：

（1）对立斗争。

人们将"气"分为阴阳，就是对这种对立斗争最朴素的认识。阴者为水，阳者为火，水火不相容。而具体到"气"的理论上，人们认识到"气"之间如水火一般有着对立斗争的性质，比如邪气与正气的关系，当人体之气足的时候，邪气很难入侵人体，当邪气击败人体的正气入侵人体之后，人就会生病。再比如寒热之气，《内经》中说的热者寒之，寒者热之，正是人们认识到了"气"的这种对立斗争特性的体现，利用温热之气可以对抗寒凉之气，反过来寒凉之气也可以对抗人体之气过于燥热的表现。

（2）矛盾统一。

"气"虽然具有对立斗争的特点，但是这种对立斗争的关系并不

---

① 吴敦序. 中医基础理论［M］. 上海：上海科学技术出版社，1995：7.

一定是绝对的，气之间还可以互根互用。比如阴气可以帮助阳气生发，阳气也会帮助阴气更好地滋养人的身体。同时在《内经》中"气"与"形"、"气"与"血"、"气"与"精"都是某种意义上对立的属性，"气"在对应这几种概念的时候属阳，而形、血、精对应"气"的时候属阴，这样的阴阳双方是统一的，可以互相转化并互荣互生的。

（3）变动发展。

《内经》也认识到不能将"气"视为静态的或不变的去观察，必须在时间这个维度下才能对其进行观察，说明"气"具有动态的特性。万物变迁、四季变换，都离不开"气"在其中的变化。正是因为这样的特点，人们认识到必须在活体上观察"气"，《灵枢·天年》就说"神气皆去，形骸独居而终矣"。另外，对"气"的观察必须与时间的节律紧密结合，日月的变迁、四季的变换等等都会影响到"气"的状态。

（4）整体性。

通过辩证法的思想，《内经》除了认识到"气"是动态的，同时也认识到"气"并不是割裂的，必须通过整体性对其进行观察。天人相应的思想就是这个特点最好的体现，人体之气与天地之气是息息相关的。"气"在整体性上主要体现在三个层面上，首先就如前面说的，是天地之气与人相应的整体性，其次是人体之气的整体性，最后是"气"与"精、血、神"等的整体性。

### （二）"气"理论的运用方法

中医经过长时间的实践锤炼，已经证明了它所具有的生命力，而在指导中医临床活动的时候，对《内经》"气"理论的使用则是中医思想核心。如何使用"气"理论指导临床是一个重要议题。

1. 观察方法

观察是使用"气"理论对病人展开治疗时首先采用的方法，即通过一系列的手段，收集病人在"气"的虚实、太过与不及等方面的表现，来指导最后的治则，在中医辨证论治的理论下，观察方法属于辨证的阶段，这里说的辨证指的是辨别症候。在经过系统与辨证的方法认识"气"的思想后，对"气"的观察方法正是建立在这两者的基础之上的，从观察方法的特点与内容上都可以看出一二。

（1）"气"理论观察方法的特点。

①直观性。《内经》对"气"的观察非常直观，直接通过人的感官完成，包括目视、耳听、触摸、切脉等等，不仅能通过感官的部分，而且能直接通过询问来获得，非常容易且直观。②整体性。《内经》对"气"的观察还体现在整体性上，即对所有的信息都进行收集，上至天文、下至地理、中及人事，这些都对了解"气"有着很大的帮助。《素问·征四失论》就对这个特点进行了描述，"诊病不问其始、忧患饮食之失节，起居之过度，或伤于毒？不先此言，卒持寸口，何病能中"①。这是对病气表现的全面收集，很好地体现了整体性的特点。③功能性。《内经》在对"气"的观察上，并不重视对人体的具体解剖观察，而是重视对非损伤性的功能信息进行观察，通过把握神态、气色、声音、呼吸等等体现人体功能活动的外部体现来对"气"进行观察。比如《灵枢·五阅五使》就说道："故肺病者，喘息鼻张；肝病者，眦青；脾病者，唇黄；心病者，舌卷短，颧赤；肾病者，颧与颜黑。"② 这就是一个非常好的例子。④动态性。《内经》对"气"的观察注重"气"的变化，"气"由于其特性，是一直处在变动之中的，比如人体脏腑经络之气会随着时间的变化产生盛衰变化，需要很好地把握这一点才能更好地观察"气"。《素问·四时刺逆从论》就说"是故春，气在经脉；夏，气

---

①　姚春鹏. 黄帝内经 ［M］. 北京：中华书局，2012：779.

②　姚春鹏，黄帝内经 ［M］. 北京：中华书局，2012：1093.

在孙络；长夏，气在肌肉；秋，气在皮肤；冬，气在骨髓中"①，这就很好地说明了这一点。⑤特异性。《内经》认为不同病人所表现的病气是有所不同的，在不同的地方、不同的时间，同一个病人所表现出来的病气也会有所不同。同时由于体质的不同，"气"的表现也会不同，所以必须根据每一因素的特异性来对"气"进行观察。

（2）"气"理论观察方法的内容。

①系统观察法。前面说系统方法是认识"气"时使用的方法论，而在具体的观察上，仍要以系统的方法作为指导。首先要把人置于自然与社会的系统中，通过观察自然界的变化与人在社会上的变迁等因素对人体的影响，获得"气"在此影响下所产生的变动。其次要把人视为一个自然与社会的缩影的小系统，通过观察人体的各种功能表现，来收集人体内各种"气"的信息。如《灵枢·五阅五使》论述了在人这个小系统内，五脏之气对五官的影响。所以通过对五官的观察，可以得到五脏之气的信息；《灵枢·五癃津液别论》论述了五脏之气对体液的影响，通过对人体各种津液的观察一样可以获得五脏之气的信息。

②实验观察法。《内经》虽然没有对实验的直接描述，但是某些思想确实是通过实验得到的。比如当治疗违背了天地规律时，人体之气的反应便需要通过实验获得。在《素问·八正神明论》中就体现了这样的一个实验思想。文中先总结了人体之气在不同的外界条件下不同的状态，比如"天温日明，则人血淖液而卫气浮；天寒日阴，则人血凝泣而卫气沉"，由于这种状态的变化，所以要"因天时而调血气也"。这时候人们尝试通过这种理论顺应天时去对人体之气进行调整，"先知日之寒温，月之虚盛，以候气之浮沉，而调之于身，观其立有验也"②，得到的结果就是这种调整很快就可以取得效

①　姚春鹏. 黄帝内经［M］. 北京：中华书局，2012：514.
②　姚春鹏. 黄帝内经［M］. 北京：中华书局，2012：238.

果。但是人们在经过反向尝试后发现会得到不一样的结果，文中也对这种不一样的结果进行了总结，"月生而泻，是谓重虚；月满而补，血气盈溢，络有留血，命曰重实；月郭空而治，是谓乱经"。通过这样的实验方法，人们得到了如果不按天时治疗，人体之气可能会愈发虚弱，或者过于实满，经络之气也会出现混乱的结果。

③临床观察法。临床观察法是获得"气"的信息最直接的方法，通过长期的、临床的积累，包括对病情的传变，病人的精神状态的变化等的积累，可以得到整个疾病过程中整体、动态的信息，所以是其他方法无法替代的。长期的、反复的临床观察，可以更好更有目的性地获取人病气的信息，从而更好地指导治疗。这是观察法中特异性特点的最好体现。长期使用这种特异性的观察法，也是医生总结经验和提高自身医疗水平必须经过的过程。

（3）"气"理论观察法的途径。

《内经》给出了使用观察法的途径，那就是望、闻、问、切。这四种方法是中医诊断的基础，是实现对"气"观察的最根本途径。①望。《内经》中的望诊主要分为望神、望色、望形与望舌等，通过望诊水平的高低可以直接判断医生水平的高低。其中望神主要获得人体之气盛衰的信息。《内经》中主要通过人的眼睛来进行观察。《灵枢·大惑论》就说"五脏六腑之精气，皆上注于目而为之精"①。概括来说，目光有神则人体之气运行正常，如果目光失神，则是人体之气虚弱的表现。望色主要是望面色、目色与络色。具体则包括望色的浮沉、泽夭、集散与部位。望形是对人的形体动态进行观察，《内经》中称通过对五脏对应的五体、五官以及脏器所在位置的观察来判断脏腑的强弱与病变即为望形。另外，望形也被用来判断人的体质。《内经》中还有对望舌的描述，虽并不十分系统，但对判断人体的状态也有重要意义。②闻。闻有两个意思，一个是闻味道，另

---

① 姚春鹏. 黄帝内经［M］. 北京：中华书局，2012：1453.

外一个则是听。闻在《内经》中主要是闻"臊、焦、香、腥、腐"这五种气味。《素问·金匮真言论》就认为肝病其臭臊；心病其臭焦；脾病其臭香；肺病其臭腥；肾病其臭腐。另外《内经》认为五脏同样对应着五音、五声，通过人发出声音的偏向来判断人体的情况，五音为"宫商角徵羽"，五声为"呼笑歌哭呻"。《内经》对声音还有一些其他描述，分别是欠、哕、唏、噫、嚏、太息，这些也是人体之气变化时人体产生的反应。③问。问是通过询问的方式获得信息的一种方法。从《内经》中可以看出问诊的重要性，《素问·征四失论》中说"诊病不问其始、忧患饮食之失节，起居之过度，或伤于毒？不先此言，卒持寸口，何病能中"①，说明如果不进行问诊以全面地了解情况，是很难准确判断病情的。同时这里也对问诊的具体内容进行了描述，此外问诊还包括问病人的贫富、喜恶等。环境需要具有私密性，态度也要诚恳，同时要照顾病人的情绪，这样才能更好地进行问诊。④切。切也包括两个含义，最常见的含义是切脉，也叫把脉。实际上另一个更广的含义就是对身体的直接接触，比如按诊。切脉是一种中医特有的诊断方法，是观察"气"的重要思想。《素问·五脏别论》中黄帝问曰："气口何以独为五脏主？"歧伯回答："是以五脏六腑之气味，皆出于胃，变见于气口。"② 说明脉的变化直接体现了人体之气的状态。切脉根据部位的不同分为了四中切法，分别是三部九侯诊脉法、人迎寸口诊脉法、寸口诊脉法与脏腑经脉诊脉法。按诊则是以手直接按压病人身体来获得信息的一种方法，《内经》中主要的按压部分为胸腹、尺肤与手足。

2. 辩证方法

前面说到辩证方法指导了人们如何去认识"气"的理论，同样在如何使用"气"的问题上，辩证思维依然具有重要的意义。观察

---

① 姚春鹏. 黄帝内经［M］. 北京：中华书局，2012：779.
② 姚春鹏. 黄帝内经［M］. 北京：中华书局，2012：113.

的方法是通过"气"进行诊断的方法，在这其中就蕴含着辩证的思想。

（1）观察中的辩证思维。

首先观察方法中最根本的辩证思想是"以外知内"，人体内部之气是不能通过把人体打开来进行直观观察的，所以需要通过观察人体之气的外应来判断"气"的状态。《灵枢·本脏》就说"视其外应，以知其内脏，则知所病矣"①。同时这也是确立四诊方法的原理。其次在辩证法中认为，事物是相互之间紧密联系的，所以不能把事物与其所处的环境割裂开来。在诊法中的体现就是三才并察，四诊合用。从人所处的自然与社会环境，自身的年龄、性别、职业、好恶、饮食起居、贫富、情志活动等方面出发，多方面地考察可能对"气"产生影响的因素。这是全面认识事物本质，反对孤立地看待事物，避免片面性的辩证思维的体现。最后辩证法认为，物质是运动的，体现在对"气"的观察上则是需要以运动的眼光去观察"气"。"气"在不同的时间会有不同的状态，只有对此有着充分的认识，对人体的诊断才能做到全面、完整与正确。

（2）治疗中的辩证思维。

对疾病的治疗最根本的还是需要对人体之气进行调整。在具体过程中，也需要辩证思维方式来对过程进行指导与帮助。①透过现象看本质。辩证法认为，本质决定现象，现象反映本质。在通过"气"理论治疗病人时，必须要透过人体的各种现象，真正看清"气"在人体内的本质状态，只有认清了人体内的虚实寒热，而不被其产生的假象所蒙蔽，才有可能真正做到有的放矢，更好地治疗病人。②抓主要矛盾。人的病状分为标、本。当病情并不急迫时，本为主要矛盾，只要将病气本去除，那所产生的其他症状自然随之消除。但如果病情危急，标上升为了主要矛盾，则需要立即对症状进

---

① 姚春鹏. 黄帝内经［M］. 北京：中华书局，2012：1208.

行处理，否则可能会危及生命。只有在缓解了这些症状之后，才能继续治疗病的本。③注意一般与特殊的关系。中医对病人的治疗讲究异法方宜、特殊治疗。《内经》认为，对病人的治疗要在了解总体规律的基础上把握每一个病人的特殊性。就算是一样的病，在不同的时间、不同的地点、不同的人身上都会有着或多或少的不同，所以《内经》中有着因时制宜、因地制宜、因人制宜的治疗原则。

3. 辨证思想指导下具体治疗法则

（1）寒热温清。

人体的疾病可以分为虚实两种，虚实当中又分为寒热两种，根据程度的不同，这两种又分为寒热温凉四证。针对这实寒与实热症的治疗，"寒者热之，热者寒之，温者清之，清者温之"①。如果是虚热虚寒，则需要对寒热的对立面进行治疗，《素问·至真要大论》中继续说到"诸寒之而热者，取之阴；热之而寒者，取之阳"。这里说明阴虚的热症属于虚热，并不可以直接采取降热的方法，而是要在症状的对立面，也就是阴的部分进行治疗，进行补阴才可以平阳热。而治疗因为阳虚而导致的寒症也是相类似的思想。

（2）虚实补泻。

同时，对虚实的证也是需要采用补泻这两种方法的，《内经》中多次提到了实则泻之，虚则补之的思想。邪气盛则实，对实邪的泻法根据邪气的性质、部位等有不同的泻法，需要因势利导，比如在体表的邪气可以利用发汗的方法排出，在体内深处的邪气则可以采取泄法使其排出。虚证则是因为体内的精气不足，所以要采用补法。对补泻的方法要注意辨证清楚再施治，否则可能造成重虚或重实的状况，同时泻法也不可过度，总之要遵守"以平为期"的总则。

（3）表里异治。

邪气对人体的侵犯有深有浅，所以病证的位置分为表与里两种，

---

① 姚春鹏. 黄帝内经［M］. 北京：中华书局，2012：620.

因此在治疗的时候，也要根据表里的不同来进行治疗。《素问·至真要大论》就说"调气之方，必别阴阳，定其中外，各守其乡，内者内治，外者外治"①。同时在治疗表与里的时候也要注意表与里之间的相互影响，把握轻重缓急，本篇中还说"从内之外者，调其内；从外之内者，治其外；从内之外而盛于外者，先调其内而后治其外；从外之内而盛于内者，先治其外后调其内；中外不相及，则治主病"。在表里的位置中，《内经》对具体的表里层次还进行了很细的划分，根据不同的层次也有相应不同的治疗方法。

## 四、《内经》关于"气"本质的认识

### （一）《内经》"气"的物质性

1. 从"气"的语义看"气"的物质性

在《医学与语言》一书中有这样一个观点：语言是人们认识世界的途径，人类通过语言对世界进行思考。汉语则是汉民族认识世界、思考世界的工具。汉语中的"气"正是人们对世界思考后所得到的一个概念。我们知道，由于每一种语言或多或少存在一些差异性，其使用者对世界的思考会有别于其他语言体系的范式思想，那么通过别的语言体系对自身语言体系中的某些问题进行解释，也许会帮助我们看清一些通过单一语言思考范式很难看清楚的全貌性问题。

在英语世界，D. 巴里的 *Sources of Chinese Tradition* 一书中有"宇宙生气，气有涯垠"这样一个句子，作者将"气"翻译为"materialforce"。说明在英语的语言范式下，"气"在被理解时存在两层含义，一个是"material"，即物质，另一层是"force"，即"气"对外界存在的一定的影响。在德语中，Otto Frankie 曾发表过《关于孔

① 姚春鹏. 黄帝内经［M］. 北京：中华书局，2012：623.

子的理论和中国国家宗教历史的研究》这样一篇文章，在翻译《春秋繁露，五行相生》里的"天地之气"时，将"气"翻译为"Wirkungskraft"①。这个词与"Lebenskraft"（生命力）、"Elektromotorischekraft"（电动势）等词共用一个词根"kraft"，其意为"力"，"Wirkungskraft"则意为"影响力"。在德语中，作者在理解"气"的时候对物质的这一层面并没有明显的感知，而更多的是在对世界的影响这个层面上去理解"气"。从这里可以看出，两种翻译都在理解中存在着近似与中文"力"这样的一个概念，"force"与"kraft"都是"力"的某种表述。但必须看到，在英文中还有"power、strength"等其他描述"力"的概念的词语，显然译者在这里想表达的意思是区别于其他词语对"力"的描述的。由此可见，"气"在英语和德语的语言范式中，并没有直接属于物质的属性。

2.《内经》中的"气"并非具体物质

中国学界有学者认为"气"是一种超出了人观察能力范围之外，极其细微的物质。这样的观点很难全面解释《内经》中的"气"。比如《内经》中的"节气"，表示的是时间概念，所以很难将其与物质联系在一起。但在某种程度上来说，《内经》中的"气"也确实具有一定的物质性。比如具有物质的运动性，天气降则成雨，地气升就成云，说明这里的"气"有升有降。《内经》中对"气"也有升降沉浮的描述，同时在天地之间与人体之内，到处遍布着"气"。在具体的"气"的特性上，由五脏产生了五种不同性质的"气"，"气"同时也表现出了世界中六种自然现象所对应的性质，分别是"风、寒、暑、湿、燥、火"这六种性质。在"气"影响人体的时候，"气"还分为虚实、邪正。同时"气"还有凝结与发散等状态。另外在四季的变换中，"气"也表现出不同的性质，这非常

---

① 小野则精一，福永光司，山井涌. 气的思想：中国自然观与人的观念的发展 [M]. 李庆，译. 上海：上海人民出版社，2007：509-511.

符合马克思主义运动的物质观。回到前面的"节气"上来看，在不同的时间节点上，"气"的性质会发生变化。这样"气"确实存在着物质性。但《内经》在描述"气"时，提出了一个与"气"相对应的概念，即"形"，"形"就是指有形之物。《内经》中说，阳可以化生为气，阴可以化生为形。另外也有"气"可以直接化生为形的表述。这里可以看出"气"与"形"是两种不同属性的概念。我们知道，《内经》中事物的转化有赖于"气"的参与。如果说在《内经》的世界观中，一切都是靠物质与物质之间的转化来产生世界多种多样的变化的话，那显然也是很难站得住脚的。《素问·五脏生成》说道"五脏之气，故色见青如草兹者死"①。这句话的意思是五脏病变时，五脏之"气"会影响人体从而导致人体的外在表现出的一些不正常的性状。这里的五气，指出五脏对人体外在的一种影响，是一种影响力的表现。如果在这里依然坚持认为五脏生成了某种精微的物质，浮现在人体表面而产生颜色这种看法，那肝气对肾脏造成影响的时候，在肾脏那里与在体表所体现的肝气是同一种物质吗？可以在肾脏和体表找到这种物质吗？那显然是不太可能的，这在逻辑上无疑也犯下了认为人的影子是人这样的错误。实际上人绝不是由物质堆砌起来就能形成的，必须要有可以将所有物质联系起来并推动其运转的能量与动力。而在《内经》成书的年代，人们还没有对影响力、能量或者动力等方面的概念有明确的认识，所以在描述这方面概念的时候选择了"气"这样一个概念来进行表述。因此"'气'是一种精微的不可观察的物质"这种观点并不一定成立。但同时我们也不能否认《内经》中的"气"理论是建立在物质基础上的，虽然并不能直接把它当作一种物质，但是"气"时时刻刻不能脱离物质而存在，它本身所具有的一定的物质性也不能被忽视。

---

① 姚春鹏. 黄帝内经［M］. 北京：中华书局，2012：103－104.

### （二）《内经》"气"的象思想

既然"'气'是一种物质"的观点值得怀疑，那么"气"的本质是什么呢？要回答这样的问题，恐怕要回到为何《内经》要选择"气"这个字的问题上。难道就没有别的词可以代替"气"来表达这一理论思想了吗？经过几千年的流传与运用，证明了"气"这个词的生命力，证明了使用"气"这个字是有一定根据的。要说明这个问题，需要利用中国古代的取象比类思想。

1. 取象比类思想

虽然取象比类往往被简单地认为是经验上的观察，只是将一种事物比喻成另外一种事物，但其中也包含了古代感性思维与理性思维的结合。因为这种方法要表达的不是人们关于本体的某种主观感受，而是对本体某方面客观属性的描述，并且不局限于对本体某一特殊性质的描述，而更多的是要表达本体与象之间共同的联系。同时取象比类的方法也并不是简单的类比推理，其中也包含了逻辑推理，既有演绎法也有归纳法。取象比类的意义在于，通过寻找在逻辑上关系并不是那么十分密切的，且在性质上也有着很大差别的两种事物之间的一点共性，抓住事物本质的属性。

2. "气"的取象比类

"气"似乎很难被看作是一个象，但在仔细揣摩之下，《内经》中的"气"所拥有的特性并不只是简单的一个"气"字能够解释的。它所具备的意义高于"气"这个汉字本身所具有的意义。"气"作为一个名词，在汉语中更多地被理解为"空气""气体"等。而《内经》中的"气"却并不能直接这样理解。《素问·生气通天论》说道："苍天之气……顺之则阳气固"[①]，在这里如果直接翻译为苍天的空气或苍天的气体都是非常牵强与不准确的。古人也许对"空

---

① 姚春鹏. 黄帝内经 [M]. 北京：中华书局，2012：34.

气""气体"这些概念并没有很确切的理解，他们把呼吸理解为"气"，使"气"这一观念与人建立了紧密的联系。从这里可以看出古人在理解"气"方面虽然和现代有所差别，但也有相似的地方。《内经》在试图表述事物与事物之间的某种联系的时候，注意到了这种联系的作用方式与"气"的某种属性相关，那么通过取"气"为象来表述这一方面的概念也就可以理解了。《素问·四气调神大论》中写道，"天地气交，万物华实"①。天之"气"与地之"气"很明显是古人用"气"来对天和地的一些作用所作的描述和概括。《素问·脉要精微论》写道："夫脉者，血之府也，长则气治，短则气病……上盛则气高，下盛则气胀。代则气衰，细则气少。"② 这里的"气"明显指的是人的一种生命状态。

由此可以看出《内经》在描述自然界的万事万物互相之间的影响时，使用了"气"这样一个象来指代万事万物间的作用力。"天"和"地"是没有办法直接连在一起的，但是它们之间的相互影响却明确存在。那么该如何表达这种影响呢？《内经》给出的答案就是参考"气"的意义。虽然天地的影响力和"气"之间的相关性看似不大，但是它们之间存在的某种共同的属性却很好地支持了这种表达。

3. "气"的取象比类与隐喻思想

从《内经》中"气"所表达的思想看，如果不使用"气"这个象，确实很难说清楚这样的概念。而从前面"气"的取象比类的角度看，取象比类与隐喻的思想是紧密联系的。而关于隐喻的作用，哲学家麦克斯·布莱克在一篇文章中作了很好的解释。首先是使用"替代"理论，"A 是 B"这样的字面表达，却体现出了"A 是 C"这样的意义；然后用"对比"理论解释，"A 是 B"是隐喻，但真实情况是"A"某些方面像"B"，这时读者已经可以得到某些方面的理解，理解到"B"的哪些方面像"A"；最后是"互动"理论，

---

① 姚春鹏. 黄帝内经［M］. 北京：中华书局，2012：27.
② 姚春鹏. 黄帝内经［M］. 北京：中华书局，2012：146.

"A"和"B"相互联系的共同点创造出一个新的体系，它们融合起来创造了一个新的隐喻意义，这个意义是无法从字面来抓住的。[①] 而这种无法用字面抓住的意义却是人类对世界的认识中不可缺少的一部分。哲学家尼采曾经说过这样的话：常用的比喻并不能随便地就从语言中去除和添加，比喻的那一部分恰恰是其最真实的天性；除了隐喻之外，话语中并不存在真正的意义。这样的话也许稍显偏激，但也反应出语言本身的僵化性：如果不使用隐喻，那么很多地方语言是到达不了的。这虽然不能直接套用在《内经》对"气"的表达上，但回过头来看，这样的表达确实更巧妙也更贴切地表达了其需要表达的思想。实际上可以将"气"的表达看作是人们对这样一种思想自然而然地使用，"气"本身也许不具有那么多的意义，但是人们为了更好地表达自己的意思，使用了这样的一个概念。《素问·四时刺逆从论》当中就说，春天的时候，气是在经脉里的；夏天的时候，气是在孙络里的；长夏的时候，气是在肌肉里的；秋天的时，气候是在皮肤里的；冬天的时候，气则是在骨髓里的。字面上理解的"气"本身是无法进入经脉、孙络或者肌肉等的，但是巧妙地用"气"这么一种概念，表现出人体的某种功能对经脉与孙络等的影响力，确实产生了一种无法用语言来描述的字面以外的意义，而这样的一种意义，却微妙地比其他文字甚至"气"本身的字面含义更加地准确。在《内经》中，不单是作用在人体上的"气"有这样的表达方式，天地之气、五行阴阳之气都能以此类推。

---

① ROMANO C. What's a metaphor for [EB/OL]. https：//www. chronicle. com/article/Whats－a－Metaphor－For－/128079.

# 第二章 《内经》养生思想

## 一、养生概念的界定及《内经》养生思想形成的历史背景

### （一）养生概念的界定

在从哲学角度对《内经》养生思想进行探讨前，需要对养生概念作个界定。中国摄生学说源远流长。《吕氏春秋·仲夏纪·古乐》曰："昔陶唐氏之始，阴多滞伏而湛积，水道壅塞，不行其原，民气郁阏而滞着，筋骨瑟缩不达，故作为舞以宣导之。"春秋战国时期，出现了用来健身、防病的运动锻炼方法，如《庄子·刻意》云："吹呴呼吸，吐故纳新，熊经鸟申，为寿而已矣。此道引之士，养形之人，彭祖寿考者之所好也。"前两句意谓以静"养神"，以修养身心来健身；后两句是模仿各种动物的动态进行肢体活动，通过以动为主的"养形"来健身。战国初的《行气玉佩铭》记载："行气：吞则蓄，蓄则伸，伸则下，下则定，定则固，固则明，明则长，长则复，复则天。天其本在上，地其本在下。顺则生，逆则死。"记录了当时的行气养生法。《老子》有"善摄生者""长生久视"等论述。养生一词就首见于道家经典之一的《庄子·养生主》，其文曰："善哉！吾闻庖丁之言，得养生焉。"《说文解字》解释"养、生"字义："养，供养也。从食，羊声"；"生，进也。象草木生出土上。凡生之属皆从生"。从字面意义来看，"养生"是指以食物供养来促

進生命有機體的生長。我國言養生自道家始。

《內經》是中國古代養生文化的精華。它將養生內容置於顯要位置，研究人體生命的變化規律，探討衰老的機理，尋找增強生命活力以及防病益壽的方法，形成系統的養生理論和方法，開創中醫養生學之先河。歷代醫家如張仲景、葛洪、陶弘景、巢元方、孫思邈、張景岳、曹庭棟等，在《內經》豐富的養生思想基礎上進行整理、挖掘和研究，且對此有所闡發，共同為中華傳統養生學說之發展作出了不可磨滅的貢獻。

當代學者對中醫養生也進行了大量研究，並給養生下了諸多定義。養生的含義包括狹義和廣義兩個層面，它們立足於不同的養生者情況和養生目的。狹義的養生指的是未病、已病或病後的養生。這些養生者往往是亞健康、不健康的人。沒有生病時為了防病而養生（未病先防），即為了防止疾病的發生，從各方面進行身體的調養；一旦得病則採取藥物和非藥物等手段和措施以減輕疾病、治愈疾病並防止疾病加重和傳變（已病防變）；一旦疾病好轉和治愈後，還要採取各種手段和方法以防止疾病復發（病後防復）。其養生的目的是為了健康。廣義的養生指的是日常生活中的養生。這些養生者往往是身體健康或比較健康的人。這種養生不以防病、治病為目的，而以提高生活質量（快樂、幸福）、增加生命長度（長壽）為目的。從現代醫學角度看，狹義養生相當於現代醫學所說的"保健醫學""預防醫學"；廣義養生則不屬於保健醫學、預防醫學範疇。

由於受到中國傳統哲學思想的影響，中國的"養生"主要是廣義的。自古以來，中國人的養生並不單純是為了增加生命的長度，還為了提高生命的質量、提升生命的境界，即中國人養生不僅把生命的健康當作目標，還把快樂、道德當作目標。這是中華民族生存智慧的體現。故廣義之"養生"不僅指保養身體、防禦疾病、延緩衰老、增進健康的原則和方法，而且指增加快樂指數、提高生命質量、提升心灵境界的一切物质活动和精神追求。①

## （二）《内经》养生思想形成的历史背景

《内经》是我国现存最早的一部系统阐释中医理论体系的典籍，包括《素问》和《灵枢》两部分。关于《内经》成书时代，历来说法不一，此处不将此作重点讨论。但有一点毋容置疑，即《内经》成书非一人之功，非同一人同一时期完成，它是汉代及其以前整个中华民族医药实践和认识的成就。

《内经》奠基于中国传统哲学，是中华古代养生文化之集成。它运用朴素唯物论和辩证法思想，总结先秦时期医药学丰富的实践经验，集先秦诸子理论于医药学实践，形成系统养生理念，为中医养生学的形成奠定了理论基础，也为后世中医养生学说的发展提供了方法指南。

中医养生理论既源于历代养生实践，也与数千年华夏文明息息相关。先秦时期是中医养生理论形成、发展的时期，养生理论在养生实践的基础上，借助当时哲学的参与、概括和总结而产生，形成了中医养生理论的文化特色。因此要研究中医养生理论、探本求源，除采用实证方法外，还当将中医养生理论置于其产生的特定地域和特殊时期的文化背景，结合传统思维方式，来寻找、求证、揭示其本质。

就社会背景而言，当时正处于从奴隶社会向封建社会大转型的时期；就思想背景来说，先秦时期诸家学说，尤其是道家思想的渗透和影响，为《内经》养生思想的形成提供了有利的背景和条件。

医学作为科学的一个分支，与其他学科一样，其发生和发展首先是由社会生产实践决定的。社会生产的不同发展水平，决定着不同的经济水平，进而决定着对医学发展的经济支持力度。而与之相

---

① 沈艺. 中西方养生观的调查与文献研究 [D]. 北京：北京中医药大学，2006.

适应的上层建筑，又以特定的政治制度和政策，影响着医学发展。因此，政治、经济以及受其直接影响的科学技术发展，从根本上决定着医学发展的速度和水平。

春秋战国时期，是奴隶社会向封建社会转型期。天文历象、数学、农业等原有部门科学技术知识，都有了比较系统的发展。天文学方面，已经知道了二十八宿，天体运行的一定规律，季节变化与天体运行的联系，并且利用天体的位置测定一年四季的风雨霜雪。数学方面，已经由整数的运算，进入了分数的运算。农业方面向精细耕作的方向发展，初步掌握了园圃技术。病理、药物、针灸都积累了一定的治疗经验。[①] 这些生产和科学知识的总结，表明科学技术的发展达到了一定的水平。这个时期，社会也发生了急剧的变化。政治上，新兴地主阶级逐渐取代了奴隶主阶级掌握国家政权；经济上，封建土地所有制的确立，使社会生产力获得了快速发展。政治、经济的转型为医学的迅猛发展创造了条件，出现了《导引图》《养生方》《胎产方》《杂疗方》《阴阳十一脉灸经》等诸多医学著作。[②]

战国末期至秦汉时期，中国奴隶社会已经彻底崩溃，取而代之的是大一统的封建社会，社会生产力得到迅速发展，从而推动社会意识形态的发展。同时，生产力的发展带来了社会物质财富的增加和社会生活条件的改善，社会的发展使为其服务的医学也得到一定的发展。这是《内经》养生理论得以形成的社会经济基础。

任何理论都是时代的反映，《内经》养生理论体系的形成也不例外，它的形成深受先秦社会实践和诸子学说的渗透和影响。先秦哲学家们在探索宇宙万物起源的同时，对人类生命的起源，维护健康和延长生命的方法也作了探讨，这些都可以直接或间接地成为《内经》养生思想形成的理论支撑。道家是中国思想文化史上极其重要

---

① 任继愈. 中国哲学史：第 1 册 [M]. 北京：人民出版社，2003：19.
② 贾得道. 中国医学史略 [M]. 太原：山西人民出版社，1979：19-23.

的学派，于春秋战国时期由老子所创立。由于老子学说以"道"为宇宙的本原，故名。老子创立了以"道"为本的哲学思想体系，提出了"道""自然""无为"等著名哲学概念。道家视道为其思想体系的核心，一切观念皆从道出发，又皆落脚于道。在《道德经》中，老子首次赋予道以形而上学的含义，将其提升到万物宗主、宇宙本源的空前哲学高度，从而使中国哲学从非逻辑思维、感性思维开始迈入逻辑思维、理性思维。这是华夏民族理论思维发展的一个重大突破和转折。

《内经》养生思想的主要特点表现在把顺应自然作为养生的重要原则，把调摄精神情志作为养生的重要措施，重视保养正气在养生中的指导作用。这些思想在《内经》诸篇中都有所体现，而《素问·上古天真论》与《素问·四气调神大论》则是《内经》养生思想的集中体现，在这两篇中较多地吸取了道家思想之精华。

道家重视自然的思想对《内经》养生观有很大影响。《老子·五十一章》曰："道之尊，德之贵，夫莫之命而常自然。"道家认为人生于天地之间，首先应顺应自然，一切事物的发展都应顺应自然，不受外界意志的干涉。《内经》受其影响，也把人体的生理变化与自然紧密联系起来，认为人体的生理节律、气血盛衰，应顺应自然，并按照道家这一思想来阐发养生理论，将顺应自然作为养生的基本原则。如《素问·四气调神大论》就具体说明了如何顺应四时气候，以及逆四时之气所造成的危害。老子还提出"人法地、地法天、天法道、道法自然"（《老子·二十五章》）的观点。这种法天则地的观点，在一定程度上启发了《内经》的作者。于是倡言"人与天地相参也，与日月相应也"的整体论，强调养生要"法则天地，象似日月，辨列星辰，逆从阴阳，分别四时，将从上古合同于道"，才能达到"益寿而有极时"（《素问·上古天真论》）的境地。

庄子继承老子衣钵，强调颐养天年。《庄子·天道》中"虚静恬淡，寂寞无为"的论述，成为《素问·上古天真论》中"恬惔虚无，精神内守"的最好注解。《素问·痹论》指出："静则神藏，躁则消亡。"身心清静，精神内守潜藏，反之，身心躁动，神气外驰，甚至消亡。至于"见素抱朴，少私寡欲"（《老子·十九章》）"甘其食，美其服，安其居，乐其俗"（《老子·八十章》）的说法，则直接被《内经》引用。如《素问·上古天真论》说："是以志闲而少欲，心安而不惧……故美其食，任其服，乐其俗，高下不相慕，其民故曰朴。"《内经》认为这种养生方法是"合于道"的做法。

综上，先秦道家对《内经》养生思想的形成产生了重大影响。《素问·上古天真论》是《内经》介绍养生思想的重点篇章，从王冰把该篇置于《内经》的卷首，并在注解中九次引用老子之言，更可看出《内经》养生思想与道家思想之渊源。可见，《内经》养生思想是道家哲学在医学上的延伸。

## 二、《内经》养生思想内容

《内经》的养生思想处处体现出中国古代哲学的思维特色，也处处蕴含着道家哲学精髓。为了更好地把握和诠释《内经》养生观的真正内涵，更深刻地领略其现代价值，须追本溯源，从哲学层面对其进行探讨。

### （一）防患于未然的预防理念

1. 防患于未然预防理念在《内经》养生思想中的体现

中国古代哲学的变易思维广泛应用于中医理论体系。面对千变万化的临床现实，本着变易思维，中医学确立了"治未病"的原则，提出未病防病、有病早治、已病防变的医学思想。在养生实践中，《内经》明确提出"圣人不治已病治未病，不治已乱治未乱……"（《素问·四气调神大论》）的预防医学思想，用"渴而穿井，斗而铸兵"的比喻来特别说明对"预防"的重视。

疾病的发生，往往是致病因素作用于人体，在人体抗病能力减弱或致病因素超过抗病能力时造成的。如果体质强健，致病因素就难起作用；而如果积极消除致病因素，避免或减少它对人体的侵害，就可保证基本不发病或发病了也不重。防患于未然与现代"预防为主"的基本精神是一致的。《素问·上古天真论》曰："虚邪贼风，避之有时，恬惔虚无，真气从之，精神内守，病安从来"，既要预防外界致病因素的侵袭，又强调注意人体内在预防疾病的能力。

《内经》还强调顺应自然之性以防患于未然，且形成了"顺应自然—形体健康—心理道德完善—与社会和谐"的养生模式。在顺应自然方面，提倡"和于阴阳，调于四时"顺应自然的养生原则；在形体健康方面，提出了"形劳而不倦""生病起于过用"，主张劳逸动静结合，达到"百岁而动作不衰"；在心理道德完善方面，提出了"形与神俱""淳德全道""以恬愉为务"；在与社会和谐方面，提出"恬惔虚无"心全广爱，面对各种诱惑与纷扰，要"志不贪，心易足"，要"高下不相慕"。其中养生的第一要义就是要顺应自然，遵循"治未病"的重要原则。作为一个自然人，养生之道首先就是要与自然界的阴阳四时、生长化收藏的变化节律保持同步，包括起居、饮食、精神、动静、劳逸等。只有顺应自然阴阳四时之序以养生，才能实现不生病或不生大病，未雨绸缪，防患于未然。

追求健康，摆脱疾病是人们生活的美好愿望。随着人类社会的发展，这种欲望愈来愈强烈。健康亦不再仅指躯体的无病与健全状态，而是包括躯体、心理和社会的和谐状态。这种和谐、完美的状态就是发育匀称、功能健全、精力充沛、情绪稳定、社会关系和谐、社会公德修养友善。这些是未病的前提，而防患于未然是达到健康状态的一种战略思想，也是"治未病"理论的核心。

随着社会的进步和生活水平、质量的提高，人们对"健康"的标准有了更高的要求。在一个以"健康"为主题的世纪，"治未病"理论正以其非凡的超前意识，显示出独特的魅力。围绕健康这个大趋势，以自我保健为中心的养生法告诉人们：防患于未然是中医"治未病"理论的精髓。"治未病"理论的建立与普及是一项全方位的系统工程。它将使医学从长期以来只"治已病"的消极局面中解放出来，把疾病消灭在"未病"阶段以达"不医而治"之境界。"治未病"理论是未来医学研究的新领域：从未来医学的发展方向考虑，"不治已病治未病"和"上工治未病"的观点和认识具有相当的前瞻性和重大的现实意义。

2. 防患于未然预防理念的哲学基础

中国古代有许多哲学家认为宇宙间一切事物都处于永恒的运动与变化之中，世界是运动着的世界，"动而不息"是自然界之根本。《易传》明确把宇宙描述为一个运动变化的大过程，如《易传·系辞》曰："易之为书也不可远，为道也屡迁，变动不居，周流六虚，上下无常，刚柔相易，不可谓典要，唯变所适。"

道家非常重视变易，如老子曾提出"反者道之动"（《老子·四十章》）的著名命题，揭示了一切事物的发展都要向它的反面变化，而这种变化是道的运动，故"万物并作，吾以观其复。夫物芸芸，各复归其根"（《老子·四十章》）。老子还初步察觉出一些从量变到质变的现象，如"其安易持，其未兆易谋，其脆易泮，其微易散。为之于未有，治之于未乱。合抱之木，生于毫末；九层之台，起于累土；千里之行，始于足下"（《老子·六十四章》），即事物在安静、平稳、正常的时候容易持守，一旦发生动荡、祸乱、疾患就难以把持了，没有形迹时容易图谋，脆弱时容易分解，微细时容易消散，因而无论治国、处事等都应当在未发生败乱、破散、祸患之前，未兆之先，脆弱之际，微小之期，防患于未然，消弭于无形，而且祸乱病患的初浅阶段，都容易得到治理。显然他已认识到本来细小的事情，发展下去会因量变到质变而成为大事，刚刚萌芽的容易解决的问题，拖延下去会因质变而成为难办之事的道理。故《老子·六十三章》曰："图难于其易，为大于其细。天下难事，必作于易；

天下大事，必作于细。"说明任何事物都有其内在联系，都是由小到大，由少到多，由简到繁，由易到难的。患病也是一样，人体各部位的机能有着明显的内在联系，小病、轻病如失治、误治可变成大病、重病；局部病变如果失治、误治可影响至全身。他明确指出："以其病病，是以不病。"(《老子·七十一章》) 时常害怕有病而先预防，就可能避免疾病为害。庄子也强调事物的变化，如《庄子·秋水》言："物之生也，若骤若驰，无动而不变，无时而不移。"并以"化"字表达万物的运动变化，所谓"万物化作，萌区有状，盛衰之杀，变化之流也"(《庄子·天道》)。

按照道家的思想，因性顺性不过是养性之手段和途径，"全性保真"才是养性之目的所在。"全性"，指保全人的天性和本性；"保真"，也称"贵真"。庄子说："道之真以治身，其绪余以为国家，其土苴以治天下。"(《庄子·让王》)"真者，精诚之至也。……真在内者，神动于外，是所以贵真也。"(《庄子·渔父》) 所谓"真"即道之精信表现于人者，它得之于道而内存于人，作为精诚之极致，它构成人的自然原质。这种内存于人的自然原质，老子曾用"婴儿"来作喻形容，庄子则直谓之"真"。因而，"保真""贵真"也就是使人之精诚的自然原质"内保之而外不荡也"(《庄子·德充符》)。庄子又说："人貌而天虚，缘而保真，清而容物。"(《庄子·田子方》) 强调顺应自然而保持人性的纯真，心性清静而容人容物。道家认为，"全性保真"不仅可以使人形体健全，更重要的可以使人精神充足，从而完身尽年。道家把"全性保真"作为养性的终极目的来追求，认为如不能"全性保真"，则"说其志意，养其寿命者，皆非通道者也"(《庄子·盗跖》)。道家的思维方式是从天道推到人道，讲人道又复归于天道，并没有孤立地去谈天谈道，而是将天与人、天道与人道、道与人性、自然与人生联系和统一起来思考和观察问题。这种思维决定了他们有着较为丰富的养生哲学思想。

**（二）时空耦合的统一理念**

1. 时空耦合统一理念在《内经》养生思想中的体现

从中医养生文化认识论角度看，人是独立的人，但独立的人并不能独立存在，人与天地、时空、万物之间存在着须臾不可分割的联系。所以对人的认识，不能仅仅局限于人本身，必须把人与外部因素联系起来共同研究。《内经》在阐述人体如何摄养时，处处注重时间与空间的结合。《内经》顺应四时的养生思想更充分体现了时间和空间相结合的理念。如《素问·四气调神大论》曰："春三月，此谓发陈。天地俱生，万物以荣。早卧早起，广步于庭。被发缓形，以使志生。生而勿杀，予而勿夺，赏而勿罚。此春气之应，养生之道也……"；"夏三月，此谓蕃秀。天地气交，万物华实。夜卧早起，无厌于日。使志无怒，使华英成秀。使气得泄，若所爱在外。此夏气之应，养长之道也……"；"秋三月，此谓容平。天气以急，地气以明。早卧早起，与鸡俱兴。使志安宁，以缓秋刑。收敛神气，使秋气平。无外其志，使肺气清。此秋气之应，养收之道也……"；"冬三月，此谓闭藏。水冰地坼，无扰乎阳。早卧晚起，必待日光。使志若伏若匿，若有私意。若已有得，去寒就温。无泄皮肤，使气亟夺。此冬气之应，养藏之道也……"。系统而具体地阐明了顺应四时调养之法，说明人体生命活动要适应自然界的春夏秋冬之春生、夏长、秋收、冬藏，才能维持人体的健康。在这段论述中，《内经》作者将人置于广阔的时空之中，表达了时、空、物、人相结合的理念。

又《素问·阴阳应象大论》云："东方生风，风生木，木生酸，酸生肝，肝生筋，筋生心。肝主目。其在天为风，在地为木……风伤筋，燥胜风；酸伤筋，辛胜酸。南方生热，热生火，火生苦，苦生心，心生血，血生脾……热伤气，寒胜热；苦伤气，咸胜苦。中央生湿，湿生土，土生甘，甘生脾，脾生肉，肉生肺……湿伤肉，风胜湿；甘伤肉，酸胜甘。西方生燥，燥生金，金生辛，辛生肺，肺生皮毛，皮毛生肾……热伤皮毛，寒胜热；辛伤皮毛，苦胜辛。北方生寒，寒生水，水生咸，咸生肾，肾生骨髓，髓生肝……寒伤血，燥胜寒；咸伤血，甘胜咸。""五气更立，各有所先，非其位则邪，当其位则正。"（素问·五运行大论）意谓东方与春季相应，是风气发生的地方，风能使草木欣欣向荣，但风气太过也会伤害肝脏。南方与夏季相应，阳气旺盛而产生热气，热就能生火，但火热太过会损伤气。中央与长夏相应，气候多雨而生湿气，湿润能助长万物的土气，但湿气太过能损伤肌肉。西方与秋季相应，秋天干燥，燥能助长收敛清凉的金气。金气能产生辛味，辛味能滋养肺脏，肺脏能使皮毛健康，但辛味太过也易损伤皮毛。北方与冬季相应，阴气盛而产生寒，寒能滋助水，水气产生咸味，咸味能滋养肾脏，肾脏能使骨髓充满，但寒气太过也会损伤血液。五气运行，交替更换以主时令，是有先后次序的。若五气出现在它不该出现的时令，那便属于邪气；若五气与时令相合，那就是正常的气候。

这段论述是《内经》依据"五运六气"历法，运用五（六）气（寒、暑、燥、湿、风）、五运的变化运动规律以及五行（木、火、土、金、水）相生相克的理论，将木、火、土、金、水对应人体肝、心、脾、肺、肾五脏，提示人们养生要充分考虑它们之间相生相克的关系。"五运六气"历法特别注意气候变化、人体生理现象与时间周期的关系，从非常广泛的时空角度反映了天地人之统一，强调人与天之间存在着随天而动和制天而用的统一。此段运用五行相生相克理论，将东、南、中央、西、北五个空间概念与春、夏、长夏、秋、冬五个时间概念对应，体现了人与自然及时间与空间相结合的养生理念，也为中医整体观念、辨证论治等思想方法的提出奠定了基础。

2. 时空耦合统一理念的哲学基础

时空耦合理念强调的是一种时空观。时空观是关于时间和空间的根本观点、总的看法。辩证唯物主义认为，时间和空间是运动着的物质存在的基本形式，离开时间和空间的物质运动是不存在的。任何一门科学，其产生、发展都脱离不了时空观的"纠缠"。中医学也不例外。时间与空间相结合的理念体现出中医学特色的五运六气理论。五运六气理论运用天干地支、五运六气、六十花甲、标本中气、太少五音等象数概念，通过运数取象方法演示、推测六十年气候"运气"太过、不及的变化规律，及其影响人体脏腑气机、导致发病、对应治疗的关系来认知病机、指导治疗和养生。其运数理论框架为"五"与"六"。"五"指地之五行、太少五音以及天干五阳干、五阴干、天干合化五运等；"六"指天之六气、三阴三阳以及地支六阳支、六阴支、地支六冲等。五运六气理论鲜明地体现了中医学天地人三才同构相应、时空密不可分的根本特征，巧妙地将时与空、象与数、五音与五运、有形与无形……完美统一于"象数一体"的模型之中。

《内经》创造性地发挥了"五运六气历法"，并运用阴阳的对立互根、消长转化关系，以及五行的归类方法和生克制化、乘侮胜复理论，以干支甲子系统为演绎工具，将天地万物、四时气候、生物变化、人体生理、疾病发生、五脏病理，以及疾病的流行、诊断、防治、处方用药、取穴施针等内容，均纳入这一历法知识体系之中。"五运六气历法"是蕴含了丰富医学、气象学和时间医学相关内容的特殊方法。它特别注意气候变化、人体生理现象与时间周期的关系，是《内经》学术中时空合一理念的集中表达，从非常广泛的时空角度反映了天地人之统一，反映了人与天之间存在的随应而动和制天而用的统一。

### （三）对立统一的辩证理念

1. 对立统一理念在《内经》养生思想中的体现

中国传统医学正是采用了意象性的思维方式，从事物的变化中抽象出阴阳辩证统一的客观规律，进一步指导实践。《内经》引用阴阳学说来阐释医学中的诸多问题及人与自然界的关系，使阴阳学说与医学结合起来，形成了中医学的阴阳学说。《内经》受道家理论中的辩证思想的影响，不仅将其运用于阴阳对立互根、五行相生相克关系的阐述，而且将阴阳、五行之中的对立统一关系用于解释养生防病，并从养生学角度提出了"动静结合、形神共养"等对立统一的辩证理念，使朴素的辩证法思想在养生学的层面得以体现和深化。

《内经》认为整个自然界都是阴阳二气相互作用的结果。《素问·阴阳应象大论》言："清阳为天，浊阴为地"；"积阳为天，积阴为地"。阴阳是天地万物的总规律，既是事物发生、发展、变化与衰亡的原动力，也反映着人体生命的本质规律。《素问·天元纪大论》曰："形气相感，而化生万物矣。动静相召，上下相临，阴阳相错，而变由生也。"阴阳为生命之根本，人体也普遍存在阴阳。《素问·生气通天论》曰："夫自古通天者，生之本，本于阴阳。"《素问·宝命全形论》亦曰："人生有形，不离阴阳。"《内经》强调个体生命的存在不仅离不开人体阴阳的气化运动，同时又与天地阴阳息息相关。故有"阴阳四时者，万物之终始也，死生之本也"（《素问·四气调神大论》）之说。

在《内经》中，阴阳既属于哲学范畴又属于医学范畴，是两者的统一。阴阳变化的规律即所谓的"道"。如《素问·阴阳应象大论》曰："阴阳者，天地之道也，万物之纲纪，变化之父母，生杀之本始，神明之府也。治病必求于本。""道"作为宇宙运动的总规律，是以阴阳双方矛盾对立和相互作用为内容的，"道"为阴阳之道。"夫四时阴阳者，万物之根本也。"（《素问·四气调神大论》）这些论述反复指出阴阳变化之道是始终支配天地万物及人的最高规律。它无处不在、无时不有，具有空间上的无限性和时间上的永恒性。人类必须取法阴阳之道而行，只能遵循，不可违背。"道者，圣人行之，愚者佩之。从阴阳则生，逆之则死；从之则治，逆之则乱，反顺为逆，是谓内格。"（《素问·四气调神大论》）。此句更强调养生亦应遵"道"，人们只有认识、顺从阴阳之道才能健康长寿，即"阴阳相随，乃得天和"（《灵枢·胀论》）。

《内经》认为阴阳对立的双方是相互依存的，任何一方都以对方的存在为自己存在的条件，而不能脱离对方孤立地单独存在，即所谓"阴根于阳，阳根于阴"；"孤阴不生，独阳不长"；"阴在内，阳之守也，阳在外，阴之使也"（《素问·阴阳应象大论》）。阴阳双方在力量或数量上不是一成不变的，而是不断运动变化，互为消长的，亦即"阴消阳长，阳消阴长"。阴阳消长的认识，体现了先贤对阴阳双方始终处于运动变化状态的一种深刻把握。而所谓阴阳平衡是在这种运动变化处于一定的范围、限度及时空之内时相对而言的。"阴平阳秘"便是对这种理想状态的概括。因此，养生时就应充分考虑阴阳彼此对立又相互依存的互根互用、消长平衡关系，做到"阴平阳秘"方可"精神乃治"（《素问·生气通天论》）。

### 2. 对立统一理念的哲学基础

对立统一的辩证理念最初源于阴阳学说。阴阳，是中国古代哲学的一对重要范畴，是对宇宙间相互关联的事物或现象对立双方属性的概括。[①] "阴阳"观念的萌芽可上溯到夏商时代。《说文解字》如此解释"阴、阳"字义："阴，暗也。水之南，山之北也"；"阳，高明也"。说明"阴"和"阳"分别是指背阳的地方和向阳的地方。直至西周中晚期，作为哲学范畴的"阴阳"才正式出现，被用来解释一些自然现象和事物运动变化的原因和普遍规律。[②] 阴阳学说就是运用对立统一的辩证思维研究阴阳的内涵及其运动变化规律，并用以阐释宇宙万象的发生、发展和变化的一种哲学理论，是古人认识宇宙本原、解释宇宙变化的一种世界观和方法论。

---

① 何裕民. 中医学导论 [M]. 上海：上海中医学院出版社，1987：38.
② 张其成. 中医哲学基础 [M]. 北京：中国中医药出版社，2004：236.

老子发展了阴阳学说，用"阴阳"说明万物的性质及变化规律。老子指出："道生一，一生二，二生三，三生万物。万物负阴而抱阳，冲气以为和。"（《老子·四十二章》）不仅以"气""阴阳"解释宇宙万物的本源、发生、发展的过程，而且以"阴阳"二气概括宇宙万物的属性。万物存在"阴阳"二气，"阴阳"二气又互相包含，处在"和"的统一状态之中。《易传》则将"阴阳"提升到哲学本体论层面，并明确提出"一阴一阳之谓道"（《易传·系辞上》）的命题。《易传》不仅把"阴阳"看成是宇宙万物的本体，而且把"阴阳"当成描述、解释宇宙生命一切现象的模型方法。这样，"阴阳"就被提升为表示两种对立统一的事物或同一事物的对立统一两面的符号。它是对相关事物的相对属性或一事物本身存在的对立双方属性的概括。"阴阳"不仅可以表示既相关联又相对应的两种事物或现象的属性区分及运动变化，还可以表示同一事物内部相互对应着的两个方面的属性、趋向及运动规律，如明与暗、寒与热、上与下、大与小、升与降等等，用以表述一切事物发生、发展过程中相互对立或不同的两个方面，亦即"日月运行，一寒一暑""日月相推，而明生焉"等。

辩证思想的核心是强调宇宙万物中的一切事物都是广泛联系的而不是孤立的，都是运动的而不是静止的，而对立统一规律是万事万物相互联系和不断运动的内在基础和前提。道家理论中的辩证思想虽然仍处于初始阶段，不能与现代辩证法原理等同，但对这些基本观点和理论原则的认识已经比较明晰，而且能比较自觉地将其应用于分析世间存在的事物及其对立统一的现象和规律，仅《老子》一书所论的对立范畴就有数十对之多，不仅论述了事物之间的对立关系，还涉及了对立事物之间的统一关系。其中"有无相生，难易相成，长短相形，高下相倾，音声相和，前后相随"（《老子·二章》）就表达了事物相反相成、对立统一的辩证思想。

### （四）"天人相应"的整体理念

1. "天人相应"整体理念在《内经》养生思想中的体现

基于古代唯物论和辩证法的认识基础，《内经》十分重视人与自然之关系。"天地者，万物之上下也"（《素问·天元纪大论》）；"夫人生于地，悬命于天，天地合气，命之曰人"。《内经》汲取了战国至秦汉之际"人与天地相参"的方法，人以天地为参照物，进行参验、比较，来认识人体的生理、病理，发现许多天地自然规律与人体生命规律之间的内在联系，用来指导养生，也即以天人合一为推论的大前提，采用类比思维的方式构建或阐释理论体系。第一，它把人看作是大自然的一分子，故有"人身小天地，天地大人身""人身小宇宙，宇宙大人身"之说。第二，它强调人与自然的统一性和适应性，将人与自然视为互相联系、互相依赖的和谐统一体。如《灵枢·岁露》云："人与天地相参也，与日月相应也。"第三，维护机体内环境的稳定和人与外环境的协调，使生命活动保持正常，达到"天人相应"，才能避邪防病，保健延寿。这种"天人相应"的整体观体现在人与自然是一个整体、人与人是一个整体及人的身心是一个整体这三个方面。《灵枢·本神》说："故智者之养生也，必顺四时而适寒暑，和喜怒而安居处，节阴阳而调刚柔，如是则邪僻不至，长生久视。"故养生须以"天人相应"的整体观为指导，顺应四时阴阳消长节律，使人体生理活动适应自然界的变化，保持机体内外环境的和谐统一。

天人合一观从天、地、人一体，天人合德，天人合道的角度，规定了人生的价值取向和人生境界。人作为天地万物的一部分，应该与其他物类一样，遵循天地之道。天人合一也是人生的最高境界，是终极性的理想追求。道家的宗旨为"道法自然"，强调"去知""忘我""清静无为""淡泊寡欲"，以此达到人与自然大道的合一，即所谓"天地与我并生，而万物与我为一"（《庄子·齐物论》）的境界。按照接近于天人合一境界的程度，可将人划分为几个等次。道家将达到最高修养境界者称作至人或真人，其次为神人、圣人、贤人、凡人。不同的境界标志着不同的存在价值。《素问·上古天真论》根据不同养生方法及其所获得的养生效果，将养生所达到的境界划分为真人、至人、圣人、贤人四个层次。

由天人合一观所形成的人道效法天道，追求天人合一的最高境界的价值观，在《内经》中也得到了充分的体现。《内经》认为，人体的生理状态应是"阴平阳秘"且"内外调和"（《素问·生气通天论》），而养生和治疗的目的在于维持或恢复上述生理状态。《素问·宝命全形论》则云："人能应四时者，天地为之父母；知万物者，谓之天子。"此外，《内经》还依据天人合一的规律，提出了"法天则地""和于阴阳""顺四时而适寒暑""合人形以法四时五行而治"等一系列原则，并将其运用于养生的具体实践中。既强调健康状态下的整体和谐，又注重人与自然的和谐统一。如"凡阴阳之要，阳密乃固。两者不和，若春无秋，若冬无夏。因而和之，是谓圣度"（《素问·生气通天论》）。

《内经》认为天人是一个和谐的整体，倡导人应该在一种空灵、安静的状态下与万物和谐相处，调节自己的喜怒哀乐、百思百态，勿大乐以伤身，久虑以成疾，以成就我们健康、和顺的人生。《内经》告诉人们不但要综合摄养达到身心和谐统一，而且也要与自然和谐相处，体现了一种人与自然融为一体的整体理念。

2. "天人相应"整体理念的哲学基础

"天人相应"的整体理念肇端于原始人类的天人一体观。原始人类对大自然的大胆直觉，总是在整体上反映宇宙的结构。这一思维定向深刻影响和制约着中国传统哲学的起源和发展，并以天人合一的思想形式凝聚积淀在整个民族心理中。[①]《易传·系辞》曰："法

---

① 杨金长，李艳，张会萍. 中医哲学概论［M］. 北京：人民军医出版社，2007：129.

象莫大乎天地，变通莫大乎四时，悬象著明莫大乎日月。"

天、人是中国哲学的一对重要范畴，天人之辩是中国哲学运动逻辑的起点。在中国古代哲学中，由于对人和天的理解不同，因而"天人合一"在不同的哲学家那里便有不同的含义。纵观历代哲学家的"天人合一"说，虽然不少含有较多的唯心主义思想成分，但对医学乃至后世影响最大的莫过于论述自然之"天"与人的关系及反映人与自然和谐统一关系的"天人合一"思想。

《内经》借用和发挥了天人合一哲学观，以之作为自己的世界观、方法论和价值观，来建构中医理论体系。中医学受天人合一观的影响，主要从自然之"天"与人的关系角度来研究天人关系以及人的生命活动，提出了"人与天地相参"（《素问·咳论》）的命题，系统阐述了天人合一的原理和天人相互影响的表现，并由此奠定了中医学的整体观基础。《内经》认为人由天地之气而生，这个气便是生生之气。人具有生生之气，便具有了生命。生生之气不已，则生命不已。由于阴阳是万物生成和变化的根本，所以生生之气从本质上说也是阴阳之气。《素问·宝命全形论》曰："人以天地之气生，四时之法成"；"夫人生于地，悬命于天，天地合气，命之曰人"。而人与自然和谐统一的自然观、生命观形成了中华医道独特的精神，即以人为本，以人的生生之气为本。人禀天地间生生之气而生，人的生生之气与自然界的生生之气彼此息息相通，故人的生命活动规律必然受到自然界的制约和影响。如《灵枢·顺气一日分为四时》言："春生夏长，秋收冬藏，是气之常也，人亦应之。"是说人的脏腑气血会随着四季的更替而相应变化。又如《素问·金匮真言论》有"东风生于春，病在肝""南风生于夏，病在心"等论述，说明不同季节会引发人体相应脏腑的疾病。

综上所述，中国传统哲学中独特的思维，不仅为中医理论奠定了思想基础，而且成功地为中医养生实践提供了方法论指导。它们之间各有特色，相对独立，但在一定程度上又互相渗透交融，共同体现于中医理论体系与养生实践之中。《内经》继承和发展了道家哲学，以之作为自己的医学哲学基础，同时又将其落实到形而下，落实到可操作的层面，由哲学转入科学，用以阐明养生之道，为中医养生学之发展奠定了坚实的理论基础。

## 三、《内经》养生思想述评

《内经》是养生保健、延年益寿之经典，更是一部撰写了人类生命指引的宝典。《内经》与其说是一部医书，不如说是一部养生专著，是历代养生家必加钻研的典籍，它蕴藏的养生思想至今仍熠熠生辉。正如《素问·气交变大论》所言："善言天者，必应于人；善言古者，必验于今；善言气者，必彰于物；善言应者，同天地之化；善言化、言变者，通神明之理。"不但强调要灵活掌握和应用养生理论，还要求人们用历史唯物主义观点去正确评价它。无论是对《内经》养生思想绝对肯定，还是全盘否定都是不可取的，我们对《内经》养生思想应采取批判继承的态度。更好地取其精华、去其糟粕，是摆在我们面前的一项重要任务。为此，需要先对其作出评价。

### （一）理性而先进的养生理念

对于《内经》的养生思想，我们应学习和继承其优秀部分，同时结合新的历史条件对其不断加以发展和提高，赋予其时代价值，以便为社会主义医疗保健事业、为人类健康事业作出更大的贡献。

1. 治未病的预防观

防患于未然的预防观是《内经》养生思想的核心。"圣人不治已病治未病，不治已乱治未乱……夫病已成而后药之，乱以成而后治之，譬犹渴而穿井，斗而铸兵，不亦晚乎"（《素问·四气调神大论》）的论述强调"防胜于治"，认为养生保健比诊断、治疗更重要。疾病的发生，是因人体正气相对不足，邪气乘虚而入，破坏了体内的相对平衡状态。"邪之所凑，其气必虚"（《素问·评热病论》）强调在疾病未发生之前，一方面要做到和喜怒、安居处、调五味、慎起居、适劳逸等，使"真气从之"，正气日渐强盛，提高机体的御邪抗病能力。另一方面要做到"虚邪贼风，避之有时"（《素问·上古天真论》）；"动作以避寒，阴居以避暑"（《素问·移精变气论》）；忌暴怒、大惊、忧愁过度等，以防止邪气的伤害。只要慎于摄生，扶正避邪，就会"僻邪不至，长生久视"（《灵枢·本神》），"虽遇大风苛毒，弗之能害"（《素问·生气通天论》）。"病安从来"（《素问·上古天真论》）说明《内经》对"预防"的高度重视。

防患于未然的养生思想其实在告诉人们，真正高明的医生不是等患者得了病才去治疗，而是在患者还没有发病时就已经开始治疗，即预防比治疗更重要。这是一种非常先进的养生思想。《内经》的核心思想不仅仅是教我们怎么去治病，更重要的是教我们怎么不得病。防患于未然的养生思想正日益引起世人的高度关注，在当今社会仍具有积极的指导意义。

### 2. 唯物辩证的生命观

中国传统思维模式蕴含丰富的辩证法思想。老子把对立面的相互依存和相互转化看作是自然界的根本法则，强调"有无相生，难易相成，长短相较，高下相倾"，这是中国人对物质世界的总看法，也体现在中医养生学的基本理论之中。《内经》的养生理论正是建立在朴素的唯物辩证思想基础上的，它和"宿命论"有着本质的区别。其在探讨人的寿命问题时，是把人当作客观存在的生命实体，置之于大自然和特定的社会环境内，以护养精、气、神为中心主题，从人与自然、人与社会、物质条件与精神因素、形体与神气、先天与后天的辩证统一关系中，论证了这个问题，从而形成了《内经》的养生理论。

在整个中医理论体系中，最根本的、最坚硬的、最不易改变的基本假说和基本原理当属元气论和阴阳五行学说。元气论、阴阳学说和五行学说都属于富含唯物论和辩证法的古代哲学思想，它们渗透到医学领域后，促进了中医理论体系的确立和发展，并贯穿于整个理论体系的各个方面。其中，元气论作为一种自然观和生命观，奠定了中医理论体系的基石；阴阳学说和五行学说作为方法论，为中医理论体系的构建提供了基本方法。《内经》不仅是一部医学著作，而且在一定程度上反映了人文社会科学和其他自然科学的成就，其养生理论更是中国古代哲学与医学完美结合的典范，它包含着朴素的唯物论和自发的辩证法思想，这些思想即使在今天依然有其积极的一面。

3. 系统整体的健康观

受中国传统哲学思想的深刻影响，在长期的医疗实践中，中医学形成了不同于西医学的思维方式。中医学的整体思维既表现在将人体本身看成一个有机联系的整体，也表现为从人与自然、社会环境的整体联系和统一中考察人体的生理病理过程，并提出相应的养生方法。

中国古代哲学的"天人合一"说，既是中医的自然观，又具有方法论功能。作为自然观，此说把天、地、人视为一体，统一于一气，具有共同的规律。作为方法论，此说为医家认识人体提供了一个总原则，即整体观。主张把人体的生理、病理现象置于世界万物的总联系之网中加以考察和认识，从而为中医的病因学、养生学、治疗学奠定了思想基础。建立在中国古代文化和"天人合一"哲学基础之上的《内经》理论，是中国文化之道的一种体现，是关于人的生命过程及其运动方式的相互关联的学说。它以促进人的自我实现、自我发展、自我和谐为宗旨，强调生命的动态的统一与和谐。

《内经》养生要旨在于人与自然的和谐统一以及人体内部的平秘调节。它是中国古代的宇宙观、世界观、生命观、哲学观在医学领域的反映。《内经》作者基于对宇宙本体论的认识，从"天人相应"的整体观出发，认为人与自然界有着相类相通的关系；人与天地相参，与自然界息息相通。自然界存在着人类赖以生存的必要条件，因此人离不开自然环境。《素问·四气调神大论》说："阴阳四时者，万物之终始也，死生之本也，逆之则灾害生，从之则苛疾不起。"要维护正常的活动，就必须与自然相适应，否则，将引起疾病，影响寿命。自然界是人类生命的源泉。《素问·宝命全形论》曰："人以天地之气生，四时之法成。"《素问·六节脏象论》云："天食人以五气，地食人以五味。"这些都说明人体要依靠天地之气提供的物质条件而获得生存，同时还要适应四时阴阳的变化规律，才能发育成长。

总之，《内经》养生理论是中华先贤养生智慧的结晶，是对前人大量养生实践的总结和升华。正因为《内经》构建的养生理论植根于实践，又累积了中华先贤的养生精华，才能成为中华养生文化的一块瑰宝并世代传承。

### （二）历史局限性

在充分肯定《内经》养生思想的同时，必须看到它的历史局限性。正如恩格斯所说："用理想的、幻想的联系来代替尚未知道的现实联系，用臆想来补充缺少的事实，用纯粹的想象来填补现实的空白。它在这样做的时候提出了一些天才思想，预测到一些后来的发现，但是也说出了十分荒唐的见解"①。受早期人类思想发展不成熟的制约，《内经》养生思想不可避免地存在落后的一面。

#### 1. 鬼神观念的影响

中华传统养生思想是历代医家在长期的养生实践中培育和发展起来的一笔精神财富，但由于受当时社会的制约和统治阶级思想的影响，不可避免地有统治阶级贵生观念、剥削阶级陈旧意识、封建

---

① 弗里德里希·恩格斯. 路德维希·费尔巴哈和德国古典哲学的终结 [M]. 中共中央马克思恩格斯列宁斯大林著作编译局，编译. 北京：人民出版社，1972：37.

迷信思想的渗透，其中封建迷信思想对《内经》养生观产生了不可忽视的消极影响。在科学技术尚不发达、人们无法了解自己的生命现象和生老病死的上古时代，人们不得不求助于自己所希望存在的超自然力量——鬼神。在古人的想法中，人与自然和鬼神之间存在着某种奇特的联系，而这种联系并不是一般人所能了解与利用的，只有那种被认为无所不知的人才能掌握这种人与超自然力量的联系。具有这种能力的人就是巫。关于巫与巫术的解释在中国古代很多民族文化中都有。例如对道家思想具有深远影响的楚淮文化，就具有典型的巫鬼文化特质。中国古代早期的鬼神信仰及其演变应说是与人的需要及生活方式的变动相一致的。"鬼使神差"看起来是一种荒唐的、非理性的思想，却正是中国古代文化的一大特色，也是古人对生死的一种思考。鬼神信仰及灵魂观念是人们思考生死问题的产物。人们一旦创造了鬼神，便将感性的直观的生命提升为一种文化。迷信是人类自身发展的需要，其最深层的原因从某种角度可以说恰恰是人类在对生死问题无法作出合理有效的解释时不得不进行想象，这种想象是后世对生死观念的形成进行探究时不可绕过的基点。①

此外，《内经》贵生思想尽管值得肯定，但是对生的意义理解还是受时代局限。秦皇汉武炼丹追求长生不老，更多的是贪求人生享乐，《内经》贵生的意义也未能超出此限度。

2. 认识的主观性与方法的模糊性倾向

《内经》养生理论多建立在中国古代哲学基础之上，其认识的主观性和随意性，导致概念和理论的主观性和随意性。《内经》养生理论不是来源于客观的实验方法和精确的测量手段，而是以理解、直觉和信仰主义取而代之，过分夸大了情绪与需要等非理性的主观体验。这是因为《内经》作为构建中医科学理论的一种尝试，所资借

① 郭荣君. 中国传统生死观的伦理内蕴及现代价值探析 [D]. 哈尔滨：黑龙江大学，2007.

鉴的其他科学理论知识有限，其思想资料大多来源于"远取诸物，近取诸身"的直觉式的意象性自然哲学，而缺乏进入科学理性思维的条件。① 同时，《内经》对养生方法的描述，大都是模糊和笼统的，缺少严格的量化指标，有悖于现代医学的定时和定量标准；且操作性不强，这也造成了实施的困难，提高了错用和误用的概率。所谓模糊是指对生命机制只能作出泛泛的阐述，而不能真切地指出问题之所在。在养生实践中，主要不是靠理论推断，而是靠经验把握。就理论形态而言，中医养生属于哲学养生。所谓哲学养生，是指按照哲学的概念、原理、结论去构造一个养生理论体系。或者说在哲学指导下，用抽象的概念附会客观实在，以一般性原则解释具体现象的原因和机制，由普遍性认识推演事物的特殊过程的一种养生理论体系。哲学替代的结果必然使得中医养生理论带有模糊性的特点。因此，《内经》养生理论确实在某种程度上具有主观性、模糊性的缺陷，在今后的发展中需要进一步完善。

## 四、《内经》养生观的现代意义

长期以来，人们对健康的理解，往往定位在生理功能基本正常，没有明显的疾病或没有缺陷。这种健康观实际上是一种误解和偏见，是落后于时代的认知。随着现代医学模式的转换，世界卫生组织对健康的新定义，已为越来越多的人所接受，即"健康不仅是没有疾病或不受伤害，而且还是生理、心理和社会幸福的完好状态"②。进入 21 世纪，关于健康的概念又有了新的发展，增加了新的内容，道德修养也被加入了健康的范畴。现代健康的内涵指的是健康程度应从生理、心理、社会、环境等多方面进行综合评价，降低和消灭影

---

① 陶功定.《黄帝内经》告诉了我们什么？[M]. 北京：中国中医药出版社，2004：91.

② F. D. 沃林斯基. 健康社会学 [M]. 孙牧虹，等译. 北京：社会科学文献出版社，1992：142 - 152.

响健康的不利因素，以达到身心平衡和与环境的协调统一。亦即强调个体健康需要公共健康来保证，要追求和保证个人的健康，就一定要以追求公众的健康为前提。公共健康涵盖疾病预防、健康促进、提高生命质量等所有和公众健康有关的内容，它通过全社会的共同努力来促进公众的健康。在《内经》的养生智慧中，蕴含着可供我们借鉴的思想资源。

## （一）顺应自然养生观对改良生活方式有借鉴意义

在当今快节奏、高压力的社会生活中，健康的生活方式和行为对增进健康来说尤为重要，如减少吸烟、酗酒；节制上网；戒除毒瘾；避免暴饮暴食、不安全性行为及意外伤害；注意摄取足够的营养；适时锻炼以缓解压力，等等。一个人可以选择健康的生活方式而保持健康，也可以选择不健康的生活方式而导致疾病。如果自己不珍惜健康将自食其果，而且这种选择可能会对他人和社会产生一定的影响。所以，人们必须对自己的选择负责，自觉减少自身创造的疾病风险，积极参与决策自己的保健行为，以及主动地进行自我医疗照顾，充分发挥个人在保健活动中的主观能动性。

《内经》所倡导的健康生活方式可以概括为"合于道"，即人的日常生活和行为方式要尊重自然、合乎规律。有规律的约束就意味着节制，在现代人的思想中，节制与自由几乎是相反的，而距离压抑却只有一步之遥。因此，对于追求快感、舒适，渴望自由、享乐的现代人来说，《内经》所提倡的健康生活方式几乎是难以达到的，也是很多人不屑理会的。当下人们独特的生活习惯决定了其独特的生活方式。对于迷茫的现代人来说，只有适当地节制，过有规律的生活，才能逐渐唤醒这种能力，进而大大提高生命质量。病能否治好，其中最关键的因素是人——病人能否改变不良的生活习惯和人生态度。《内经》顺应自然的养生观对现代人改变不良的生活方式，防患于未然以增进健康有一定的借鉴意义。

## （二）"天人相应"养生观对提高生命质量有启迪意义

现代社会人类生存环境危机的问题在《内经》养生思想中可找到丰富的对治措施。在《内经》养生观中，优化生存环境的实现过程就是努力达到"天人合一"的过程。"天人合一"是《内经》养生的最高境界，它强调人与自然的和谐统一。中国古代哲学认为，人的生命来源于自然界，便内在地具有自然法则，即内在地合于"道"；人之所以为人，就是由于人察受天命之性，即有绝对无限的潜在本性。从本质上说，天人是合一的，《素问·生气通天论》说："夫自古通天者，生之本，本于阴阳。天地之间，六合之内，其气九州、九窍、五藏、十二节，皆通乎天气。"表明人与自然在物质上具有统一的基础，因此，人也就有在精神上达到与自然合一的可能性。

《内经》认为："人成于天地之气，四时之法。天不天，地不地，四时之法安在？人焉生成？"只有与自然和谐相处，将自我的存在融于自然的存在之中，才能实现人的生命价值，才能尽终天年。这种思想，为人类树立了生活目标，对迷失了自我的现代人有一定的启迪意义。而要实现公共健康就必须倡导文明生态的价值观，就必须维护地球的自然生态基础，使发展与环境取得协调。如果没有正确的价值理性引导，科技的盲目发展就会导致自然生态环境的恶化和毁灭，所以只有以新的生态伦理观作为支撑，才可能真正摆脱传统工业主义的影响，才能在人与自然关系方面树立健全的思想，用以指导人们解决发展实践中的各种难题，避免由于指导思想上的片面性而导致自然环境的严重破坏。文明生态的理念就是要科学认识自然生态环境，在合理地开发利用自然资源的基础上，尊重其自身独立的价值，真正坚持以人为本，坚持自然生态的社会公共利益，实现人与自然的和谐相处。今天，人类不能再以征服者的身份对自然发号施令，而必须学会尊重自然、善待自然，自觉充当维护自然稳定与和谐的调节者。人类的真正成熟并不在于通过征服实现对大自然的摆脱和疏离，而在于重新亲近大自然。在现代社会和现代文明演进中的许多关键时刻，我们还不得不回到最原始的起点，从最纯朴处获得生存智慧和启迪。可见在《内经》养生观中，对人类健康的最终关注从来没有停留在物质生活的满足，而是放到了生存环境的重要性上。把中国传统的养生智慧与现代社会人类的生存现状结合起来，为现代人找到安身立命的基点，这无疑是解决现代人生存环境危机的有力手段。

中医学十分注重人与自然的关系，注重自然环境、气候变化以及社会、心理因素对于健康和疾病的影响。在用辩证法整理中医学优秀成果的过程中，骆和生、黄吉棠、邓平修老师将中医学模式概括为"生物—自然—社会—心理"。[①] 这一中医学模式的提出，无疑将启迪我们更好地认识健康问题。《内经》明确指出了人的生物因素、自然环境因素、社会因素和心理因素四者的内在联系。它不仅注重躯体的健全，而且追求人性的丰满，以及人类与环境之间的和谐统一。《内经》所倡导的整体观念和天人合一的理论，充分体现了它身心并养的特点。这一观念和现代"生物—心理—社会"的新型医学模式具有相近的理念。人是自然的产物，也是社会的产物。人的健康不仅受到各种自然和生物因素的制约，同时也与各种社会和心理因素有着密切的联系。人在自然和社会这个大环境中如果处于平衡与和谐的状态，则人的身心将得到良好刺激，有利于保持机体的自然活力和稳态，从而实现身心健康。反之，在自然和社会这个大环境中人的身心遭到挫折和困扰，"人—自然—社会"系统失调，必然会危害身心健康，使机体心理和生理的平衡丧失，这样疾病也就会发生。因此，对健康的认识不能脱离人的社会发展和社会环境，尤其是随着现代社会的发展和医学科学的进步，疾病谱和死亡谱发生了很大变化，影响健康的各种社会因素逐渐变得更加重要。

---

① 邱鸿钟. 医学哲学探微［M］. 广州：广东人民出版社，2006：116.

　　《内经》养生思想不仅注重人与自然的和谐，强调终极关怀，而且热切关怀人类个体的生存价值，关怀人类生命存在的质量高低问题。《内经》所崇尚的"见素抱朴，少私寡欲"的养生之道不仅切中我们的现实生活，而且对于每一个追求生命质量和生活幸福的人都大有裨益。《内经》的养生思想向人们提供了学会洒脱、学会豁达、学会善待自我的种种人生智慧，由此提升了自己的生命意识，拓展了个体的生命空间，深化了人类的生命观念。《内经》养生思想侧重精神上关心生命价值、注重生命质量的生命伦理，其中富含的养生哲理，展示的心理境界和人生智慧，至今仍给我们以诸多的启迪。

　　综上所述，通过探寻《内经》养生观的现代价值，可知健康是可望的，健康有待于人类自身努力去追求。拥有健康是以树立积极的健康观念为前提的，人类应该而且可以把健康的命运掌握在自己手中。综观当今健康问题，笔者认为，健康在很大程度上受人们的行为影响。更新健康观念是解决现代健康问题的重要途径。

# 第三章 《内经》医学道德思想

## 一、《内经》及其成书过程的社会道德氛围

### (一)《内经》概况

《内经》是我国现存最早、迄今为止地位最高的中医学元典之一，也是世界医学发展史上影响最大的鸿篇巨制之一。《内经》成书确立中医学理论体系，为中医学发展奠定坚实基础，被后世尊为"医家之宗"。关于《内经》成书年代，历代医家、学者观点有争议。主要有如下四个观点：成书于黄帝时代（约5 000年前）、成书于春秋战国、成书于秦汉之际、成书于西汉。但近年来研究结论趋于一致，认为《内经》成书年代当分两说：一是就其内容而言，大部分内容是春秋战国时代医学经验的纪实和总结，也有一部分内容是成书以后补充的秦汉医学成果；二是就《内经》成编及书名可认为《内经》成编于汉代。持该观点者既有古代先哲，也有近现代学者尤其是现代学者，他们从学术思想、社会背景、语言修辞特点、所载内容科学技术水平、相关考古发现（如长沙马王堆考古、敦煌考古等）及人文现象等多方面进行了考证后，认为《内经》是中国古代医学理论文献的汇集，其主体部分汇编成书应在西汉中晚期。《内经》内容丰实，成书历时久远，不可能是一个时期能够完成的，也不可能出自一人手笔。整体看来，它较为全面地反映了汉代及其以前整个汉族人民的医疗卫生水平。

《内经》包括《素问》和《灵枢》两部分，每部分各有 9 卷 81 篇文章，共计 18 卷 162 篇重要医学文献。其内容主要记载了春秋战国时代医家对生命科学研究的成果。其中《素问》阐述了脏腑、经络的存在和病因、病机、病症的诊断和治疗原则，着重于医理阐发。《灵枢》除《素问》所述内容外，还陈述了经络、腧穴、针具、刺法等，着重于临证实用。《内经》始终贯穿着整体观念和辨证论治思想，它集哲学和科学于一身，两者水乳交融，相得益彰。《内经》博大精深，所论并非只限于医学本身，全书涉及哲学、天文、历算、气象、伦理、军事等许多方面，是一部集中国古代自然科学和人文科学于一身，又落脚于医学的理论巨著。尤其在医学道德领域，它以相当多的篇幅深刻地阐述了中国传统医学道德观念，推动了传统医德理论发展。《内经》的问世证明了中医学由单纯积累经验阶段发展到系统理论总结阶段，标志着中医学体系的初步建立。

《内经》在医学思想史上有着举足轻重的历史地位，它不仅标志着中医学走出了巫医时代，而且以其博大精深的内涵，成为中国医学思想史上具有根源性质的宝库。它对医学中的普遍问题和一般规律的研究涉及面广、思想深刻、见解独特、原创性强，有的内容至今仍属于领先水平。《内经》取法阴阳，转借精气，因承五行，将成熟、深刻的中国古代哲学概念移至尚未成熟的中医学之中，为中医学理论体系的建构准备了基材，形成了中医学理论体系医易同源、医哲一体的格局。《内经》之所以被历代医家奉为经典，不仅因为它记载了科学而系统的医学理论、丰富而多彩的防治疾病技术，还因为它从宏观角度论证了天、地、人之间的相互联系（即天人合一），并且运用古代自然哲学的理论与方法分析和论证了医学学科最基本的课题——人体生命规律，从而建立起从人体疾病发生、发展到预后、养生的医学理论体系，使医学成为一门独立的学科。

两千年来，历代医学家正是在《内经》创建的理论、确立的原则、应用的技术及其所采取的方法论的基础上，通过不断的实践、探索与创新，才使中医学得到了持续发展。一部中国医学史，无时无刻不体现着《内经》的经典指导作用；异彩纷呈的众多医学流派，无不以《内经》为其理论的渊源；古今无数作出卓越贡献的医学家，或者理论上独树一帜，或者防治疾病效验如神，究其成功之路，却均以研习《内经》为立说之根本。汉代张仲景在研究《内经》的基础上创立六经辨证学说，金元四大家在研究《内经》基础上也分别创立自己独立的学说，清代叶桂研究了《内经》理论并用之于临床，为温病学理论体系的形成奠定了基础，使中医学对外感热病的诊治产生了飞跃性的进步。

以《内经》为指导，医学家们不仅在临床各科以及中药学、方剂学、诊断学等中医各学科取得了辉煌成就，而且也有专门研究《内经》一书作出贡献且垂示后学的。如唐代杨上善撰《黄帝内经太素》、王冰次注《黄帝内经素问》及明代马莳撰《黄帝内经素问注证发微》和《黄帝内经灵枢注证发微》，不仅在中医学史上占有重要地位，而且至今仍是研究《内经》的宝贵文献。[①] 尤其不可忽视的是，《内经》的研究不仅限于中医学界，自古以来就有很多其他学科的专家加入，取得可观研究成果者亦不在少数。正是由于《内经》理论在中医学中的经典地位及其所开创的有关理、法、方、药的学术体系，造就了无数中医学家，推动了中医学持续发展。

## (二)《内经》成书背景

处于发展期和成熟期的社会，其结构一般相对稳固。而处于转型期的社会，则往往会爆发出空前的社会矛盾，从而在社会各个层面，对人类的行为方式产生深刻影响。《内经》的各篇文章，大致写成于春秋战国至秦汉之际，而这段时期在中国历史上恰恰是极为动荡不安的。

---

[①] 谷峰.《内经》形成丰厚社会医学思想的原因探析 [J]. 中医研究，2007 (5)：3-5.

　　商周时期，全国奴隶和土地在名义上都归天子所有，天子将其分封给诸侯，诸侯又分封给卿大夫。在农业、畜牧业、手工业、商业等各领域，奴隶们从事着繁重的生产劳动，其生存处境十分恶劣。周礼强调等级尊卑之严格，更使处于社会底层的奴隶的健康状况几乎不可能为社会所关注。春秋以降，奴隶暴动频繁，奴隶制生产关系走向末路。公元前594年，鲁国实行"初税亩"，承认私有土地合法，封建经济得到发展。随后，楚国、郑国等也进行类似改革，封建生产关系出现，相当一部分奴隶成为拥有人身自由的农民。另外，社会制度大变动也使"学在官府"的坚冰被打破，社会各阶层均有表达自己诉求的机会。社会变动一方面使社会因素对人们生活的影响空前增加；另一方面使广大民众的健康状况受到关注。社会因素对健康与疾病的影响，能够大量地反映在医学著作中。

　　战国时期，社会急剧变化，政治、经济和文化都有显著发展，学术思想也日趋活跃。在这种情况下，出现了多种医学著作，《内经》便是我国现存医学文献中最早的一部典籍。《灵枢·九针十二原》曰："余子万民，养百姓，而收其租税，余哀其不给，而属有疾病。"《灵枢·岁露》讲风调雨顺之年"籴贱，民不病"，而灾年则"籴贵，民多病"。其所描述的正是在租种土地的农民及其他行业的平民之中，由生活贫困复加自然灾害而导致的疾病流行。而奴隶受到非人的待遇，无收入可言，温饱无从谈起，其健康状况，也无人关注。同时，贵族们也面临着社会变动所带来的风险。《素问·疏五过论》中由"尝贵后贱""尝富后贫"导致的"脱营""失精"之类疾病，正是社会动荡所造成的后果。

　　《内经》成书时代，社会处于激烈转型期，人们的心理承受更多压力，社会的道德水准亦受到严峻的考验。《内经》中数次提到当时社会的整体道德状况，而作为医学专著，其所关心的恰恰是不健康的价值观念对人类健康的不良影响。《内经》的道德观念及其道德标准，受道家思想影响颇深，其评价标准主要为对私欲的态度。在描写其所崇尚的古人的道德观时,《素问·上古天真论》讲古人"恬愉虚无""精神内守""志闲而少欲,心安而不惧,形劳而不倦,气从以顺,各从其欲,皆得所愿。故美其食,任其服,乐其俗。高下不相慕,其民故曰朴。是以嗜欲不能劳其目,淫邪不能惑其心,愚智贤不肖,不惧于物。故合于道"。古代的"圣人""适嗜欲于世俗之间,无恚嗔之心,行不欲离于世,举不欲观于俗。外不劳形于事,内无思想之患,以恬愉为务,以自得为功"。《素问·移精变气论》亦言古人"内无眷慕之累,外无伸宦之形",古时为"恬愉之世,邪不能深入也"。其道德的核心在于清心寡欲、怡然自安。而这种良好的心态,有助于守护人体的"精气",使"真气从之",正气足而邪不至,故能健康无病而长寿。转型期的社会往往会造成人们心态失常。如《内经》所描述,时人"以酒为浆,以妄为常,醉以入房,以欲竭其精,以耗散其真,不知持满,不时御神,务快其心,逆于生乐,起居无节"。贪图享乐,追逐私利的思想,使人们的生活方式变得放纵而不健康,从而引发各种疾病。

春秋战国到秦汉是中国从奴隶社会向封建社会过渡时期,社会生产关系的变化要求社会意识形态的变革。社会的变动整合,一方面推进了历史进步,另一方面也使百姓承受着战乱的煎熬和疾苦。春秋以来,随着周天子权威的丧失以及社会的变革,繁杂而尖刻的"周礼"呈崩溃之势,人们的生活方式亦渐失拘束。面对"礼崩乐坏"的现实,极力推崇周礼的孔子痛心疾首,慨然叹曰"天下无道",并称"如有用我者,吾其为东周乎"。墨子痛感当时战乱频繁对人们生产和生活的破坏,提出"非攻"的思想,认为战争"竭天下百姓之财用""贼灭天下之万民""大为不义"。老子直斥当时的贵族"服文采,带利剑,厌饮食,财货有余,是谓盗竽",痛愤之情溢于言表。对现实的不满,也反映在《内经》中,如《素问·上古天真论》《素问·移精变气论》《素问·汤液醪醴论》对"今世"与"中古"和"上古"之比较。社会状况的不佳,在人们的生活方式和健康水平上亦有明显体现，《内经》多篇都有所提及。《灵枢·玉版》言："能使其民，令行禁止，士卒无白刃之难"，对战争也是持反对态度的。《内经》对王公贵族奢靡纵欲的生活方式，骄横不羁的处世态度多有论及，并明确指出"以酒为浆""高粱之变""起居无节""醉以入房""务快其心"等一味贪图享乐的不良生活方式，正是多种疾病酿生之源。

另外，随着越来越多的人拥有私有财产，人们政治、经济地位的频繁变化，造成人群普遍存在紧张、焦虑、忧患之情，心身疾病日益增多。《素问·汤液醪醴论》《素问·移精变气论》言时人"嗜欲无穷，而忧患不止""忧患缘其内"等，此类现象在经文中多有反映。而鬼神巫术，以及发端于战国后期的方士之术等以畸形、落后的方式窥视人体疾病的流行，也给医学发展带来不利影响。社会状况的不佳，使多数医家能够直观、深入地认识到社会现状与疾病的关联，一种社会道德诉求因而在其医学著作中反映出来。

### （三）《内经》成书道德氛围

#### 1. 诸子道德学说对《内经》的影响

各个时期的医学体系都沉淀着当时的人文、社会思潮，没有人文、社会知识的滋养，医学的存在和发展就缺乏支撑。只有在人文、社会科学快速发展的前提下，医学才能焕发出生机和活力。春秋至战国是中国传统文化形成的关键时期，该时期涌现出众多影响深远的学术流派，这些流派思想的汇集构成了中医传统文化的骨架。当时的诸子各家站在不同的立场，以不同的观点，回答时代所提出的问题，形成了"诸子百家""百家争鸣"之景象。诸子百家代表不同阶层提出各自的观点，"百家争鸣"不仅为医学经验的交流和积累提供了条件，刺激了中医学体系的形成，而且为医学道德体系的构建提供了思想源泉。《内经》在构建理论体系，形成医学道德观念时，吸纳了诸子百家学术思想。其中对医学道德最具影响的有道家、儒家、墨家、兵家、阴阳家等。

道家学术思想对《内经》医学道德理论形成的影响是多方面的，老子、庄子是道家学派的代表人物，他们提倡服从天道、顺应万物变化、知足寡欲等道德信条。"我有三宝，持而保之，一曰慈，二曰俭，三曰不敢为天下先。慈故能勇，俭故能广，不敢为天下先，故能成器长。"（《老子》）《内经》认为宇宙万物变化规律之"道"是客观存在，不以人们的意志为转移的。人们既不能创造，也不能改造，更不能违逆客观规律之"道"，只能认识、掌握、利用、遵循、顺应客观规律之"道"，因此有"道无鬼神，独来独往"（《素问·宝命全形论》）的研究结论。在这一观念的指导下，道家提出了"道法自然"（《老子·二十五章》）"无为而治"的价值取向，《内经》不但秉承了这一思想，并将其加以拓展、弘扬和引申，广泛地运用于治则、治法和养生理论的建立。道家的精气论观点成为《内经》构建医学理论中整体观念的哲学基础，全面、广泛地体现在《内经》所构建的生理、病理、诊断、治疗、养生等各个医学理论层面，并成为中医理论的基本特点之一。

在相当长的历史时期内，儒家伦理对医学道德具有强烈的指导和辅助作用。孟子是儒家代表人物之一，他说"无恻隐之心，非人也，……恻隐之心，仁之端也"（《孟子·公孙丑上》）"无伤也，是乃仁术"（《孟子·梁惠王上》）。但孟子的思想对医学道德体系建设也存在局限，如他说"男女授受不亲""身体发肤，受之父母，不敢毁伤"（《孝经》）。受儒家"三才观"的影响，《内经》构建了天—地—人三才医学模式。儒家重医而医家专儒，儒家重德视才，以仁为核心，主张见利思义、有教无类，对人要恭而礼，严己以修身为本；而医家则主张德才兼备，实行人道主义，要坚守节操、对病人一视同仁，要尊重同行、加强医德修养。儒家伦理思想的精华，对于医学道德不仅具有历史价值，而且具有现实意义。

墨家学派是当时社会下层人民的思想代表，墨子是墨家的代表人物，他创立了自己的思想体系，提出"兼爱互利"的道德原则。在实现这一原则方面，他指出人要各敬其业，尽职尽责，"圣人以治天下为事者也，……如医之攻人之疾者然，必知疾之所起，焉能攻之，不知疾之所自起，则弗能攻"（《墨子·兼爱上》）。"兼爱"考虑的更多的是他人的利益和幸福，"兼爱"思想也是治医的基本道德观念。《内经》是一部以医学为主体的百科全书式的典籍，而医学的目标和任务正是解除大多数人的身心疾苦。任何一个从事医学事业的人都是墨子"兼爱"思想的践行者，因而《内经》在其理论的影响下，其全部思想无处不体现"兼爱"思想。这也进一步为《内经》医学道德思想的形成打下了基础。

兵家不同的学术思想对《内经》理论的形成也有不同程度的影响。在疾病治疗上，《内经》在治病用针、用药如用兵理念的指导下确立自己的治疗思想，要求医生施针治病不但要掌握常规方法，还应当做到变通方法，制定相关病证的具体治法。

阴阳观念早在我国商周时期就有了。《周易·系辞上》说"一阴一阳之谓道"，《国语·周语上》记载伯阳父对地震的解释"阳伏而不能出，阴迫而不能蒸，于是有地震"。战国时著名的阴阳学家邹衍将阴阳学说与五行学说相结合，使阴阳学说变得丰富起来，对自然现象、社会现象的解释也更为全面。《内经》中有关阴阳、五行的诸多观念基本上是阴阳、五行学说在人体生理、病理解释上的具体化。

诸子各家学术思想催化了《内经》医学理论，孕育了《内经》医学道德观念，奠定了中国传统医学发展的基础。

2. 当时医家对社会道德的关注

医学是自然科学的一部分，它的发展与其他自然科学的发展关系密切。而在《内经》成书时期，自然科学虽然取得了一定进步，但总体上仍然落后。然治病救人、追求不死的理想与人类同生，我们的祖先从经验出发，并不断汲取人文和社会知识，最早产生了较为体系化的医学。我国的医学自诞生起，就不是纯粹的西方意义上

的自然科学，因为它考察的人体是全面的人，所以其打上了深深的
人文、社会、自然等知识的烙印。

道德问题是诸子学说都关注的问题。在诸子百家中，儒家在伦
理道德方面起主导作用。儒家认为道德是人的本质特征。生命是值
得珍视的，但生命只有一次，要活得有意义，就要做一个有道德的
人。儒家认为人之所以区别于禽兽，在于有仁，在于有德性。中医
吸收这一思想，强调治病救人的医者更要有仁爱之心，有高尚的道
德，痛斥那些不道德的医生为"含灵之巨贼"。同时，劝诫人们要遵
循儒家的教诲，做一个有道德的人，以达到健康长寿之目的。

《内经》所处的春秋战国至秦汉之际，中国经历了诸侯国割据、
统一、朝代更迭等历史阶段。其间战乱频繁、社会动荡，这些因素
当然对人们的健康产生了严重的不良影响。《内经》反映了春秋以来
逐渐成熟的封建生产关系。君王是最大的封建领主，下面有百官贵
族，底层民众虽然有土地的耕种权，但并没有所有权，需向贵族交
纳"租税"。土地是当时最重要的生产资料，其所有权的归属，直接
决定了王公贵族优越的经济条件，以及底层民众困苦的生活。在王
权的统治之下，社会分配严重不公，造成两极分化。一方面统治阶
层的王公贵族穷奢极侈，另一方面底层民众生活困顿，"忧患缘其
内，苦形伤其外"（《素问·移精变气论》）。另外，自然灾害也威胁
着人们的生活。《灵枢·岁露》载："正月朔日，天和温不风，籴
贱，民不病；天寒而风，籴贵，民多病"，由于气候异常致灾荒，由
此产生的饥饿、流离失所及传染病的流行，给人们的健康带来了极
大的损害。汉朝建立后，统治者吸取秦王朝灭亡的教训，以儒学立
国，重视发展生产，使人民休养生息，扩大与邻邦交流，建设稳定
的边疆。总体上讲，秦汉时期大多时候生产发展，文化繁荣，社会
稳定。统一强大的国家、优越的社会环境使医学、医德的进一步完
善成为可能。这些社会热点被医家所重视，成为医学著作中的议论
对象。

## 二、《内经》医学道德思想内容

我国古代典籍中，"道"与"德"最初是分开使用的。"道"，一般指事物变化发展的规律或规则，也指人们行为应事的原则或事理。"德"，得也，指人们悟出从事物变化发展规律中得到的益处。道德一词的含义多指风尚、品行和法则等。道德二字合用，始于战国时的荀卿，他在《荀子·劝学篇》中说："故学至乎礼而止矣，夫是之谓道德之极"，也就是说，如果一切都能按礼的要求去做，就达到了道德的最高境界，赋予了道德较为确定的含义。马克思主义认为，道德是人类脱离动物界进入人类社会后，为了维系共同的社会生活和完善人格所形成的一种社会现象。[①] 具体地说，所谓道德是调整人与人、人与社会、人与自然之间关系的行为规范、准则的总和，是由一定的社会经济基础决定的社会意识形态，它以善恶为评价标准，依靠传统习俗、社会舆论和人们的内心信念加以维护。[②]

关于道德起源，历史上有许多不同的说法，如"神启论"道德说、"先验论"道德说、"人性论"道德说、"庸俗进化论"道德说、"旧唯物主义道德说"等观点。现在一般认为，道德是人们在社会生活实践中形成的一种社会现象，是一个历史范畴。其本质为：道德作为一种社会意识，它是由社会存在决定的；作为一种上层建筑，它是由经济基础决定的。

医学伦理学研究的对象是医学道德，简称医德，即医务人员的职业道德，是医务人员在医务活动中的职业心理素质、职业精神品质和职业传统习惯，是以善恶标准评价医务人员品质和依靠社会舆论、内在信念、传统习惯来调整医患之间、医务人员之间、医务人员与社会之间关系的行为规范总和。医德是伴随着医学的形成、发

---

① 张飞天. 论我国古代医家之医德 [J]. 医学教育，1986 (10).
② 罗国杰. 马克思主义伦理 [M]，北京：人民出版社，1981：176.

展而产生和发展的。西方医德大约形成于公元前六世纪至公元前四世纪的古希腊，是西医医德的渊源与基础，著名的希波克拉底誓言就是一份颇具代表性的被奉为经典的医德文献。①

中医医德源于远古时期。伏羲冒着生命危险"尝味百草而制九针，以拯夭枉"；神农"尝百草之滋味""一日而遇七十二毒，以疗民疾"。这些虽属传说，但也完全可以佐证随着中华先民最初医疗实践活动的开展，即有一种"为疗民疾"而不惧艰险的朴素医德相伴而生。到了春秋战国至汉代，《内经》的问世，不仅宣告了中医理论体系的确立，同时也使中医医德有了最早的文字表述和阐释。《内经》概括和总结了当时医家对医学道德的认识，形成了较为完善的医学道德观念，可以说，《内经》宣告了中国传统医学道德理论体系的初步形成。

## （一）关于医学本质认知

### 1. 医以术为精、术为医之基

一个好的医生，必须具备高明的医术才能解除患者的痛苦，解民于倒悬。所以，用什么样的态度去研讨医术，如何使自己的医术精益求精，又怎样把自己的医术贡献给人类这几个命题，自古至今都被视作是医德考量的方向。就如何看待医学这一问题，在《素问》中有大量的论证和记述。

医生要认真研究医学理论，多从事医疗实践，"通书受事众多"（《素问·征四失论》），否则，"百病所起，始以自怨，遗师其咎"（同上），等遇到困难的时候才埋怨自己学术不精或归罪老师教得不好，那就晚了。如果造成"绝人长命，予人夭殃"（《素问·离合真邪论》）的悲剧发生，把痛苦留给患者，把本不该死的人给治死了，那就更应该受到道德的谴责。鉴于此，《内经》要求医生必须从多方

---

① 吴锦明，宋文琪. 古代中医医德探析［J］. 安徽中医学院学报，1993，12（4）.

面下功夫，在疾病的病因病机、诊断治疗、预防、康复的各个环节上去深钻细研，"如切如磋，如琢如磨"，像加工骨角那样切之而复磋之，像加工玉石那样琢之而复磨之；治之已精，而益求其精。《素问》中记载了多种多样的治疗原则，可谓"术之精"反映的一个侧面。有从八纲辨治入手的，如"阳病治阴，阴病治阳"（《素问·阴阳应象大论》），此阴阳之治也；"其在皮者，汗而发之""中满者，泻之于内"（同上），此表里之治也；"寒者热之，热者寒之"（《素问·至真要大论》），此寒热之治也；"盛者泻之，虚者补之"（同上），此虚实之治也。有从运用五行生克规律入手的，如"木郁达之，火郁发之，土郁夺之，金郁泄之，水郁折之"（《素问·六元正纪大论》）。还有从调整机体平衡关系入手的，如"散者收之"，"逸者行之""燥者濡之""急者缓之"（《素问·至真要大论》）"因其轻而扬之，因其重而减之，因其衰而彰之"（《素问·阴阳应象大论》）等。

《素问》中集中了丰富多彩的治法，可谓"术之精"又一个侧面的反映。有从整体出发而决定的标本先后和逆从正反的不同治法，在《素问·标本病传论》和《素问·至真要大论》中有详尽的论述，指出"病发而有余，本而标之，先治其本，后治其标。病发而不足，标而本之，先治其标，后治其本""微者逆之，甚者从之""逆者正治，从者反治"。有从疾病的不同情况入手而采取各种不同治法的，分布于全书许多篇中。如以手法为主的针法、灸法、洗浴、熨贴、按摩（《素问·玉机真藏论》）、导引（《素问·奇病论》）等法，以药物治疗为主的汗法（《素问·玉机真藏论》）、下法（《素问·热论》）、清法、消法（《素问·六元正纪大论》）、温法、补法、和法（《素问·至真要大论》）等和包括放血（《素问·三部九候论》）、食疗（《素问·病能论》）、隔离（《素问·刺法论》）、康复（《素问·热论》）在内的其他方法。《内经》很重视对于疾病的鉴别诊断。《素问·疏五过论》说："善为脉者，必以比类、奇恒、从容知之。"这即是说，高明的医生一定要掌握类似证候的不同特点和本质区别，这样才能从容判断怎样采取不同的治疗方法。所以《素问·征四失论》又说："不知比类，足以自乱，不足以自明。"不能掌握疾病的鉴别诊断，医生自己首先就糊涂了，在似是而非的病症面前，就不能准确地作出判断，便会导致治疗错乱无章。由此可见，《内经》已经充分认识到疾病鉴别诊断的重要性了。

《素问》中汇集了精要的药物学知识，这也可以认为是"术之精"的另一个侧面反映。它运用了谷、生铁落、血余炭、泽泻、鸡矢白、乌贼骨、佩兰、辰砂、雄黄、雌黄、金箔等多种动物、植物、矿物作为治病的药物，并制成汤、丸、散、膏、丹等多种供内服和外用的不同剂型，以用于疾病的预防和治疗，不仅开创了我国方剂学的先河，而且对后世方剂学的发展有着深远的影响。它对药物的认识也达到了相对完善的程度，指出药物的性味与其作用于人体部位的关系是"味厚者为阴""阴味出下窍""气厚者为阳""阳味出上窍"（《素问·阴阳应象大论》）；与治疗的关系是"味厚则泄，薄则通"（同上）；具体作用是"甘缓""辛散""酸收""苦燥""淡泄""咸泻"（《素问·至真要大论》）等。其他像对病因病机、辨证施治、防治手段等方面的精辟论断在《素问》中亦属常见，这些均可反映出"医以术为精"的医德思想精华。医生只要按照"医以术为精"的医德思想进行修养，"见微得过，用之不殆"（《素问·阴阳应象大论》），是能够实现在纷纭复杂的情况下得心应手地对疾病进行准确诊疗的目的的，从而最终成为"善诊者""善用针者"（《素问·阴阳应象大论》），使"一病而治各不同，皆愈"（《素问·异法方宜论》）。即尽管地理环境不同，人们的生活环境、风俗习惯也各有所异，居住在不同地方的人在体质上必然会形成各自不同的特点，在发病方面也各不相同，正如《素问集注·卷二》所说："治病之法，各有异同。五方之民，居处衣食，受病治疗，各有所宜。"但是依以上要求成为"善医者"，也能在治疗上实现因地制宜，各有所异。

2. 反对信巫不信医

马克思主义认为，社会生活在本质上是实践的，凡是把理论导向神秘主义方面去的神秘东西，都能在人的实践中以及对这个实践的理解中得到合理的解决。在早期的医学中，医和巫有着密切的关系，并且巫术占了相当大的比重，这一点无须忌讳。但随着社会生产力的发展、人们科学知识的日益增多和人类文明的进步以及唯物主义与唯心主义较量的深入，许多有识之士起来批判巫术迷信，人们对于医和巫的认识就大相径庭了。春秋战国时期，医巫虽已分家，但巫卜仍很活跃。《内经》明确反对信巫不信医观念。《素问·宝命全形论》坚信医学的科学性，声明"若夫法天则地，随应而动，和之者若响，随之者若影，道无鬼神，独来独往"，宣传医学作为一门科学并不神秘，是按照它自身的特点发展和进步的，根本不存在鬼神迷信之说，针锋相对地向唯心主义宣战，指出迷信鬼神的人，根本就没有资格谈论医学。《素问·五脏别论》指出"病不许治者，病必不治"，病人如果没有诚意接受医治，病是没有办法治好的。这种进步的医德思想和鲜明的科学观点，对我国医学实践的进步和医学理论的形成无疑起到了积极的推动作用。

## （二）医生与患者关系认知

《内经》强调医生必须有同理心，体会病人的痛苦。《内经》中记载："今良工皆得其法，守其数，亲戚兄弟远近，声音日闻于耳，五色日见于目。"医生与患者之间是一种社会性关系。求医与施治，自然也是一种社会行为。如果两者的关系处理不好，会直接影响到医疗行为的效果。《内经》极为重视对医患关系的研究。《内经》有关医患关系最著名的论断，莫过于《素问·汤液醪醴论》的"病为本，工为标"。本、标在《内经》中多次用以描述各种矛盾的主次关系，其中本是主要的方面，标是次要的方面。"病为本，工为标"，即指在治疗过程中病人是主要的、医生是次要的。病人的病情是主要的，医生的治疗措施是次要的。在治疗过程中，医生应始终以病人为核心，全面考察病人的社会、心理背景，而不能把目光仅仅局限在当前患者的临床表现上。《素问·汤液醪醴论》即举了这样的例子，患者由于长期的"嗜欲无穷，而忧患不止"，造成"精气弛坏，荣泣卫除"的"神不使"的严重后果。其时已"形弊血尽"，医生虽针对其病情"得其法，守其数"，施之以"针石""良药"，然仍疗效难施。其根本在于复杂的社会心理因素造成患者身心疾病加重，医生难以在早期把握其病情以致发展到疾病晚期后，束手无策。

1. 关心患者，注重患者精神状况

《内经》强调治疗过程中病人的精神因素。如《灵枢·本神》中的"情志过激，先伤心神""既伤心神，亦伤他脏"。情志是重要的病因，过激的情志活动会影响形体和神气所产生的病证。《灵枢·本神》曰："凡刺之法，先必本于神"，神是生命的表现和主宰，是人的思想意识精神活动。凡是使用针刺的治疗方法，首先都必须以病人的精神活动情况作为诊治的依据。"五者以伤，针不可以治之也。"《灵枢·天年》曰："失神者死，得神者生"，《素问·移精变气论》曰："得神者昌，失神者亡"，《素问·五常政大论》曰："根于中者，命曰神机，神去则机息"，诸篇皆把病人的"神"作为治疗成败的决定性因素。事实上，也是对医患关系中患者所起的主导作用的肯定。作为医生，应充分重视调动患者的"神气"，使其树立战胜疾病的信心，精神愉快，情绪乐观，这样才能最大限度地挖掘患者机体自身的抗病力及康复能力，使疾病趋向于痊愈。作为患者，亦应在治疗过程中采取积极的态度，主动配合并参与到医生的治疗过程中。《素问·汤液醪醴论》："精神不进，志意不治，故病不可愈"，可见精神情志对治病的重要性，即针效取决于病人精神状态。如果病人精神不参与，心神不调理，疾病就不能痊愈，因此，要求医者在治疗时，要有效地辅以情志开导，调动病者的精神状态，增强疗效。《素问·调经论》："按摩勿释，出针视之，曰故将深之。

适入必革，精气自伏"，体现了医者对病者的密切关注和尊重。《灵枢·师传》曰："顺者，非独阴阳脉论气之逆顺也，百姓人民皆欲顺其志也。"这就要求医者耐心做好病人的思想工作，熟悉病人的心理变化，才能有的放矢地开展治疗。因此因人制宜，注重病人的情志方能取得更好的治疗效果。

《内经》同时要求医生对患者高度负责，《素问·移精变气论》曰："闭户塞牖，系之病者，数问其情，以从其意"，即要求医生应耐心、细致、深入地了解病情，尽可能地创造出一个利于患者道出难言之隐的环境，消除患者的各种顾虑，以负责任的态度争取患者的信任，这样才能准确地把握病因，有利于治疗。对于一些特殊的病人，尤其要注意患者的依从性。关于这一点，《内经》要求医生对其进行医学道理的教育，使其明白自己的病情与不良生活方式的密切关系。如《灵枢·师传》介绍一些王公大人患病后，不遵医嘱，我行我素，而其不良的生活方式恰恰是疾病之源，不改正则病难祛之。这些人"骄恣从欲，轻人，而无能禁之，禁之则逆其志，顺之则加其病"，而医生不能推卸责任，须知难而进，正如《灵枢·师传》所言："人之情，莫不恶死而乐生。告之以其败，语之以其善，导之以其所便，开之以其所苦。虽有无道之人，恶有不听者乎？"要求医生要以善意和道理服人，关心体贴病人，解除病人的思想顾虑，对病人进行合理的说服、解释、鼓励、劝慰和开导，令其遵守医嘱，保持良好心态，正确对待疾病，积极配合治疗。同时改变病人的精神情绪，激发人体自我调控能力，动之以情、晓之以理、明之以法，从而达到改善病人精神、躯体状况之目的，这样才能控制和减轻病情，促使疾病自愈。① 还要告诉病人不遵守医嘱的危害，说清楚遵从医嘱对恢复健康的好处，诱导病人接受适宜的养生和保健方法，叮嘱任何不适宜疾病恢复的行为都只会带来更大的痛苦。照这样做的

---

① 温长路. 医以德为尚：《黄帝内经》中的医德思想 [J]. 中国中医药报，2006（10）.

话，即使再不通情达理的人也不会不听从。

此外，《内经》强调医者治病时应神情专注，做到对病人心身同治，特别是对于某些情志所致之病。《素问·宝命全形论》在治病"五法"中把"治神"列为首务，并提出"凡刺之真，必先治神"的论点，此语乃对医患双方而言，强调医生临床施治时要体贴病人，做好与病人的交流，把握时机，若"经气已至，慎守勿失。深浅在志，远近若一。如临深渊，手如握虎，神无营于众物"（《素问·宝命全形论》），若能做到这一点，即可取得"和之者若响，随之者若影"的治疗效果，这便是良好医德的具体体现。

2. 尊重患者，注意礼貌待人

一方面，《内经》在医患关系处理中注重医者个人的精神风貌，提出医生要精神饱满，心情恬静。《素问·脉要精微论》曰："诊法常以平旦……是故持脉有道，虚静为保。"这是对医生给病人切脉时提出的详细要求，就是说医生在诊脉、辨证施治过程中要虚心静气、排除杂念，才能保证诊断的正确，制定适当的治则，以达到正确的对症下药。《灵枢·终始》："专意一神，精气之分，毋闻人声，以收其精，必一其神"，《素问·方盛衰论》："诊有大方，坐起有常，出入有行，以转神明，必清必净，上观下观，视八正邪，别五中部"。要求医生应举止行为有度、态度庄重、精神专一。诊病主要是靠医生认真实施，精神集中，如此才能外可知邪气的侵袭，内可知五脏的变化，否则难得病情玄机。

另一方面，《内经》认为，医生不仅要具备高超医术，还要尊重病人，讲究礼貌，不失人情。《内经》提出：医者要尊重病人的人格与权利，对待病人，不分民族、性别、职业、地位、财产状况，都应一视同仁。治病以贫富分厚薄，嫌贫爱富，不能公平对待患者，是很不人道的，有辱医师之责。那些以恩赐者自居，随意训斥指责病人，以医疗技术作为交易资本，视病人地位高低和送礼多少而决定自己服务行为的做法，是不符合医德基本规范要求的。《灵枢·师传》指出医生应"入国问俗，入家问讳，上堂问礼，临病人问所便"，很显然，这是要求医生应以患者为核心，以医病为己任，不分性别，不分尊卑，了解病人的喜好，掌握病人的心理动态，体贴病人，尊重不同国家、不同家族的习俗礼法，以利于医疗过程能够顺利并且有效地进行。

现代医德也要求医务人员要举止端庄，语言文明，态度和蔼，同情、关心和体贴病人。一个仪表整洁大方、举止文雅持重、态度和蔼可亲、有道德修养的医务人员的形象，常常能使病人对医务人员产生一种依赖和崇敬的心理，使病人对自己的健康有一种安全感。医务人员多用同情、体贴的语言使病人心情舒畅，感到温暖亲切，这样能使病人保持良好的精神状态，增强战胜疾病的信心。如对病人言语粗鲁或动辄训斥，就会给病人精神上、心理上带来不良刺激，增加病人的思想负担，甚至使病情恶化。因此，医务人员以温和的语言对待病人，是具有特殊医疗价值和道德意义的。

3. 患者要相信医者，配合治疗

医患关系是双方的，想要迅速、有效地治疗疾病，除了依靠医生的医德、医术外，患者的生理、心理、精神状态也是重要的影响因素。所以要取得患者的配合，全面诊断才能收到事半功倍的效果。《素问·五脏别论篇》说明临床诊断中不但要细心检查病人全身情况及藏象表现，而且还要审察病因病机、疾病表现，乃至病人的思想状况、心理状态等，言："病不许治者，病必不治，治之无功矣。"如果病人出于某种动机，或讳疾忌医，或迷信鬼神而不相信医学，或不相信医生，或对治疗失去信心，而出现拒绝治疗的情况，就会影响治疗效果，增加症状，使病情更为复杂。在这种情况下即使医生勉强给予治疗、医治方法正确也很难起效。因此，我们应对病人作耐心细致的思想工作，解决病人的种种思想问题，以取得病人的配合，这样才能达到治愈疾病，解除病人痛苦的目的。在《内经》成书时，就认为疾病并不是迷信、祝由等手段可以治疗的，是因

"先巫者，因知百病之胜，先知其病之所从生者"。因此，病人要破除迷信，相信科学，配合医生，接受治疗，才能达到治愈疾病的目的。

4. 患者要遵从医嘱，建立健康生活方式

《内经》认为，疾病的发生与情志、心理、生活方式密切相关。《灵枢·贼风》曰："志有所恶，及有所慕，血气内乱"，《灵枢·本神》曰："是故怵惕思虑者则伤神，神伤则恐惧，流淫而不止"，过度的忧、恐、喜、怒以及欲望或需求得不到满足时，就会影响生理功能。机体维持平衡的能力是有一定限度的，超过了身心承受的程度，就会致病。

《素问·经脉别论》曰："生病起于过用。"《素问·五常政大论》曰："无代化，无违时，必养必和，待其来复"，病人须保持平和的心态和乐观的情绪，增强心理承受能力和心理素质，配合治疗，才能促进康复。《素问·举痛论》曰："喜则气和志达，营卫通利。"《素问·上古天真论》曰："以恬愉为务，以自得为功，形体不敝，精神不散，亦可以百数"，可见乐观的情绪对人体生理有促进作用。另如《素问·生气通天论》"高粱之变，足生大丁"等所言，不好的生活方式可能导致疾病的发生。同时《素问·刺法论》告诫病后"慎勿大怒""勿大悲伤"，以免不良情绪影响疾病的治疗和病后康复，所以要顺应四时，建立健康生活方式。如《素问·四气调神大论》："夜卧早起，广步于庭"，《素问·上古天真论》："虚邪贼风，避之有时，……形劳而不倦。气从以顺，各从其欲……故美其食，任其服，乐其俗，高下不相慕。"

## （三）医生修养养成途径认知

孙思邈在《大医精诚》一文中提出了有关医生修养的两个方面：一是"精"，就是专业。他认为医务是极为精细的工作，学医的人，必须要有精密的头脑，粗枝大叶是不行的。孙思邈痛斥了当时那些一知半解，又自满傲慢的医生，要求他们精勤不倦地钻研业务，要具有广博的知识。二是"诚"，就是品德修养，作者劝告学医的人，首先应立下大志，要有舍己救人的人道主义精神和待人接物时应有的医生态度，诊病要认真负责，待人要谦虚，尤其不能计较个人名利。《内经》先于孙思邈的著作对医生的个人修养进行了认真的探讨。

1. 不为功名，不图利禄

功名和利禄是客观存在的，只是因个人道德观的不同而产生了对待它们的不同态度罢了。《素问》中反映的我国古代医家的道德观是不追名逐利，不贪图钱财。他们"乐恬憺之能，从欲快志于虚无之守"（《素问·阴阳应象大论》），安于清心寡欲的生活，不做脱离实际的追求；"高下不相慕""嗜欲不能劳其目，淫邪不能惑其心"（《素问·上古天真论》），没有因地位高低而引起羡慕或轻视，没有因嗜欲和淫乱邪说而引起视听混乱、心志动摇，并且公开批判那些"谬言为道，更名自功"（《素问·征四失论》）的人巧立名目、好自为功，而损害病人利益的"后遗身咎"（《素问·征四失论》）的恶劣行径，称他们是语"驰千里之外"而"诊无人事"（《素问·征四失论》）的夸夸其谈、不懂医患关系的无为之医。医生应立足于"不治已病治未病"的出发点（《素问·四气调神大论》），"作汤液醪醴，为而不用……以为备耳"（《素问·汤液醪醴论》）。医学是以救人为目的的慈善事业，"防患于未然"是完成这一事业的积极措施之一，万万不可为了单纯赚钱而待"病已成而后药之"（《素问·四气调神大论》），乘病人危难之际才"渴而穿井，斗而铸兵"（《素问·四气调神大论》），去大发横财。其中宣扬的这些医德思想虽然难免杂有"无为"的消极思想和"恩赐"的道德意识，但其中的不少内容在现在看来仍然是有积极意义的。

2. 稳重端庄，宽和温雅

我国古代医家在医疗实践中，非常讲究言行举止，他们认为医生的言行举止会影响病人的情绪，以及病人对医生的信任度。所以他们要求，作为医生就应该做到谈吐温文尔雅、举止彬彬有礼。在儒家男女"授受不亲"的思想影响下，医生特别强调男女有别，十分注意医生接触异性病人的态度。要求严肃，不涉淫邪，不能利用诊察之机调戏妇女。《素问·针解》特别指出："义无邪下者，欲端以正也。"这就是说，在针刺某些部位，如下腹部及大腿内侧、前阴周围的穴位时，作为一个真正的医生应该严肃认真，端正品行，一心为病人治病而不怀淫邪之想。这是《内经》中论述医德品质最精彩的记录。

《素问·五常政大论》说："故治病者，必明天道地理，阴阳更胜，气之先后，人之寿夭，生化之期，乃可以知人之形气矣。"《内经》认为，要成为一个很高明的医师，必须明了"天道损有余而补不足"和"地有高下，气有温凉"的道理；必须懂得阴阳的运动、发展和变化；必须懂得五运六气的各种正常变化和反常变化；必须懂得自然环境不同对人体寿命长短的影响；必须懂得一切事物升降出入的运动和"化有大小、期有远近"的运动规律，具备了这五个重要的条件，才可以理解人体的生命运动，治疗疾病，确保人体的健康。这五条是作为一个高明医师必备的知识修养。

内经还认为人的行为准则应是"合于道"。遵循道不仅可以长生久视，尽享天年，还能达到医生行为道德修养的标准要求。诚如《素问·上古天真论》所说："夫上古圣人之教也，下皆为之。虚邪贼风，避之有时，恬惔虚无，真气从之，精神内守，病安从来？是以志闲而少欲，心安而不惧，形劳而不倦。气从以顺，各从其欲，皆得所愿。故美其食，任其服，乐其俗，……淫邪不能惑其心，愚智贤不肖不惧于物，故合于道。所以能年皆度百岁而动作不衰者，以其德全不危故也。"《内经》倡导的这种身心道德修养的最高准则，应该也是每一个医生医德准绳的一个方面。

### （四）医者为医资格认知

《内经》最早对医生的资格条件给予了规定。医生一直被认为是崇高的事业，但医者首先应该是道德师表。"善言人者，必有验于己""验于己而发蒙解惑"是《素问》集中反映的医德信条。作为医生必须具备高尚医德，后代医家认为："凡为医之道，必先正己，然后正物。正己者，谓能明理以尽术也。正物者，谓用药以对病也……若不能正己，岂能正物，岂能愈疾？"要成为一名好的医生，必须具备高超的医术、高尚的医德和高度的责任心，这是现代社会对医生的基本要求，也是医生在诊治疾病的过程中必须遵循的常规。

《内经》提出为医者必须具备"四德"，具备四德方可为医。四德集医术、自然、社会及医疗行为于一体成为古代为医者修养之目标。《内经》对医者的四德要求表现如下：

一是必须了解自然界阴阳之变化，四时寒暑之规律及其与人的关系："必知天地阴阳，四时经纪"（《素问·疏五过论》），就是必须通晓自然界的阴阳变化之理和四时寒暑更替规律，要求医者懂得自然的变化对人的影响，做到"法天之纪，用地之理"。

二是必须全面掌握藏象经络、刺灸药石等医药理论知识，掌握脏腑生理、病理，正确使用针刺、方药等治疗手段：必知"五脏六腑，雌雄表里，刺灸砭石，毒药所主"（《素问·疏五过论》），就是必须全面掌握医学的基础理论和诊治技能。《素问·宝命全形论》中具体要求做到五法："一曰治神，二曰知养身，三曰知毒药为真，四曰制砭石小大，五曰知腑脏血气之诊。"

三是必须要通晓人情事理，掌握一定社会知识，了解病人的社会、生活、精神状况，要"从容人事，以明经道"，掌握"贵贱贫富，各异品理"，做到"问年少长，勇怯之理"（《素问·疏五过论》），就是强调要全面了解病人的社会生活环境，"凡诊病者，必问尝贵后贱""凡欲诊病者，必问饮食居处。暴乐暴苦"，即《素问·气交变大论》所说的"中知人事"。

四是要善于掌握运用色脉诊法，结合时令气候、具体病情，力求诊断全面周到，做到"审于分部，知病本始，八正九候，诊必副矣"（《素问·疏五过论》）。要求医生在诊治过程中认真负责，四诊合参，综合分析，所谓"能参合而行之者，可以为上工"（《灵枢·邪气脏腑病形》），切忌片面地看问题。

**（五）医生为医价值评价**

**1. 万物悉备，莫贵于人**

历代医家看重人之生命。唐代医学大家孙思邈说："人命至重，贵于千金，一方济之，德逾于此。"所以，把自己的著作取名《千金要方》。历代医家把"仁爱救人"看作为医的使命和义务。

以人为本、尊重生命是中医医德的基本原则。《内经》对生命价值有着深刻的认识。《素问·宝命全形论》中有"天覆地载，万物悉备，莫贵于人。人以天地之气生，四时之法成"的精辟概说，并提出"济群生"的观念。人命之贵，一失不可复得，所以作为决定人生死的医生，在诊治过程中，必须认真负责、一丝不苟，绝不能粗枝大叶，拿病人的生命当儿戏。肖纲《劝医论》写道："天地之中，惟人最灵，人之所重，莫过于命。"张景岳在《类经图翼·自序》中论及："医之为道，性命判于呼吸，祸福决自指端，诚不可猜摸尝试，以误生灵。""夫生者，天地之大德也。医者，赞天地之生者也。人参两间，惟生而已，生而不有，他何计焉？"在这里，大家都反复强调作为医生一定要对人、对生命高度尊重和倍加珍惜，须知人命关天，责任重大，绝不可草率从事和等闲视之。与此同时，他们还特别提出要对所有的人予以关爱和尊重，"若有疾厄来求者，不得问其贵贱贫富，老幼妍蚩，怨亲善友，华夷愚智，普同一等，皆如至亲之想"，表现了"普同一等、同仁博爱"的人道主义普世思想。

人之生命宝贵，当人的生命因疾病侵袭而受到威胁时，医务人员不应拒绝病人的求医要求，而应积极地救死扶伤、精心医治，践行人道主义精神。这种情感集中体现为全心全意对人民的健康负责。实践证明，在医疗过程中，医务人员可以给病人以关怀、安慰与希望，从而增强病人战胜疾病的信心，提高病人的抗病能力，促使其机体早日康复。反之，则可能使病人由于感受到医务人员的冷漠而失去信心，促使病情恶化，甚至形成医源性疾病。

2. 上医医国，医者司命也

《内经》对医生价值的认识具体表现为对医生医术及效果的评价。《内经》把医生分为上工、中工和下工，上工是指医术高明的医生，中工是指中等医生，下工是指下等医生。如《灵枢·邪气脏腑病形》曰："善调尺者，不待于寸；善调脉者，不待于色。能参合而行之者，可以为上工，上工十全九；行二者为中工，中工十全七；行一者为下工，下工十全六。"《内经》中也把医生称作工、神、神明，如"余闻之，见其色，知其病，命曰明；按其脉，知其病，命曰神；问其病，知其处，命曰工"（《灵枢·邪气脏腑病形》）。就是把一般的医生称为工，比较高明的医生称为神，最高明的医生称为神明。关于医生的医疗效果，《内经》认为为医者志在"使百姓无病。上下和亲，德泽下流"（《灵枢·师传》），以"圣人之术，为万民式"（《素问·疏五过论》），提出为"万民"解除疾苦，治病救人的崇高理念。医乃仁术，医学人道主义认为，扶危济困、救死扶伤是医护人员的天职，同情、关心、救助危难病人是医生义不容辞的责任，医务人员必须具有强烈的职业责任感，在治病救人的过程中要如履薄冰，不能有丝毫的马虎大意。

医生这个职业是为治疗疾病、解除痛苦、维护生命而来。《灵枢·师传》指出"上以治民，下以治身，使百姓无病。上下和亲，德泽下流，子孙无忧，传于后世，无有终时"，是说医生要有救死扶伤的人道主义精神。《素问·宝命全形论》曰："念其痛，心为之乱惑，反甚其病，不可更代"，是仁爱医心的最好体现，这种"仁爱救人"的理想追求和融医术、自然、社会为一体的治病态度和方法，孕育了良好的医德医风，至今仍为医生的行为准则。

## 三、《内经》医学道德思想评述

### (一)《内经》医德思想价值

《内经》不仅是一部医学名著，且在一定程度上反映了社会思想和其他自然科学学科的成就，其在理论上的最大特色之一是把中国哲学思想与医学巧妙地结合起来。它包含着丰富的朴素唯物主义和辩证法思维，这些理论思想即使在今天依然有其积极的一面。中医学在引入具有朴素唯物主义思想的五行学说的同时，又把它和古代朴素的辩证法思想——阴阳学说结合起来，从而形成了中医学理论的唯物辩证法思想。《内经》认为："阴阳者，天地之道也，万物之纲纪，变化之父母，生杀之本始。"并充分运用阴阳之间的各种关系来说明人体的生理、病理现象，用以对疾病进行诊断和治疗。中医学还应用五行学说将金、木、水、火、土对应于人体各个部位，并以五行间生克乘侮关系来说明人体的生理病理现象。这些充满了朴素的唯物辩证法思想的中医学理论都是值得我们继承和发扬的。

《内经》对治疗原则的概括由于具有哲学高度而获得悠远的历史跨度。君臣佐使是《内经》具有鲜明特色的药物配伍一般原则："主病之谓君，佐君之谓臣，应臣之谓使……"君臣佐使的配伍原则和大、小、缓、急、奇、偶、复等方剂的不同类型有机组合，表现了医生在治疗中既要抓住主要环节，又不可忽视其他方面的整体思想。这种思想至今仍有其指导意义和临床价值。

《内经》拒绝鬼神，坚持从人体认识疾病的发生和生成，在当时历史条件下是十分可贵的。例如《素问·五脏别论》中指出"拘于鬼神者，不可与言至德"，明确反对封建迷信，提倡相信医学科学。

这种唯物思想反映了《内经》朴素唯物主义疾病观，从而有力地抨击了当时流行的"唯神论"，对扫除医学发展障碍，促进医学的科学发展起到积极作用。《素问·移精变气论》中提到"移精变气，可祝由而已"，创暗示疗法等，这些治法至今仍然具有研究和运用价值，如在治疗部分神经官能症、癔症及医源性疾病等时，有其一定的临床意义。可以认为这是近代医学心理学、心身医学、精神疗法的先导，不可完全斥之为迷信。

《内经》提出要客观、正确地评价医生价值，把医术高超看作医生医德的重要方面，认为医生技术精湛、诊断水平高超、治疗方法准确，也是医生医德的重要表现；同时认为只有医生医德高尚才可能督促医生提升技术，实现治病救人之目标。《内经》认为，如对待病人如同对待"亲戚兄弟"一样亲近，如此德艺双馨的医生仍未能取得最佳疗效，未能挽救病人的生命于垂危之中，其根本原因是病人的机体已经到了"精坏神去，荣卫不可复收"的"神不使"阶段，因此"病不愈"。这种强调病人内在因素是治疗关键的观点符合辩证唯物主义认识论。医德高尚是医生之必须，但这并不能保证病人就药到病除。可是医生医德缺失有可能使病人得不到应有的治疗，而失去生命。《内经》认为医生与患者关系是"病为本，工为标"，患者始终是矛盾的主要方面。医生只有正确认识并利用这一关系，才能做到"标本已得，邪气乃服"。如果医生对病人内在因素的重要作用认识不足，就只能招致"标本不得，邪气不服"惨痛结果。"以人为本，患者至上"不论从医理还是德性看都颇有意义。

《素问·征四失论》以具体规范对医生诊疗行为提出德性警示。《素问·征四失论》提到的四种过失：一是诊治中不能弄清疾病的阴阳属性和病势之逆顺，"诊不知阴阳逆从之理。此治之一失矣"。加之精神不专，意志涣散，脏腑气血审视失当，所以治疗时当然会产生混乱不清而发生危险。这警钟无疑是为每个医生所敲响的。二是不能认真学习与全面继承先师的学术，盲目施行不正确的医术，从而造成治疗失误，"受师不卒，妄作杂术，谬言为道，更名自功，妄用砭石，后遗身咎。此治之二失也"。三是不能辨清病人的生活、社会、精神、形体等状况，比类权衡，以作出正确诊断，"不适贫富贵贱之居，坐之薄厚，形之寒温，不适饮食之宜，不别人之勇怯，不知比类，足以自乱，不足以自明。此治之三失也"。四是不善用问诊了解病人各方面情况，而胡乱诊断。"诊病不问其始，忧患饮食之失节，起居之过度，或伤于毒？不先言此，卒持寸口，何病能中？妄言作名，为粗所穷。此治之四失也。"显然，造成这四种过失的根本原因可归为两点：其一，不注意深入钻研医学理论，不认真学习与熟练掌握医疗技术；其二，临床时精神不集中，粗枝大叶，草率从事。因此，医生要十分注意对医学理论和治疗技术作认真深入的学习研究，要讲究精益求精、认真细致、实事求是的作风，掌握好医学基本理论，培养扎实的医疗基本功和认真负责、耐心细致的医风，这样才能成为一个好的医生。

《素问·疏五过论》是以具体规范对医生行为的又一德性警示，与《素问·征四失论》互为羽翼，构成《内经》医德规范经典。《内经》认为医学道理极其深奥，人类在长期医疗实践中积累的很多医疗经验，形成的一整套医疗法则，是医生所宜遵循的基本原则，[①]其中就包括"五过"。

第一类过失为"凡诊病者，必问尝贵后贱，虽不中邪，病从内生，名曰脱营。尝富后贫，名曰失精。五气留连，病有所并。医工诊之，不在脏腑，不变躯形，诊之而疑，不知病名。身体日减，气虚无精，病深无气，洒洒然时惊。病深者，以其外耗于卫，内夺于荣。良工所失，不知病情。此亦治之一过也。"这第一种过失是不善于问诊，不注意了解病人社会生活上贫富贵贱的变迁，因而不知道

① 周骏.《素问·疏五过论》医学心理发微［J］.浙江中医学院学报，2003（6）：11-12.

病人思想情志的内在变化。

第二类过失为"凡欲诊病者，必问饮食居处。暴乐暴苦，始乐后苦，皆伤精气，精气竭绝，形体毁沮。暴怒伤阴，暴喜伤阳，厥气上行，满脉去形。愚医治之，不知补泻，不知病情，精华日脱，邪气乃并。此治之二过也"。其中"暴乐暴苦"是情志过激，"始乐后苦"无疑与上段中"尝贵后贱""尝富后贫"的经历有关。长期的、过度的心理因素刺激，沮丧、失败、抑郁的心理特征，本身便是不健康的表现。而后期则可发展成"精气竭绝，形体毁沮""精华日脱，邪气乃并"的心身疾病。通过这一事例，批评了临床上医生不好好了解病情，以致虚实不清，补泻失措，治法失宜的错误。这是医疗上的第二种过失。

第三类过失是"善为脉者，必以比类、奇恒、从容知之。为工而不知道，此诊之不足贵，此治之三过也"。就是说善于诊脉者必须善于分类比较，区别异同，分析奇恒，以了解病情。为医者如果不懂得这一道理，其诊断就很难做到深入细致、全面准确，很容易造成诊治上的失误。这是医疗上的第三种过失。

在讲第四类过失时，《内经》首先说："诊有三常，必问贵贱，封君败伤，及欲侯王。"问其地位之贵贱，有助于把握不同人群特殊的心理特征。如《灵枢·师传》提到"王公大人"的不良性情。在此种情况下，如"医不能严，不能动神，外为柔弱"，则会导致"乱至失常，病不能移，则医事不行"的严重后果。此外，有的患者属"封君败伤"，不免情志郁结，耿耿于怀，追悔以往；有的患者则"及欲侯王"，则极尽钻营，挖空心思，妄想未来。这些都成为损害健康的病因。虽不曾外感邪气，亦足以产生"精神内伤""皮焦筋屈"的病变。作为医生，对病人思想意识、精神状态不了解，不能采取有效的办法来做好说服教育工作，以使病者转变思想情绪，配合治疗，这样必然会导致治疗失败、病变不除。这就是医疗中的第四种过失。

第五类过失即言"离绝菀结，忧恐喜怒，五脏空虚，血气离守，工不能知，何术之语。尝富大伤，斩筋绝脉，身体复行，令泽不息"，仍是强调破产的生活经历、离愁别恨，七情过激，致脏腑、气血、筋脉生机乏源。

"凡此五者，皆受术不通，人事不明也。"五过之中，有四个是强调"人事不明"的。可见，在《内经》时代，临床医生们往往忽视人的健康与社会因素的关系，忽视可能致病的社会心理因素，失于诊察病人的社会生活经历，而贻误病情。

### （二）《内经》医德思想局限

《内经》医德思想是秦汉前的医家在长期医学实践中发展起来的医德经典，但由于受当时社会发展水平的制约和统治阶级思想的影响，不可避免地会有封建礼教和宗教观的时代痕迹。其中封建道德理念对《内经》医德思想有较多渗透。

人们对疾病产生原因的认识及其求医方式，往往由不同世界观所支配，并直接对人们的健康发生作用。原始人逐渐认识到生和死的区别，继而产生灵魂概念。在很长一段历史时期内，鬼神观念占据着人们的思维，并被用来解释种种复杂的、神秘的未知现象。疾病产生的原因，恰恰属于古人难以把握的范畴。因此，古人常认为疾病是由鬼神作祟所引起的，从而求助于巫术。战国末期以来，方士之术开始流行，一些方士在服食药物包括探求神仙长生不老之术的过程中，接触了一些医药知识，也有一些医生参与了"方士之术"。《内经》反映了当时方士们的一些活动。如《素问·五脏别论》曰："余闻方士，或以脑髓为脏，或以肠胃为脏，或以为腑，敢问更相反，皆自谓是，不知其道，愿闻其说。"《素问·至真要大论》："经言盛者泻之，虚者补之，余锡以方士，而方士用之，尚未能十全""论言治寒以热，治热以寒，而方士不能废绳墨而更其道也。"从以上《内经》对方士的态度，可知《内经》的作者可能认为方士们或理论不精，或拘泥旧说，但是对方士的存在仍是肯定的。

《内经》受先秦时期神论哲学思想的影响，形成了独具特色的神论医学理论，但它却无法脱离所处的时代。其对"神鬼"之神的理解与历史各时代的理解无太大差别，认为"神"是主宰物质世界的、超自然的、具有人格和意识的存在物。但《内经》也指出，虽然神是人们的崇拜对象，但它并不能引起疾病，旗帜鲜明地反对鬼神致病说。当然这种神学观对医学的发展也不是有益的，因为认可值得敬畏的神存在，为它影响人们理解未知疾病的原因留下根源。

另外，《内经》的贵生思想尽管值得肯定，但是对生的意义的理解还是受时代的局限。秦始皇、汉武帝炼丹追求不死，更多的是贪求人生享乐，《内经》贵生的意义也不会超过这个限度。《内经》在对医生的评价中也过分强调上、中、下的分层，这种封建社会的人分九等、强调等级的时代烙印在一定程度上对医学发展起了负面作用。

### (三)《内经》医德思想现实意义

#### 1. 为和谐现代医患关系提供理论滋养

随着改革开放的不断深入，我国经济和社会发展都取得了长足进步，医疗卫生事业也取得了巨大成就。然而我国医患关系却出现了突出的矛盾，建立相互理解、相互信任、相互尊重的医患关系是我国多年来医疗改革的热点话题。

《内经》对医患关系有较为充分的论述，其中很多原则对于缓和现阶段医患关系紧张具有很好的借鉴作用。医患密切合作是我国医学道德关系的特点，《内经》在总结了大量临床实例的基础上探讨了医患矛盾中的主次关系，率先提出了"病为本，工为标，标本不得，邪气不服"(《素问·汤液醪醴论》)的论断，说明医患合作是诊疗活动的基本要求，是治疗能否取得成功的关键。那种乘人之危，在患者身上打主意，在个人名利上想办法的行为，是医务行业最大的危害，是缺乏社会主义医德的具体体现。作为一名医生要摆正位置，放下架子，对患者要有感情、有同情心，医生不能忽略患者的情感需要和心理要求，只有通过与患者之间的沟通，才能把握患者心理，才能取得患者信任。当然，医患关系是双方的，作为患者也应该主动配合医务人员，相信医生的医术，认真接受治疗，疾病才能治愈，否则就会影响治疗效果，如《素问·五脏别论》曰："病不许治者，病必不治，治之无功矣。"

《内经》认为，医生是一个特殊职业，从业者要有职业品格。在接诊时候，医生应该注意起坐有常，举止得体，思维敏捷，头脑清醒："是以诊有大方，坐起有常，出入有行，以转神明，必清必净。"《内经》要求医者诊病时要具有高度负责的精神，全面观察，全面分析："故诊之，或视息视意，故不失条理，道甚明察，故能长久；不知此道，失经绝理，亡言妄期，此谓失道。"《内经》还严肃地批评了"粗工嘻嘻"的不良草率医风，告诫医生对待医疗工作要本着对生命极端负责的态度，严肃认真，一丝不苟，切忌粗心大意、敷衍塞责。现代医患关系的紧张和医患间缺乏信任，其中一个重要原因就是一些医务人员对待患者情感冷漠。《内经》医德思想在这里得到了证实。《内经》医德思想的这一认识，不但具有历史意义，而且至今仍然有其现实价值。现代社会的发展给医生提出很高的医德要求，要养成这些医德，每个医生既要勤于医疗实践，还要注意从传统医德中汲取精华并用于指导实践。

首先，精湛的医术是正确处理和协调医患关系的基础。每一位医生只有提升其医疗技术水平，才可在复杂的医患关系处理中占据主动，正如《灵枢·逆顺肥瘦》曰："上工刺其未生者也；其次刺其未盛者也；其次刺其已衰者也。下工刺其方袭者也，与其形之盛者也，与其病之与脉相逆者也。……故曰：'上工治未病，不治已病。'此之谓也。"有了上工的技术，把产生医患矛盾的环节趁早解决，不失为一种明智的选择，值得今天的医疗工作者借鉴。

其次，良好的道德修为是正确处理医患关系的条件。一名优秀的医务人员不仅需要高超的医疗技术，同时还必须具备良好的道德品质。在社会主义核心价值体系普遍践行的今天，公平、民主、自由和仁爱已成为普通公民的价值理想，这些高尚的理念要想落实到医疗实践上，最重要的还是医务工作者的道德养成。《内经》中有关医生修养养成的思想对我们每个医生都有实实在在的指导价值。《内经》提及医家不可"谬言为道，更名自功"，应"入国问俗，入家问讳，上堂问礼，临病人问所便"，其原因在于"百姓人民皆欲顺其志也"。很显然，这是要求医生要有崇高的医德，以患者为核心，尊重不同国家、不同家族的习俗礼法，了解病人的喜好，以利于医疗过程能够顺利并且有效地进行；否则治疗就不能像预想中那样顺利，可能因此引发各种矛盾。《灵枢·终始》写道："敬之者昌，慢之者亡，无道行私，必得夭殃。"其宗旨在于劝诫医生要注意品德修养，不要为了私利去做损害他人的事，否则将会自食恶果。

最后，良好的沟通能力是正确处理和协调医患关系的前提。医患沟通使临床治疗具有交流信息、传递情感和调节行为等功能。沟通是建立和谐医患关系重要的桥梁，通过交流沟通可以了解患者的内情和致病因素及病后的心理行为变化、人格的尊严。《内经》云："百病生于气也，怒则气上，喜则气缓、悲则气消、恐则气下、寒则气收、炅则气泄、惊则气乱、劳则气耗、思则气结。"并论及"顺其志"使患者平静心态，面对现实，既来之，则安之的理论。要求医者态度和蔼，主动关心、体贴患者，不厌其烦且坦诚地与患者交流沟通，使其将病情尽量阐述清楚，以便医者了解其心态、生活习俗，采取有的放矢的治疗方式。当今医生受各种因素影响，与患者沟通少之又少，直接导致医患信息不通，从而产生医患矛盾。《内经》重视医患沟通一方面是医理本身需要，另一方面也是医事需要，医患信息通畅、医事顺利，即使有医术问题也不至产生医患矛盾。这一理念对我们处理医患关系具有深远的意义。

2. 为现代医德教育提供方法指南

传统医家在选择弟子方面有严格要求。《素问·金匮真言论》中说:"非其真勿教,非其真勿授",只有那些对病人之苦有仁人之心,又热爱医学,聪明好学之人方可为医;那些不想刻苦学习,没有诚心之人,不能为学生。"传非其人,慢泄天宝"(《素问·气交变大论》),"生神之理,可著于竹帛,不可传于子孙"(《素问·病传》)。把医学技术传错了人,就是泄露了天机,违背了天意。即使是自己的子孙,如果不具备学医的条件,也不可传给他,但可以写成书以备后人学习。显然,古人在给生人传授技术方面是无私的,既注意学医者的先天条件,也很看重对学医者的后天教化。

近年来面对医药卫生事业发展和市场经济的挑战,医院的医德医风经受严峻考验,医务工作者世界观、人生观、价值观正发生变化。少数医务工作者为人民服务的思想淡漠、缺少责任心,致使医患关系紧张。因此,建立重视医德教育的医院文化,以及在医学院校加强医学伦理教学是一项十分紧迫的工作。医德教育是一个"晓之以理,动之以情,导之以行,持之以恒"的过程,必须常抓不懈、不断改进。加强医德建设,提高医学生的思想道德素质是一项长期而艰巨的任务,不能时紧时松,必须与提高医学生的医疗知识、医疗技术和思想政治素质紧密地结合在一起,不断地探索社会主义市场经济体制下医德建设的途径。

《内经》融医术、自然、社会及医疗行为于一体的治病态度及思维模式正是现代医学所要遵循的医学模式。它对医生提出的道德要求和道德标准,也是现代医学遵循的医德规范,尤其是对医生的严格要求、对不良医风的严肃批评、对患者认真负责的严谨工作态度以及对医生应具备的基本素质等论述,对现代医学教育、医德教育等均具有重要的指导意义。因此,在医患关系紧张、医疗纠纷频出的当代，作为临床医生，我们不仅应对《内经》优秀的思想内容进行总结和继承，更应该将其落实到实际医疗行动中，做到"知行合一"，更好地为病人服务。尤其在当今加强社会主义精神文明建设之际，更应该引起广大医务人员的重视，从而使我国医学遗产中的优良医学道德更加发扬光大。

# 第二部分
# 中医理论的现代认知

# 第四章　近代中西医汇通医学思想

## 一、近代中西医汇通医学产生的社会文化背景

中西医汇通派是 19 世纪末兴起，发展至中华人民共和国成立初期的一个医学流派；是一个思想上受到改良主义影响，学术上接受了西方医学和其他学科，以振兴弘扬中国医学为目的，主张引进西方医学先进理论、技术与中医汇通的学术派别。中西医汇通派的产生不是历史的偶然，而是有着深厚的社会历史文化背景的。

### （一）中西医汇通医学产生的政治条件

自第一次鸦片战争打开中国大门后，外国列强图谋中国资源，一直没有放松对中国的侵略，而清朝统治者的妥协和退让进一步刺激了列强的野心。中国在政治上丧失主权，在经济上被掠夺，在文化思想上遭侵蚀。深重的社会危机让一些开明之士开始探索和尝试富国强兵之道。尤其经过太平天国运动和第二次鸦片战争后，清朝统治集团内部开始分化，出现一批如曾国藩、李鸿章、左宗棠及掌握大权的恭亲王奕䜣等思想开明的官僚军阀，即洋务派。面临中国"数千年来未有之变局"，曾国藩、李鸿章、左宗棠等人认识到中国在武器装备和科学技术方面落后于西方，迫于局势不断恶化的压力，开始寻找扭转时局的对策。他们继承鸦片战争时期"经世派"代表人物魏源"师夷长技以制夷"的思想，并且极力把这一思想主张付诸实践。清政府为了挽救危机，在审视洋务运动思想的基础上，变

法维新，再次发起新的改革，推行"新政"，如废科举、兴办学校，使西方民主思想在中国传播。正是在这种社会大背景下，西方医学从第一次鸦片战争起迅速在中国传播，并逐步形成与中医抗衡的医学。中医生存面临挑战，中医学者开始思考和探索中医生存之路。

### （二）中西医汇通医学产生的经济基础

在明朝中期以后，我国的农业经济和家庭手工业开始出现商品化。工商业繁荣，商业资本活跃，商品经济有了进一步的发展，手工业部门开始出现资本主义萌芽，其表现一是作坊和工场的扩大：在江南苏杭地区，丝织业中每个工场有织机五六百张，雇工多达一两千人。江西瓷器工场迅速发展，分工日益扩大，除官窑外，有很多民窑。官窑民窑所雇佣的都是"挟其所以食其力"的工匠，同时工匠的技术也日趋专业。冶铁业也有了明显的发展。广东、陕西等地的冶铁处称"矿场"，铁炉高一丈七八尺，一处有铁炉数十甚至百余，雇佣各种工人常达三四千人。云南冶铜业中"大厂动辄十数万人，小厂不下数万，非独本者穷民，凡川、湖、两粤力作功苦之人，皆来此以求生活"，或按月、季、临时定期支付工资，雇佣双方经济关系明确。二是包买商控制手工业生产的现象开始出现并逐渐增多。马克思曾指出，资本家产生的途径之一是商人支配手工业；列宁将其具体化为包买商支配、控制手工业生产。这种现象在明代只是商人控制购销，包买商不多，到了清代则明显增多。商人不再仅参与购销，还把材料直接分配给个体劳动者，待生产出成品后再收回，给劳力者一定的报酬。这样，劳动者虽然仍在自己家中生产，但实际已成了包买商的雇工。但是，由于清政府一贯以稳定和巩固的小农经济为"太平盛世"，对内"重农抑商"，对外"闭关锁国"，使我国的资本主义萌芽的发展一直非常缓慢。直至洋务运动的兴起，促进了我国民族资本主义工业的诞生，并出现了以王韬、薛福成、郑观应、陈炽为代表的反映民族资产阶级利益的改良主义思想家。

他们主张向西方国家学习，希望通过清朝封建统治阶级实行改革，使中国变成一个独立富强的国家。在兴办洋务运动和改良派的维新运动的过程中，他们从有选择地引进西学发展到从政治伦理思想直至科学技术全面地引进西方资本主义文化，使得中国的政治、经济、军事、科技等多方面都发生了变化，逐步打破了中国的传统。在这种经济形式下成立的江南制造局、陆军医学堂、湖北医学堂及同济医学堂等新式学堂，客观上促进了中西医汇通医学的产生和发展。

此外，鸦片战争后清政府与外国列强签订的一系列不平等条约，不仅使国库白银大量外流，更开放了多处通商口岸，打破了这些地区传统的农业自然经济形态，使资本主义的生产方式一步步深入中国。同时，外国列强利用这些不平等条约在中国开采矿山、修筑铁路、架设桥梁，逐步掌控了中国的经济命脉。随着资本主义经济形式在中国的逐步深入，资本主义生产方式中一些先进的生产技术、经营方式等被部分开明的中国人所接受，他们尝试有选择地接受西学，试图采用西方的一些先进理论和技术使中国摆脱困境。

### （三）中西医汇通医学产生的思想根源

自明朝中后期开始，西方文化由外国传教士通过传教活动开始传入我国。而国内一些思想比较开明，易于接受新思想的人开始认识到西方一些科学技术如天文、历法、数学测量、水力学等的先进性，并积极吸收消化，翻译了很多西方的自然科学著作，其中包括了西方医学。西方医学也是由教会途径传入并在中国各界尤其是文化界及医界产生相当影响之后，逐步开始由政府引进的。洋务运动期间，清政府先于1871年在京师同文馆科学馆中增设医科，教授西医学，后又于1881年在天津设立医学馆（1893年改称北洋医学堂）。由于诸多因素的影响，这些措施收效甚微，但作为近代史上官方引进西方医学的开端，它们有着非常特殊的意义，客观上刺激了一部分思想开明的医家尝试进行中西医汇通的研究和探索。同时，洋务运动开办了一些新式学堂，尤其是开设了医学堂考究中西医理，以求医学精进，培养了一大批学贯中西的人才。与此同时，清政府派遣大量留学生到日、美、德、法等国家学习西方科学技术与文化知识，其中的医学生在回国后成为宣扬和研究西医学的骨干分子，使得西医学中的解剖、生理等知识更加系统地在国内传播。更多的西医著作和西医理论深入中国医学界。西方医学的不断传入和引进给洋务派人士提出了一个无法回避的问题，这就是如何处理中医学与西医学二者之间的关系。作为洋务派首领之一的李鸿章，在 1890年为《万国药方》一书作的序中，认为中西两种医学在方法论上存在差异，即中医"以意进逻病机，凭虚构象，非实测而得其真"，而西医则"藏真府俞悉由考验，汤液酒醴更极精翔"，更重要的是他提出了"合中西之说而会其通，以造于至精极微之境"，这是目前公认最早的"中西医汇通"观点。此论一出，直接成为当时医界"中西医汇通"的医学思想基础，对中国近代医学影响深远。

此外，鸦片战争以后，西医学更是畅通无阻，开始大规模地输入中国。据统计到 1937 年，这类教会医院已有 300 所，诊所多达600 处，西医在中国医学界已具有相当的影响力。加之西医报刊的引进，西医著作如《全体新论》《博物新编》《西医略论》《内科新说》等书的翻译和传播，西医药研究机构的建立，使中国人对西医的认识更进一步。此时的西医已基本在中国根植下来，并作为中国医药学事业的一个重要部分而逐渐发展成为一支独立的力量，具备了和中医相抗衡的实力，开始逐步动摇了中医学数千年来在中国的主体和主导地位。在这种西方医学思潮的冲击下，中国中医界产生了各种各样的思想和主张，并就中西医学展开了激烈的争论。一部分学过西医的人对中医持怀疑、轻视甚至鄙薄的态度，盲目崇拜西学，主张全盘西化，出现了否定和废止中医的思潮；一部分则墨守成规，视西医如洪水猛兽，坚决主张摒弃西医，坚守中医的传统阵地；而一部分思想比较开明的医家则开始面对现实，深感中医学术有继续提高和发展的必要，积极接受并吸取西医的知识和理论，积极从事"中西医汇通"工作，主张在承认西医先进性的基础上对中医实施有目的的改革，并创办了以中西医汇通为目标的教育机构，以"发明新理，中西汇通，造成完全医学之才"。

## 二、近代中西医汇通医学的演变历程及成就

中西医汇通医学是有汇通思想的医家推动的医学思潮，由于社会历史条件的变化以及各位医家对汇通的途径和方法存在的不同理解，形成了不同的中西医汇通思想和学派，并有不同的发展成就。

### （一）中西医汇通论

1. 中西医汇通论之理论

中西医汇通论大师唐宗海（1851—1908），字容川，四川彭县（今彭州市）人。他在其代表著作《中西汇通医书五种》中，引用西医的解剖生理学说来印证中医的经典理论，如"《内经》名脉，西医名管，其实一也"，这是他汇通中西医的基本方式。他认为以《内经》《伤寒杂病论》（以下简称《伤寒论》）《神农本草经》等为代表的汉代以前的经典中医远胜过西医，只是在宋元以后，中医背离了经典原旨而出现失误，才导致近世中西医互有优势状况。他还认为即使西医的生理、解剖学有所"长"，也并没有超出《内经》《难经》范畴，如说"西人虽详于形迹而犹未及《内经》之精"。他甚至认为中医学早已超越了实体解剖阶段，而进入了更高级的"气化"阶段。唐氏虽然也说过"西医亦有所长，中医岂无所短""不存疆域异同之见，但求折衷归于一是"，但他主张学习和吸收西医的内容，着眼点在保存经典中医学，表现了"重中轻西"的倾向。唐氏显然是受到当时盛行的洋务思想的影响，其学术观点基本上是洋务派"中学为体，西学为用"思想在医学领域的具体运用。在当时那种历史条件下，洋务派思想无疑代表着时代潮流。

唐氏生活在社会大变更年代。鸦片战争之后，随着欧洲列强的入侵，西医迅速地在中国传播开来。此后，中医数千年来一统天下的格局被打破，开始出现两医并存的局面。当时的西医代表着近代自然科学，它是在西方工业革命和其他自然科学有了显著进步的基础上逐步建立起来的，因此具有一定的先进性，能够解决一些实际问题。唐氏早年在故乡蜀地，没有接触更多的西医知识。壮年来往于京、沪地区，特别是在当时西医传播最发达的上海居住过一段时间，耳闻目睹，逐步认识到西医的先进之处，认为中医学术和中国一切固有文化、制度一样，在全新的世界环境中面对着严峻的挑战。因此，唐氏从保存和发扬我国传统医药学的愿望出发，提倡中西医汇通，力求顺应潮流。他说："方今四海为家，五洲同轨，自鸿荒以至今日，天地开辟，于斯为盛。举凡三才之所有，百族之所宜，上可损益乎古今，下可参酌乎中外，要使善无不备，美无不臻，驾三皇而轶五帝，岂独一才一艺，彰明较著于天下已耶！夫医其小焉者也。然即以医论，又岂可以歧视哉！同是人也，同是心也，西医亦有所长，中医岂无所短？盖西医初出未尽周详；中医沿讹，率多差谬。因集《灵》《素》诸经，兼中西之义解之，不存疆域异同之见，但求折衷归于一是。"唐氏编写《中西汇通医书五种》，宣传他的中西医汇通观点，广为流传，影响极大。他所著的医书中除《血证论》外，其余皆致力于中西医汇通，可以说他是一位在中西医理论和实践上进行汇通的拓荒者。尽管由于种种原因，唐氏的汇通成就十分有限，后世评价也褒贬不一。但他那种勇于进取的精神，对中医学术的发展起到了一定的促进作用。

受西医解剖学理论的启示，唐氏在中医传统治疗法则之外，以中医理论为主，结合西医理论知识，提出一些颇具新意且很有临床实效的治疗法则。在半殖民地半封建的社会历史条件下，唐氏能够既坚持我国的传统医学，又吸取西医之所长，积极倡导中西医汇通，实是难能可贵。但是由于受历史条件和他本人世界观的限制，致使他在汇通中西医的过程中，特别是涉及对中西医两种学术体系的认识和评价上，难免存在偏差，在学术思想上有一定重中轻西的倾向。唐氏认为当时中医远比西医高明得多，即使人所共知的"全体学"，也没有完全超出《内经》《难经》的范围，甚至认为中医已经越过了解剖阶段，而进入了更高级的"气化"阶段。"神农尝药，以天地五运六气配人身五脏六腑，审别性味，以治百病，可谓精且详矣。乃近出西洋医法全凭割视，谓中国古人未见脏腑，托空配药不足为凭，然欤？否欤？答曰：不然。西人初创医法，故必剖割方知脏腑。中国古圣定出五脏六腑……而实有物，非亲见脏腑者不能，安得谓古之圣人未曾亲见脏腑耶？《灵枢经》云：五脏六腑可剖而视之。据此经文则知古圣已剖视过了。且西洋剖视只知层析而不知经脉，只知形迹而不知气化，与中国近医互有优劣，若与古圣《内经》《本经》较之远不及矣。"唐氏的重中轻西思想，主要体现在他对生理解剖的认识上、对疾病的诊断治疗以及药物的运用上。在他看来，凡是可以用来印证说明中医古籍医理的西医学说才是可取的，反之则以西医为非。究其原因，一方面是唐氏对西医知识的了解不够透彻，另一方面也是因为当时的西医相对来说还属于19世纪中叶以前的水平，在许多领域尚处于探索阶段，还未成熟。因此，唐氏的重中轻西倾向在当时的社会条件下是能理解的。

2. 中西医汇通论之实践

张锡纯（1860—1933），字寿甫，河北盐山人，是中西医汇通论的重要实践者。张氏毕生致力于中西医汇通工作，开创了中西医汇通的新局面，起到承前启后的重要作用。所著《医学衷中参西录》，在二十世纪三四十年代曾风行全国，被人评为"医书中第一可法之书"，谓其"独辟新义，发千古所未发，于生平得力之处，尽情披露无遗""近时各省所立医学校，多以此书为讲义"。又谓此书"莫不融汇中医，参以己见，立有妙论，专方用之必效，……此诚为医界中别开一新纪元也"。张锡纯对中西医汇通的思想认识、实践经验和学术成就，对中医的发展影响深远，直至今天依然有许多医家热衷于研究他的学术。

自传入中国之后，西医随着列强的进一步扩张在中国取得了快速的发展，使我国的传统医学受到了严重的挑战和冲击。当时，医学界崇尚维新的人过分夸大西学，认为中医不科学，要废止中医；而顽固守旧者则视西学如洪水猛兽，竭力加以排斥。处于这一时期的张锡纯则指出一切应从防病治病和有利于医学发展的前提出发，不应当存门户之见，"夫医学以活人为宗旨，原不宜有中西之界限存在于胸中，在中医不妨取西医之所长（如实验器械化学等），以补中医之所短；在西医尤当精研气化（如脏腑各有性情及手足六经分治主六气等），视中医深奥之理原为形上之道，而非空谈无实际也"。"夫愚之著书以衷中参西为名，原欲采西人之所长以补吾人之所短，岂复有中西之间横亘胸中？是以于西人之说可采者采之，其说之可沟通者尤喜沟通之，如此精研医学，医学庶有振兴之一日。"并强调："欲为中华医学进化者，贵合中西之法而细细研究也。""盖中西医学原可相助为理，而不宜偏废。吾国果欲医学之振兴，固非沟通中西不可也。"在当时复杂的历史条件下，张锡纯能够客观地认识中西医学，并强调要振兴中医、发展医学，必须要汇通中西医、取长补短、相互为用，实属可贵。

张锡纯的中西医汇通思想，是以"中学为体，西学为用"原则为指导的，即以中医为主体，取西医之长为用，以补中医之短，"衷中参西"即缘于此。在对待中西医学的看法上，与以前或同时期的其他汇通医家相较，张锡纯的观点要显得更客观、更开明一些。他既肯定西医理论新异的长处，也指出了中医古籍语意浑含的缺点，更强调了西医之理多包含于中医之中，需要时日加以阐发。总之，张锡纯的中西医汇通思想是以中医理论为主导，并积极吸取西医的长处，力求融会贯通，以振兴中医、发展医学的。他的许多观点是值得我们借鉴的。

　　张锡纯始终坚持中西医汇通是振兴中医、发展医学的必由之路，并努力将这一思想付诸实践，在生理解剖、病理以及药物运用上取得突出成就。

　　首先是生理解剖的汇通。西方医学传入我国以后，人们主要是通过译制的西医书籍来了解和认识西医的。在这些书籍中，大部分是论述生理解剖的，其中以《全体新论》影响最广。西方医学因其实验科学的优势，所以对人体的生理解剖论述相当具体、细致，与中医的脏象学说有着很大的不同，吸引了当时中医界不少医家对此进行研究，并与我国传统脏象学说、经络学说进行比较，力求从中找出共同之处，使之融会贯通。受当时社会条件制约，张锡纯的论说不可避免地具有很强的思辨、推理性质，缺乏实验依据，但也取得了一些不容否定的成就。他在"衷中参西"思想的指导下进行中西医汇通，能汇通则汇通，不能汇通则存异。对于中医一些深奥的理论如经络学说，西医是无法由实验解剖加以证实的，当时有些解剖学者因无法探究十二经之起止，就说《内经》所载十二经无可考据。张锡纯对此指出："非无据也，因其理甚玄妙，超于迹象之外，非常识所能索解也。"并比喻说："夫电线传电，西人所创造也，其法可谓妙矣，然犹有迹象可寻，犹不若无线电之妙之尤妙。十二经之起止贯通其犹无线电乎？夫西人能穷天地之气化而为无线电，而不能穷究人身之气化而作针灸，诚以天地之气化明而显，人生之气化隐而微也。"并感叹十二经之玄妙，发出"吾中华医学贻自开天辟地之圣神，其精到之处原迥于西人之上，而欲以西人形迹之学以求中华至奥之理，庸可得乎"的感叹。

　　总之，张锡纯对于西医的生理解剖知识，一方面肯定其先进性，尝谓"人体之实验，西人最精""以其剖验有实据也"；另一方面，又指出其局限性、片面性，如说："盖西人但知重实验，而不知重理想；但知考形迹，而不知究气化。"是由于当时西医学尚处于早期阶段，带有浓厚的机械唯物论色彩，张锡纯客观地指出西医的局限性，是值得我们借鉴和学习的。

其次是病理上的汇通。由于对疾病观察和分析方法不同，中西医对疾病发病机理和病理机制，有着迥然不同的认识。张锡纯在"衷中参西"的思想指导下，从理论和实践上对中西医病理知识作出比较，力求汇通。

最后是在治疗及用药上的汇通。张锡纯在长期实践中认识到，中西医治疗方法各有所长，亦各有所短，应取长补短，相互为用。张锡纯主张"西药治其标，中药治其本，标本并治，奏效必速也"，积极倡导"用西法断病，用中药治疗"，提倡中西药并用，他本人也积极将这一理念付诸实践，在临床上以西医辨病与中医辨证相结合的诊断方法，决定治疗方案，① 并取得了显著的疗效。在实践中，张锡纯积极倡导中西药合用，主张中西医药应相济为用。自西药传入我国以后，很多汇通医家对中、西药物的性能、作用原理等作了大胆的汇通尝试。张锡纯是其中的典型代表。

综上所述，张锡纯是近代著名的中医学家，是中西医汇通的实验大师，他的中西医汇通思想和实践，顺应了历史的潮流，并取得了不可磨灭的功绩，起到了承前启后的重大作用。尽管限于主客观条件，特别是受当时社会的制约，他在中西医汇通中不可避免地存在着一些问题，但从总体上看，他的思路基本上是正确的，研究方法也有可取之处。

## （二）改进中医论

改进中医论是在中西医汇通后期出现的一种观点，代表人物为编辑出身的恽铁樵。恽铁樵（1878—1935），名树珏，别号黄山、冷风、樵木。祖籍江苏省武进县（今武进区），出生于福建台州，父磨

---

① 王振瑞．"中西医结合"与"中西医汇通"本质区别［J］．中华医史杂志，2002（2）：122-124．

照，宦台州，卒于任，时恽氏年方五岁，次年丧母，由族人携返原籍。二十六岁考入上海南洋公学攻读英文，四年后毕业，受任于长沙某校教职。不久返沪，任教于浦东中学，暇时翻译欧洲小说名著《豆蔻葩》《黑夜娘》等，传诵一时，知名文坛。1910 年任商务印书馆编辑，次年任《小说报》主编，曾发表了署名为"周逴"的鲁迅第一篇小说，并加评语。十年的编辑生涯中，熟悉和掌握大量的西医知识，为他后来著书立说奠定了基础。恽氏鉴于当时文采之颓废，知音之难遇，又不欲媚世陷俗，与时俯仰，适逢长子罹伤寒而殁，遂萌弃文从医之心，重捡幼时所读之医典而研索。越年，次子、三子又殇，遂更加奋发，常质疑于伤寒名家婺源汪莲石先生。适逢四子又患伤寒，众医束手，恽氏从太阳病论治，用麻黄汤一剂而起。后为亲友、同仁诊治者亦多获良效，从此医名渐起，终于 1920 年 6 月辞去主编之职，悬壶问世，时年已四十又三。1935 年 7 月 26 日卒，时年 58 岁。恽氏先儒后医，学贯中西，洞察经典之奥义，了解世界医学之进步，更有丰富的实践经验，深知中医之价值，著述甚多。他著有《群经见智录》三卷、《伤寒论研究》四卷、《保赤新书》四卷以及《温病明理》《热病学》《生理新语》《脉学发微》《病理概论》《病理各论》《临证笔记》《临证讲演录》《金匮翼方选按》《风劳臌病论》《妇科大略》《论药集》《十二经穴病候撮要》《神经系病理治疗》《麟爪集》《伤寒论辑义按》《药盦医案》等二十六种，后由门人章巨膺汇编为《药盦医学丛书》。

恽氏以其渊博的学识、独到的目光来剖析比较东西方医学。其代表著作《群经见智录》洋洋万言，阐述了中医理论的科学性，批判余云岫等人否定中医的谬论，捍卫了中医学体系的完整性。同时恽氏并不否认中医学存在的缺陷，认为"天壤间无论何种事物，积久无有不敝，不能不如时推移"，主张"改进中医，整理学术"。其目的在于"欲使退化之中医进步，欲使凌乱之学术整齐"。他认为"中医不改良，亦终无自存之希望"。他的改进方案的第一步是"诠明学理"，即"将古书晦涩之医理诠释明白，使尽人可喻"。他申明改进的原则一是以中医学术为主体，"眼光须注意于本身学说；二是主张借鉴西方医学，认为西医论述生理的优点是中医应当学习的，指出："现在所急者，在明生理之真理，自当采用西国学说为重要工作之一。"但他也反对舍本逐末，以科学化为时髦，认为中西医应"浸然杂糅"。恽氏这种以中医为主体而汲取科学方法加以整理改进的主张，考虑到中医学发展的历史性和特殊性，是值得研究借鉴的观点。

恽铁樵提出了许多"改进中医"的具体意见。首先，他认为要整理中医典籍，使之通俗化。因为中医有许多优点，但古书晦涩难懂，如能"诠释明白，使尽人可喻"，就易于普及。如 1917 年，余云岫发表《灵素商兑》，向中医发起了总攻，旨在废止中医派并批判中医，首先集中于《内经》，其次集中于《伤寒论》。因为他们十分清楚，《内经》和《伤寒论》是中医理论的根本。恽氏应余云岫之挑战，发表《群经见智录》，第一次站在近代高度上科学地解释《内经》体系，捍卫了中医体系的完整性。他同时还对《伤寒论》等古籍进行了系统的说明。他说：欲得伤寒真理，非空绝依傍，摒去一切注释，专读白文不可，盖吾侪之思想，苟为注释所束缚，即不能有独到之心得。犹之仲景之治医，苟为当日时医所束缚，即不能横断众得，直入轩岐堂奥也。认为若"非以极明瞭之文字，达及真确之理由，将前此所有诸纠纷，一扫而空之，使此后学者，有一线光明坦平之途径，则中国医学，直无革新进步之可言"。他创办"铁樵函授学社"，广为宣传普及中医知识，影响甚大。

其次，恽氏认为改进中医要定出标准。因为"改进中医，不在方药本身，而在运用方药有其确定标准"。从诊断方法说，中医的四诊，直接依赖于认识主体的感官，对医生个人的知识结构及经验，比西医有更大的依赖性。中医更着重于临床经验，常凭医生敏锐的感觉和独到的体会去捕捉病变的信息。他说："吾侪诊断热病，手按病人颜额，与手掌比较，两处之热孰甚，则可以测知其热之为虚为实，此为热度表所不能量者。西医笑中医，以为用手试冷热，粗而不确，岂知妙用仍在热度表上。"这与西医对机体变化主要用定量化和客观化的标志测定，尽量避免单纯依赖感官而造成的主观随意性有着明显的不同。中医这些情况常给传授知识带来困难。如何提炼经验，使之成为有利于客观化和标准化的理论，是发展中医理论、保持中医特色的重要条件。否则，经验无法总结，绝技也会失传。恽氏对此十分重视，认为改进中医应做到诊断方面确有把握，用药方面确有标准，并多次强调标准在诊断、治疗、用药等方面的重要意义。

再次，是药物改进。恽氏认为中医发展大都不是靠发现新中药，而是不断地创立新方剂，或巧妙地加减变化旧方剂以提高疗效。中药更新也不像西医那样频繁，新旧方剂常并行不悖，东汉张仲景的许多名方至今仍被有效地运用，对此应深入研究，但要避免片面的以愈古愈好的崇古错误思想。至于药材方面，他提出要懂得植物学，做好标本，自己种植，保证性味成效，即所谓研究地道药材。由于中药大都是天然物品，其精密远过于人工配置，对于中药的化学提炼"当慎重之考虑，不能贸然盲从"。

最后，恽氏主张把实验方法移入中医，并拟集资购买仪器加以研究，鼓励创新。把注意力放在研究中西医两者的本质和引进近代科研方法上，不拘泥于形式，不着重于印证，不只是把西医作为注疏治医理论的工具。这种创新精神，至今仍有其现实意义。因为在保持中医特色的基础上，广泛引进先进科学技术，这是实现中医现代化，使之保持活力，不断前进的必要条件。如果把中医与现代科学隔开，不与包括西医在内的现代自然科学接触，那就只能与现代科学技术为中医发展提供的良机失之交臂，中医也就丧失了前进的可能。

恽氏由于博采诸家，学识渊博，对中西医都进行过比较深入的研究，因此在学术思想上较前人大大提高了一步，提出要深入研究中西医各自的特点并比较优劣，寻找两者的结合点或结合两者的突破点。恽氏认为，汇通不能使中医同化于西医，只能"取西国学理，补助中医"，从西医中吸取营养是手段，目的在于发展中医学术，这就是恽氏汇通中西医的基本出发点。在此基础上，他提出深入研究中西医各自的特点和长短，寻找两者的结合点或结合两者寻找突破口，这是一个艰巨的任务。虽然在恽氏之前，朱沛文、唐容川等已经进行了中西医汇通的尝试，但其皆从基础理论方面着手。而恽氏认为中西医有着根本差异，在机械汇通道路行不通的情况下，应从中西医共同点出发，即以临床实践作为汇通的基础。他说："西医之良者能愈重病，中医治《内经》而精者亦能愈重病。"不管中医还是西医，其研究的对象都是相同的人体，其目的都是为了探求人体生命的奥妙，掌握生命科学的规律，以便更好地为人类健康服务。说到底就是治疗和预防疾病的发生和发展。中西医虽然治疗方法多种多样，但都是以治疗效果作为检验真理的标准，"天下之真理是原只一个，但究此真是之方法，则殊途同归，方法却不是一个"。现代的中西医结合证实恽氏的这个观点是比较符合客观实际的。恽铁樵的中西医汇通思想，特别是他提出的改进中医和创立新医学的观点，更贴近于现代，对当今中西医结合，促进中医现代化，仍有着重要的参考价值。

### （三）中医科学化论

恽铁樵的学生陆渊雷继承恽氏学说，在其基础上提出中医科学化论。陆氏的中医科学化论影响甚广，从者甚多。陆氏认为中医的临床疗效确实值得认可，但理论却多为臆想，空泛不足为据；而西医理论出自试验才是科学。主张以西医理论来解释中医，凡符合者属科学，否则即为不科学。他说："国医所以欲科学化，并非逐潮流、趋时髦也。国医有实效，而科学是实理。"① 他认为，中医胜过西医的地方，在治疗，不在理论。《素问》《灵枢》《八十一难》等理论之书，多出于古人之悬揣，不合生理、解剖、病理，尊奉为医学之根底，自招物议，引起废止中医之危机，此大不智也。其著作《伤寒论今释》《金匮要略今释》都用西医理论进行解释，运用各家经验加以证实，摒弃了《内经》的传统理论。陆氏的观点与当时日本汉医思潮比较接近，有浓厚的废医存药倾向。其科学化论，是建立在中医理论不科学的认识基础上，所谓的中医科学化，实质上就是中医西医化，所以招致了部分中医人士的反对。

陆渊雷，名彭年，1894 年生于上海沙县。少时随朴学大师姚孟醺治经学、小学，通诸子百家，好天文历算。1916—1925 年间相继在武昌、南京、上海等地学校执教，业余治医学。1925 年 7 月，陆氏应恽铁樵先生所征函授招生，受邀助"铁樵函授学校"阅卷与答问，是时从师于恽铁樵先生，又问业于章太炎先生，执教于上海各中医学校。1928 年同章次公等合办上海国医学院。1931—1933 年曾任中央国医馆学术整理委员会委员。中华人民共和国成立后曾任上海中医学会主任、上海市卫生局中医顾问，1954 年当选第一届全国人民代表。1955 年 6 月 1 日因肺气肿导致心力衰竭而病逝。陆氏以能文好辩闻名于医林，著述甚多，有《陆氏论医集》四卷、《伤寒论今释》八卷、《金匮要略今释》八卷、《生理补证》四卷、《病理补证》四卷、《诊断治疗》四卷等行世。

20 世纪 30 年代初，由于余云岫扬言中医不科学，竭力诋毁中医，主张废止中医，特别是 1929 年通过的"废止中医提案"一事，激起了全国中医药界的极大愤慨。在中医存亡的关键时刻，陆渊雷坚决地捍卫中医学，他代上海国医学院撰"为中央会议废止旧医案宣言"说："谓中医当废止，则不可，理由有五：（一）中国经方，

---

① 陆渊雷.生理补证［M］.上海：上海国医学院，1931.

历数千百年、数万万人之实验而得，效用极著，方法极简，……能用中药之效方者唯中医；（二）中医治传染病，实能补助病人之抗毒力；（三）中医之效方，已引起全世界之研究；（四）乡僻之处无西医药铺者，治病唯赖中医药……西医应研究中药，是西医亦当用中药也，凡西医学院，皆应加授中医课，非特中医不可废而已；（五）令效验卓著之中药，盖益以数千万人之生计，断送于一言之私。"从1928 年至 1937 年，陆氏在当时的医学刊物《医界春秋》《中国医学月刊》《杏林医学月报》《自强医刊》《医报》《医光月刊》《国医新生命》《苏州国医杂志》等刊登论争文章数十篇，如《改造中医之商榷》《答曾毓英君驳》等，对中西医论争影响颇大，甚至涉及海外，共鸣者不乏其人。由于陆氏能文善辩而冠于中医界，其文章尖锐锋利，故有人称他"非渊默而雷声，乃渊博而雷声"。甚至谓："西医界有余云岫先生，中医界有陆渊雷先生，俱能入虎穴，探虎子，真可谓旗鼓相当。"确实，陆氏的文章攻击性很强，其锋芒完全是针对"中医废止派"的代表人物余云岫、汪企张等人的，只要了解当时的历史背景，是不难理解陆氏的目的还是为了捍卫中医学的。

陆氏的中西医汇通思想宗旨立足中医，力图吸收西医精华，相互取长补短，使中医科学化。他在《改造中医之商榷》一文中说："中医不欲自存则已，苟欲自存，舍取用科学别无途径。"他指出：医药所以救疾苦、免夭折，人命至重，苟有良好方法，当一律研究采用，不当存中西门户之见，更不当与保存国粹、提倡国货并为一谈。是以仆之志愿，欲治中西为一炉，使中医研究西医之科学原理，使西医采用中医之简效疗法，盖不但望中医得西法而言归实际，亦望西医得中法而更有进步也。

陆氏认为，中医的长处在于它是从不断的经验累积得来的，经过了数千年来的临床实践，已证明是行之有效的手段，只不过没有像西医那样经过系统性的科学研究罢了。他说："国医所以欲科学化，并非逐潮流、趋时髦也。国医有实效，而科学是实理，……今用科学以研究其实效，解释其已知者，进而发明其未知者，然后不信国医者可以信，不知国医者可以知。然后国医之特长，可以公布于世界之医学界，而世界医学界可以得此而有长足之进步。国医科学化之目的如此，岂徒标榜空言哉！"在大力提倡中医科学化的同时，他也积极参与了整理和改进中医的工作。他曾在施今墨等人主持的中央国医馆工作，并制定出"统一病名之建议"等一系列改进中医措施。特别是他运用近代西方医学的科学成果来研究中国古代医学经典著作，如《伤寒论》《金匮要略》等，取得了令人瞩目的成就。陆氏提出的"中医科学化"主要表现在以下几个方面：

第一，陆氏认为，中医要实行科学化，首先必须打破旧有的模式，即对传统理论进行全面评比，应该抛弃那些"太玄"的内容，特别是诸如五运六气等学说，用科学的态度来对待中医理论，反对盲目崇拜古人的做法。同时陆氏也认为中医理论多不合实理，因而也多不科学，他指出："国医之胜于西医者，在治疗，不在理论，《素》《灵》《八十一难》理论之书，多出于古人之悬揣，不合生理、解剖、病理，尊奉之以为医学之根底，自招物议，引起废止中医之危机，此大不智也。"当然，陆氏以为《内经》《难经》理论多不科学的观点是有可商榷的。

第二，指出中医科学化的目的并不仅仅是用科学来整理研究中医学、保存中医，还具有更深刻的含义。他说："医药所以救疾苦、免夭折，人命至重，苟有良好方法，当一律研究采用，不当存中医门户之见，更不当与保存国粹、提倡国货并为一谈。是以仆之志愿，欲治中西为一炉，使中医研究西医之科学原理，使西医采用中医之简效疗法，盖不但望中医得西法而言归实际，亦望西医得中法而更有进步也。"① 明确提出要把"中医科学化"作为当时中医界改进中医的首要任务，即"吾辈今日之任务，为择取古人所举事实之准确

---

① 陆渊雷. 陆氏论医集［M］. 上海：陆渊雷医室，1933.

者，从而加以科学的理解，使已知之事实益明瞭，且冀继续发现未知之事实"。他在 1931 年任中央国医馆常务理事兼学术整理委员会专任委员时，在负责起草的《国医学术整理大纲草案》中指出："将国医学方法部分加以科学合理的说明，其目的第一步是使此后业医之士渐成科学化；第二步使世界医学界得明了国医学之真价值；第三步使国医融合世界医学、产生一种新医学，而救死已疾之法，益臻完善。"

第三，为了推广和宣传他的中医科学化观点，陆氏特别重视教育工作。他与章次公等人创办"上海国医学院"，其办学计划为：除医化学、药化学、解剖、生理诸课悉用西说外，病理则取西医通行顺序，与中医独有之精要，沟合溶冶成一片；病理各论与内科学、外科学亦取西医通行之名目分类，惟证候方面侧重中医，亦与中医独有之精要沟合溶冶，打成一片；治疗学则取古今方剂之确有特效，确知其证候用法者，汇集成编，仍附西医疗法之大概；诊断学除望、闻、问、切、腹诊及辨别生死剧易诸要端外，兼取西医之听诊、触诊及检查血液、大小便诸简要法。可见其办教育大纲与中医科学化的观点是一致的。同时他还亲自讲授编写教材，重视舆论宣传工具，积极宣传中医科学化观点，一时影响广泛。

陆氏的"中医科学化"主张，由于在科学上忽视了中医理论的特点及其与西医的本质区别，提倡用西医西药知识来整理提高中医，显然抹杀了中医理论的科学性。众所周知，由于中医和西医两者研究的角度、层次、方法不同，见到的人体生命活动的"画面"不同，所以总结概括的生理、病理、诊断、治疗的规律也就截然不同。中医从其产生以来就是一个独特的理论体系，它与西医在方法和认识论上存在的差异，是两者的本质区别，陆氏的"中医科学化"虽然从实践上承认中医几千年来的临床疗效，却把"西医西药知识"对中医理论的代替和改造当作发展中医"关键"。其主要错误表现在两点：第一，违背了辩证唯物主义的认识论原则。按照人类认识形成的规律，中医是在中医临床—中医理论—中医临床的过程中逐步发展和完善的，然而依照陆氏的要求，发展中医的模式则被改为中医临床—西医理论—临床。这就违背理论和实践关系的基本原则。这种模式所进行的临床，实质上是西医理论指导下试用原生药材的临床，它真正丰富和发展的是西医而不是中医。第二，用"西医西药知识"发展中医，无异于用单纯分析的方法论去解决分析与综合相结合的时代问题，这显然是对科学发展史的颠倒。[①] 以基于分析基础上的综合方法为主要倾向的现代科学方法来改造中医是中医科学化的基本方向，陆氏仅用西医的分析方法来实现科学化，最终会使中医科学化走向西医化，导致废医存药的局面，中医科学化成为空话。因此，我们所要提倡的中医科学化，更确切地说是中医现代化，必须遵循中医学术自身的发展规律，坚持和发扬中医特色，积极运用现代最新的科学知识和方法，整理和提高中医学术，使之与时代同步，这才是发展中医的正确方向和途径。

总之，汇通派医家对中西医汇通的途径和方法，曾发表了不少有益的见解。他们提出的汇通口号，无论是对中西医汇通论，还是改进中医论，甚至是中医科学化论，都有一定的积极意义。但是，限于历史和社会诸多因素的影响，上述种种建议和设想没能得到系统实施，也就是说，中西医汇通思想并没有使中医与西医在真正意义上实现汇通。但这些符合医学发展的有益见解却给后继者留下了深刻的启示，对我们今天研究中医学的发展模式和方向具有重要的参考意义。

## 三、近代中西医汇通医学在医学发展史上的作用及评价

在特定历史条件下产生的中西医汇通医学思潮，由于所处社会

---

① 盛增秀，李安民，竹剑平，等. 中西医研究精华 [M]. 上海：上海中医学院出版社，1993.

环境和各种主客观因素制约，最后导致"汇而不通"的局面而宣告失败。但从历史唯物主义和辩证唯物主义的角度来分析，我们应当客观地评价汇通医家的成就以及他们对中医学发展不可磨灭的贡献。

### （一）突破了传统中医学的旧理论

中医学发展已有两千多年历史，其理论体系始终没能突破《内经》阴阳五行学说框架和《伤寒论》辨证论治范畴。一直以来，虽然不断有新经验积累，但也仅仅是对这一体系的局部发挥和修正，没有实质性的更新和突破。这一理论体系超乎寻常的稳定性归根于它本身所蕴含的合理内容。但随着西方医学输入，中医学的缓慢进程促使人们开始思考，为什么中医学从未发生革命？汇通派医家正是在近代西方科学冲击下，大胆提出改革中医学，并采用新的研究方式试图发展中医学，矛头直指传统中医理论的根本所在。在现代医学刚刚起步的年代，他们能正视中医理论的缺陷，敢于创新，试图使中医理论有所突破，以适应时代的挑战。这种精神不仅在当时是难能可贵的，对我们今天仍然具有现实意义。中医基本理论具有浓厚的自然哲学的性质，它是对整个自然界规律和人体生理病理变化规律的概括，其结论的形成主要是通过"取象比类"的方法，具有很强的思辨推理性，因此在很大程度上停留于对外部现象间联系的把握，而没深入到对内部诸层次的本质分析。中医基本理论的思辨性给中医带来了长足的发展，因为思辨主义一旦贯彻到底，就可以按原有结论概括出无限事实，如阴阳五行、脏腑经络、气血津液以及病因病机等理论形成后，就能够把后世所取得的大量医疗经验容纳其中。后世的医学在这一理论的指导下，在实践中不断取得成功，同时又将新的经验纳入这一理论体系，不断扩大其适用范围。这样，以成功的经验不断验证中医理论的正确性和合理性，同时又用原有理论解释新取得的经验，表面上看似乎是由新的经验总结出了新的理论，但实际并非如此。因为始终没有突破中医学"取象比类"的思辨水平，也没有产生一个新的标准去客观地验证原有理论的正确性。汇通医家认识到中医理论的这一缺陷，并尝试以西医作为验证中医理论是否合理的标准。这种简单的对比方法显然是不合理的，事实证明也是行不通的。但在当时的历史条件下，面对近代西方科学的冲击，汇通医家能够认识到中医学的缺陷并勇敢地提出改革中医学，这种敢于尝试和创新的精神是值得我们钦佩和学习的。

### （二）开创了现代医学研究的新思路

纵观我国医学发展史，第一次对中医命运和发展前途进行思考和探索的是中西医汇通医学的医家，这是毋庸置疑的。当西方文化如潮水般涌来时，东西方文化的交融和冲突不可避免地显现出来。其中代表两种不同文化的医学体系在价值观念上的对比尤为强烈，竞争意识不仅冲击了中华民族的传统文化，更深深地震撼了中医学者的心灵。在这种形势下，一些进步开明的中医医家开始思索和尝试，以"吾人在古人之后，当竟古人未竟之业。若不能与古为新，俾吾中华医大放光明于全球之上，是吾之罪也"① 的责任感为动力，力图参照西医的思维方式和研究方法来沟通和发展中医，首次对中医的命运和前途进行思考和探索。随着西医文化的进一步渗入和我国社会历史进程的演变，1954 年 8 月 29 日，毛泽东在一次谈话中指出："中医是中国对世界的贡献之一，中医强调人的整体性……现在的问题不是中医向西医学习，而是西医向中医学习。"② 1956 年，毛泽东又一次指出要"把中医中药的知识和西医西药的知识结合起来，创造中国统一的新医学"③。我国医学界开始了中西医结合模式的探索历程。从实质上讲，中西医汇通和中西医结合是在不同历史条件

① 陆渊雷. 陆氏论医集 [M]. 上海：陆渊雷医室，1933.
② 陈晋. 毛泽东的文化性格 [M]. 北京：中国青年出版社，1991：211.
③ 陈晋. 毛泽东的文化性格 [M]. 北京：中国青年出版社，1991：211.

下对中医和西医认识的不同阶段，在时间上是前后承接的关系，在空间上是一种观念不断改进和修整的过程，在本质上都是进步的，是随着社会生产力的发展和实践经验的积累，对认识不断深化的结果。纵向比较中西医汇通和中西医结合的发展过程，不难看出它们之间是一个由低级向高级不断发展的连接，即由中西医汇通到中西医结合，再到中医现代化。人的认识在深度和广度上是无限的，在一定发展时期我们对人体生命活动的认识仅仅是对研究中某一发展阶段的认识，随着科学技术的发展，认识必将深化。正如中西医汇通派医家的许多关于沟通中医和西医的观点，在当时是进步的、可取的。但随着认识的深化，在今天看来却是错误的，甚至是可笑的。众所周知，人类在改造自然界方面创造了无数的奇迹，但与航天事业、原子能研究等方面的成就比起来，人类对自己本身的认识和控制就显得过于肤浅和渺小。即使是在科学技术日新月异的今天，我们依然不能明确地揭示人体的许多生理、病理现象，在许多疾病面前我们也仍然无能为力。人体生命系统比其他非生命系统要更为复杂，所以，只有当非生命科学发展到一定程度时，人类生命科学才能取得相应的进展。正因为如此，在医学的发展过程中，必然会出现一些与原来学说相异的声音，当这种声音越来越多、越来越大的时候，也就意味着原来的学说已经不能适应社会的需要，必将产生一种新的学说和理论取代原来的学说，以推动医学的发展，深化对人体生命奥秘的认识和掌控。因此，中西医结合模式取代中西医汇通，以及中医现代化的崛起都是科学发展的必然。

### （三）维护中医学地位

自鸦片战争到民国期间，中国社会一直处于落后的半殖民地半封建社会状态，社会上泛起一股全盘西化和民族虚无主义思潮。一些人对传统中医学持否定甚至诋毁态度，宣扬中医不科学，鼓动废止中医，其中以余云岫最为突出。他在《研究国产药物刍议》上说：

"新医之学以最新最确之解剖生理为基础，进而推求病例以定治疗之法；旧医之学以太古以来经验所得之治疗法为基础，附会了谬误解剖、空想之哲学推演而成"，全盘否定中医。中西医汇通派以恽铁樵、陆渊雷等为代表的医家纷纷著书立说，从不同角度探索中西医学融合之途径，研究和宣传中医理论特点，驳斥"中医不科学"言论，维护中医学的精神实质和科学内涵。而针对当时存在的另外一部分遵经崇古、抱残守缺、思想顽固的复古论医家，汇通派医家则进行了批驳。朱沛文在《华洋脏象约纂·自序》上指出中西医学二者"各有是非，不能偏主。有宜从华者，有宜从洋者"；张锡纯也指出，贵举古人之规矩准绳而扩充之，变化之，引申触长之。使古人可作，应叹为后生可畏。后来，著名医家时逸人在论述复兴中医时也指出："目前中医应能赶上去，改进整理，不墨守旧说，不盲从新说，用科学方法，检讨过去的错误，采纳现在的特长，希图创造第三者之医学也"。可见，中西医汇通派医家不仅反对盲目西化，而且还反对循旧复古、墨守成规。他们通过学习西医知识，吸取其中的精华部分，并积极实践，试图用西医学的有关知识来改进和发展中医，巩固中医学正统地位。

### （四）中西医汇通的局限和启示

中西医汇通医学是特定历史条件下的产物，在 19 世纪末至 20 世纪初的几十年间，无论是以唐宗海、张锡纯为代表的"中西医汇通论"，或是以恽铁樵所代表的"改进中医论"，还是后期陆渊雷等人倡导的"中医科学化论"，都对我国医学发展产生了重要影响。首先，中西医汇通为现代中西医结合提供了宝贵经验和教训，可以说是中西医结合的先驱。其次，随着外来医学到来，一些开明医家认识到中医理论中存在的缺陷，敢于创新，提出中西医汇通思想。除此之外，面对医学界余云岫等人废止中医论的挑战，汇通医家纷纷著书立说，研究和宣传中医理论特点，比较中、西医学的优劣长短，努力探索沟通中、西医学的途径，维护中医地位。但由于诸多因素影响，中西医汇通思想并没使中、西医学在真正意义上实现汇通，而是"汇而未通"。主要原因在于中西医汇通指导思想"中体西用"在认识论和方法论上的错误。

1. 对中西医学形成和发展的历史文化背景认识不深刻

文化是人类历史发展到一定阶段的物质文明和精神文明总和，有连续性和民族传统等特征，包含民族心理结构、思维方式和价值体系等内容。文化背景是某一文化现象相对于整个文化体系而言的。一种文化现象来源于整体文化结构，又融合于整体文化中，它从相应文化背景中吸取养料，又从一个方面推动整体文化的发展。中医和西医都有着各自特殊的历史和文化背景。中医学源于中国的传统文化，在传统文化滋养下发展，并最终形成了理、法、方、药俱全的一整套理论体系。而西医则是在西方文艺复兴后，伴随着工业发展和近代自然科学发展而迅速成长起来的。它对人体的认识主要是在实验依据的基础上，与中医整体观念和辨证施治的思维方式有着很大差异。中西医学理论体系是由各自历史和文化背景决定的，都鲜明地代表并反映了各自的文化特征，都深深地打上了各自的时代烙印。汇通医家正是因为对这一差别缺乏足够认识，将中西医学强相比附，导致了中西医汇通的失败结局。

2. 错误的指导思想——"中体西用"

中西医汇通的指导思想——"中体西用"是一个价值命题，它只能根据主观上特殊的价值需要对中西医作出体用、本末、主辅的价值判断，并不能帮助人们在对客观实体进行研究的基础上作出有理有据的科学论断。因此，它所指导的中西医汇通就只能停留在价值认识的水平上，不能进入科学的研究层次对中西医进行实质的分析。汇通医家们的汇通思想及实践尝试都没有超越中西医优劣、长短、取舍的价值判断水平。在认识论中，同一过程的两个方面是对客体反映的事实认识过程和客体选择的价值认识过程。在事实认识过程中要求排除任何主观之见，价值认识不仅要受客体的制约，同时还要取决于主体的需要、主体的情感意志及其他个性特点等因素。价值认识必须以事实认识为前提，没有可靠的事实认识所得出的价值认识必然是狭隘的，这正是中西医汇通失败的认识论根源。

3. 汇通方式及研究方法的错误

从方法论角度看，中医精于整体综合，西医长于局部分析，各有优势又各有不足，汇通医家对二者的联系还认识不够。

朱沛文指出，中华儒者精于穷理而拙于格物，西洋智士长于格物而短于穷理。华医未悉脏腑之形状，而但测脏腑之营运，故信理太过，而或涉于虚……西洋但据剖验脏腑之形状，未尽达生人脏腑之营运，故逐物太过，而或流于固。即中西医学"各有是非，不能偏主。有宜从华者，有宜从洋者"。这种见解虽然看到了中西医学的各自特点和优势，但是将"格物"和"穷理"两者对立起来，只强调了两者的区别，却忽视了二者的联系。其实，整体综合和局部分析既是对立的，也是相互联系的。中医强调"宏观"，西医注重"微观"，二者之间既有共性又存在个性。[1] 汇通医家正是因为过分强调了两者的个性而忽视了共性的存在，将西医局部分析的标准作为衡量中医价值的唯一尺度。[2] 同时"衷中参西"的指导思想，实质上也是运用中医的整体综合方法来论证西医。事实证明，无论是用西医的局部分析方法来印证中医，还是用中医的整体综合方法来论证西医，都是不可取的。尤其是当西方自然科学有了一定程度的发展之后，中医却不能有效利用这些技术来全面地研究中医，一直固守着"中医长于穷理"的思想阵地，致使中医的阴阳五行、脏腑经络等基本理论得不到提升，整个中医学术自此之后一直处于缓慢的发展境地。

---

① 刘世峰. 从"心"论中西医融合 [J]. 家庭中医药, 2009 (2).
② 祝世讷. 中西医学差异与交融 [M]. 北京：人民卫生出版社, 2001.

4. 对中西医学缺乏统一的认识

汇通派医家对中西医学缺乏统一的认识，也是导致中西医汇通失败的原因之一。其一表现在对中医的认识上。在汇通派医家中，唐宗海说，"《内》、《难》、仲景之书极精确""读西医书，即益知古圣之精"。从中可以看出他对中医是不加扬弃全盘接受；而陆渊雷则认为中医基本理论中的阴阳五行学说属于玄学甚至是封建迷信的范畴，理应剔除。唐氏和陆氏等人的观点刚好是从一个极端走到另一个极端。其二表现为对西医也缺乏统一的认识。对西医褒贬不一而导致在具体的汇通过程中方法混乱，莫衷一是。不可否认，西医经过了长期的分析、还原研究阶段，利用了近代科学的优秀成果，以解剖分析和实验为基础，对人体的构造、生理及病理的细微部分的了解相当透彻，很多方面甚至达到了世界先进水平。然而汇通医家对此缺乏足够的认识。他们或以中医理论来印证西医理论，或者用西医理论来解释中医理论。如唐宗海"西医言苦胆汁乃肝血所生，中国旧说皆谓胆司相火，乃肝木所生之气，究之有是气，乃有是汁，原不相悖"；张锡纯在《内经·脉要精微论》说："头者精明之府，为其中有神明在脑之说也"；等等。这种相互印证的汇通方法带有明显的牵强附会弊病，并不能达到融汇中西医学的预期目标。当然，我们不能因为汇通的失败结局而否定汇通派医家的成就以及他们给中医发展带来的贡献，更不能因此而断定中西医学不能汇通、结合。在探索医学学科建设规律的过程中，随着现代科学技术的发展，中医的宏观认识必将获得微观基础，西医学的微观认识也必定会与宏观认识相结合，双方取长补短，积极寻求中西医学的交叉点，并将日新月异的科学技术成果应用于医学的研究和发展中。

# 结　语

　　医学的研究对象是人体的健康和疾病，而人体是一个复杂的客体，既有自然属性又有社会属性，既有生理特征又有心理特征，因此人体的生命现象必然是呈现多样性和复杂性的。无论是中医学的整体观念还是西医学的系统还原论都不可能对人体的生命现象作出全面的诠释。随着医学模式从生物医学模式向生物—心理—社会医学模式的转变，医学单纯的科技定位的局限性也日益暴露出来。因此，要发展中医药必须与时代紧密结合，从中西医汇通的失败中吸取经验教训，并利用中西医结合发展模式50多年的宝贵经验，深入研究西医发展史并从中获得启示，重整中医发展思路，务必使之走出科学主义和一元主义的误区。同时，确立医学多元主义本体论、方法论、价值论和发展论的观念，让中医学术与其他学科结合，吸取时代精华，对中医理论体系进行深入全面的掌握，建立诊病、辨证、施治体系化，使中医四诊向微观化、中医证候向标准化和客观化迈进，促进中医学有机地融入现代科学体系。

# 第五章　中医理论现代化途径

## 一、中医理论现代化的内涵与必要性

对多数行业和领域来说，现代化都是大势所趋。由于现代化内涵丰富，目前并没有一个精准的定义，但对于什么是现代化，人们在实践中已经大体取得了一定的共识，其中塞缪尔·亨廷顿的观点比较具有代表性，他认为"现代化是一个多层面的进程，它涉及到人类思想和行为所有领域里的变革"①。这种变革是人类社会在步入工业化进程以后自然或者必然发生的，它最终使社会的各个领域都与前工业社会有着明显的区别。与其说现代化是一种进步，不如说是一种为了适应大形势而必须进行的改变。传统的中医理论要在新的环境与形势中生存，就必须作出相应的改变，也就是所谓的现代化。

### （一）中医理论现代化的含义

中医理论现代化是中医现代化的一部分，也是最重要、最核心的部分。对于它的内涵，目前并没有充分的讨论与论证，但很多前辈和学者对于中医现代化的讨论可以给我们一些启示。

中医现代化是一个综合并且连续的概念，不但包括了中医理论、诊断方法、治疗手段、管理体制的现代化，更涉及人们的文化认同。

---

① 塞缪尔·亨廷顿. 变化社会中的政治秩序 [M]. 北京：三联书社，1989：30.

在具体的历史进程中，这些因素交叉缠绕、互为体用，并非简单的因果关系所能描述。中医现代化的最早提出，是在 1979 年广州召开的全国医学辩证法讲习会上。当时与会代表达成了以下共识："运用现代科学（包括现代医学）的先进技术武装中医、发展中医；运用现代科学（包括现代医学）的知识和方法研究中医、阐明中医。说得具体一点就是：在辩证唯物主义思想的指导下，多学科地研究中医药传统理论及其丰富的临床经验，以探索其规律，揭示其本质，发扬其精华，剔除其糟粕。使中医理论经过实验科学的论证，成为严密的先进的科学体系，把中医药学提高到现代科学的水平上来，使临床诊断、治疗具有客观指标并不断地提高其疗效。"[1] 对此，中医名家印会河先生连续在两篇文章中给予了大力支持，认为中医应当积极地吸收现代科学知识以壮大自身，主动采用现代检测手段来弥补传统四诊、辨证的不足，不要一说起西医、中西医结合就谈虎色变，并批评故步自封的"纯中医"做法。印会河将现代化解释为"现代的科学化"，并指出中医的现代化应当具备三个条件："①有明确的指标，见得着或者摸得着；②有充实的数据，形成'量'的概念；③经得起'重复'的考察，一经肯定，在规定的范围之内，他人可得而用之，用而有效。"[2] 从字里行间可以看出，印会河为中医不能马上利用现代科学的成果而倍感心痛，言辞激烈之余，更是急迫地将中医现代化与中医科学化画上了等号，甚至认为应当使用西医检测手段来取代中医的某些诊疗手段。这种观点，遭到了任继学先生的批评，任继学指出："中医的现代化，不等于中医的西医化"，并且指出中医从来都是在积极地吸收当时最先进的学科成果，因此当下也依然要综合利用各学科知识来认识中医，实现其现代化：

① 王建平. 试论中医现代化 [J]. 上海中医药杂志, 1980 (4)：2-4.
② 印会河. 再论当今中医必须走向现代化 [J]. 中西医结合杂志, 1986 (12)：756-757.

"《内经》之所以形成，不是单一发展起来的，而是吸收当时的科学先进成果武装起来的。从《内经》引用古代文献看，共引用二十一部……在内容上还充满着气象医学、时间医学、信息论、控制论以及模糊数学等。因此，研究中医理论体系，必须运用现代多学科的成果和手段，加以揭示和阐述……这就是中医现代化的途径。"①

无论是印会河对所谓"纯中医"的批评，还是任继学力主运用现代多学科成果和手段来研究中医，都揭示出中医现代化的一些本质特征，那就是充分融入现代学科体系。而这一过程也涉及大众的认知程度与接受程度，如果一种理论不能与大众头脑中既有的知识结构和认知体系相合，就不可能为时代所接受，更不要提什么现代化了。

因此，本书认为，中医理论现代化指的是：以中医临床实践为依据，以具有高度临床指导价值的中医理论为线索，结合现代学科成果与手段，进一步探索中医有效性的原理。在此过程中，也让今人能够用头脑中既有的基础知识和认知体系去认识中医。其标准是：能够充分使用现代学科的成果与手段，同时自身的成果与手段也能为现代学科所使用。

## （二）中医理论现代化不等于中医理论科学化

之所以说是与各个"学科"的优秀成果相结合，而不是与"科学"相结合，是因为医学不是科学。多年来，一个很普遍的观点是要将中医纳入到现代科学体系之中，使之符合科学的标准，能够和现代科学发展同轨、同步。在很多人看来，中医科学化就等同于中医现代化，此种观念也确实影响了一部分科研人员的研究方法，在实验和临床中动辄以现代科学的标准来加以要求。黎云对此批评道："所谓'中医现代化'，从其所进行的工作来看，实际上属于'中西

---

① 任继学. 也谈点中医现代化 [J]. 湖南中医杂志, 1986 (1): 5-6.

医结合'"，"'中医现代化'是'中医科学化'的新形式"。

但问题在于：医学本身并不是科学，中医既然属于医学，自然也不会是科学。由于历史原因，国人喜欢把一切好的事物都冠以"科学"之名，比如历史学是科学，哲学是科学，甚至作为科学基础的数学也成了科学。固然，目前多数学科的发展都离不开科学的支撑。比如建筑学，它不仅包含了美学这类非科学的内容，同时也包含了力学等科学内容。虽离不开科学的支撑，但并不意味着要将其定性为科学。自新文化运动之后，国人笃信科学可以救国，以至于把一切好的事物都称为科学，这不可避免地让人会用科学的标准去审视各学科。结果非但无益，反而会拖累各学科的发展。因此，我们不能把中医理论的现代化混同于中医理论的科学化，也不能简单地用科学标准来指导中医理论现代化的工作，就好比不能用科学的标准来要求数学、心理学、历史学一样。

### （三）中医理论现代化是必然之举

现代化的大潮几乎将现代社会所有的领域都卷入其中，人们在大潮之中形成了特定的知识结构和认知体系，现代社会的各个学科建设都以此为基础。遇到不符合这一基础的事物时，比如传统中医理论，绝大多数人都不会选择在既有的知识结构和认知体系之外再去另外构建一套；相反，为了避免认知的混乱，很多人要么视而不见、不予理睬，要么极力反对、必欲除之而后快。

因此，中医理论现代化，就是要以"中医理论指导临床的有效性"为基础，运用现代各学科的成果，对这些经证明确实具有临床指导意义的中医理论加以分析、解读，并在此过程中寻找现代人容易接受的方法，逐渐构建现代人能够接受的理论体系和表述方法；同时，在与现代学科互动的过程中，以自身的优势和优秀成果给现代学科输送营养，积极地建立能够被人们接受的基础。

## 二、中医理论现代化的可行性

"现代"的对立面是"传统", "现代化"的对立面自然也是"传统化"。近几十年来,无论是中西医结合还是中医现代化,都没能很好地帮助中医医生提高临床水平,甚至"邯郸学步,反失其故",在一定程度上造成了中医医生整体临床水平的下降,因此中医应当"传统化"的呼声变得越发高涨。其主张是完全使用古代中医的理论来培养人才,相比起中西医结合、中医现代化的稚嫩,传统化背后的底气是被千百年的实践所证明的临床实效性。但传统化在实践中却遇到了一个古代中医所不曾面对的问题,那就是:受众的现代化。自清末民初西学东渐以后,尤其是废除科举之后,国人不但在工巧、营造等技术上向西方学习,更在观念、思维上竞相学习西方。结果就是国人在观念与思维上的全面西化,西学为体,西学为用,甚至当国人回过头来看自己的传统时,都要本能地想一想:于现代科学上可有根据?这就造成了中医传统化的困境:传统的理论需要用传统的认知体系去吸收消化,才能领会运用,而现代人头脑中的认知体系却很难和"传统"二字搭上边,分子、原子取代了阴阳五行,物理、化学取代了性味归经,分析、实证取代了象征隐喻,即使把《内经》《伤寒论》倒背如流,头脑却未必能和古人同步。所以,在认知体系的巨大差异面前,传统化反倒成了一个童牛角马,不古不今的东西。

只从这一点来说,中医理论的现代化已是必然之举,但我们如何认识传统、如何对待传统,也直接影响着中医理论现代化的方式和路径,在某种程度上,甚至决定了中医理论现代化的可行性。如果真如某些人所说,中医理论是在中国传统文化这块土壤里生长出来,断不可与传统分割的话,那么中医理论的现代化就是一个伪命题,是一个绝对不可能完成的任务。随着国学热的升温,持此种观点者逐渐增多;但是如果中医理论只是根据自身需要,有原则、有限度地在传统文化土壤中汲取适合自己的思想资源和语言资源，经过医学实践的检验后，再予以改造，最终吸纳进来，那么中医理论现代化不但可能，而且很有必要。因此，简单地、贴标签式地支持或反对传统都没有太大意义，更有效的办法是从源头上探寻中医传统理论是怎么产生的，在发展过程中与临床实践形成了怎样的关系。这样不但有利于我们借助传统形成的线索去探寻中医内里的精髓，更有助于我们探索今天中医发展的道路。

## （一）中医理论对中国古代哲学体系的遵从

很多医者明确地提出中医是古代先贤从《周易》、道家理论中感悟出来的，因此主张学医必先悟道、学医必先通易，尤其要精于阴阳、五行变化之理，所谓"医明阴阳五行理，始晓天时民病情"①。唐代医家孙思邈在《论大医习业第一》中指出，学医者"须妙解阴阳禄命，诸家相法，及灼龟五兆、《周易》六壬，并须精熟，如此乃得为大医。若不尔者，如无目夜游，动致颠殒"②。自唐以后，历代很多医家都喜欢以阴阳、五行讲述医理，最有代表性的，一是清代黄元御《四圣心源》，通篇论以五行；二是清末郑钦安《医理真传》，通篇论以阴阳。这两本书在今日影响非常大，全国各大中医院校里，几乎每一位中医学生都读过，很多人甚至认为这两本书道尽了中医的真髓。

随着20世纪90年代"国学热"兴起之后，主张学医必先习易、悟道、精研传统文化，尤其是精研中国古代哲学的观点更加受到重视。但翻阅古代文献，考察中医理论产生与发展的过程，却会发现此类观点不无可商榷之处。考之先秦时期的诸多典籍，我们会发现在春秋以前，易、道诸家理论与医理并没有太多的交集，医出于易、

---

① 吴谦. 医宗金鉴［M］. 北京：中国中医药出版社，1994：422.
② 孙思邈. 备急千金要方［M］. 北京：中医古籍出版社，1999：1.

医出于道之说并无根据，医者在谈论医理时，更多地注重生活经验以及对人体的认识。在整部今文《尚书》和《左传》关于昭公以前（也就是公元前 560 年）的记载中，都没有看到易理对医理的渗透；《左传》昭公以后的文字晚出，并不像此前各编的文字一样形成于战国早期，因此虽涉及阴阳、五行理论，但不可作为春秋思想史的直接证据。也就是说，在春秋及以前，谈医论病，除了以生活经验及早期粗浅的解剖学为依据，只是一味地归之于巫祝鬼神之事。中医理论与中国古代哲学的关系，在这一时期表现得并不十分明显，至少在传世的文献资料中并没有找到直接的证据。

今人所津津乐道的易理和医理的关系，建立于战国时期。而建立关系的过程又恰恰说明了一个重要问题，那就是：古代中医理论并不是从阴阳、五行等理论中推导出来的，阴阳、五行理论也并非中医理论的源头。在这一时期，中医理论从飞速发展完善的古代哲学体系中汲取思想资源，不但直接借用古代哲学的词语、概念，甚至直接套用古代哲学的思想体系，用来完善自身的理论体系。但是在汲取、借用的过程中，中医理论从来没有背弃医学自身的规律。《易经》最早的内容，是卦辞和爻辞，以供占卜之用，所言皆是以事喻义，通篇不见阴阳、五行的内容。即使是易卦的组成，被后世认为是阴、阳化身的阴爻与阳爻，在最初也不过是八和一两个数字，张政烺先生考察更早的甲骨文和金文资料，发现易卦中不但有八和一两个数字，还有五、六、七、九等数字。① 也就是说，《易经》中各卦的组成乃是数字，并非阴阳爻，不涉及阴阳，与五行更无关系。从文化人类学的视角来审视，当属于法国学者列维—布留尔在《原始思维》中提到的古人对数字的崇拜："每个数都有属于它自己的个别的面目、某种神秘的氛围、某种'力场'。因此，每个数都是特别地、不同于其他数那样地被想象（甚至可说是被感觉）……每个数

---

① 张政烺. 张政烺文集：论易丛稿 [M]. 北京：中华书局，2012：1 - 25.

的神秘特性使它们不能进行加、减、乘、除。可以对这些数进行的
唯一运算，乃是不像算术运算那样服从于矛盾律的神秘的运算。"①
根据梁启超先生的考证，阴、阳二字原本只是用来表述自然现象，
在春秋晚期以后逐渐具有了抽象的意义，然后才被孔子门人加入易
学系统之中。五行理论则更晚，梁启超先生在《阴阳五行说之来历》
一文中也早已指出过这一点。② 古人还将谷与五行并称，可见直至此
时，五行还没有完全脱离具体物质的范畴。阴阳、五行成为抽象的
理论，并且在天人同构思想指导下最终成为一个囊括万物、包罗万
象的大体系，是战国中晚期的事，"古史辨"派的学者们对此早已作
出充分而翔实的考证。中医理论的发展与阴阳、五行理论的发展在
时间上有很鲜明的关联性。

先说阴阳。《史记·扁鹊仓公列传》中记载的战国中期扁鹊医
案，开始出现了阴阳辨证："夫以阳入阴中，动胃缠缘，中经维络，
别下於三焦、膀胱，是以阳脉下遂，阴脉上争，会气闭而不通，阴
上而阳内行，下内鼓而不起，上外绝而不为使，上有绝阳之络，下
有破阴之纽，破阴绝阳，色废脉乱，故形静如死状。"③ 再说五行。
五行理论的出现、普及，与中医理论开始使用五行理论发生于同一
时期，甚至可以说它们是同步的。无论是囊括万物的类象体系，还
是相生相克的推算模式，在战国中期以前的文字中都完全没有记载。
《左传》昭公以后的文字虽有涉及，但由于其内容晚出，不足为据。
思孟学派的五行说虽名为"五行"，所言乃是儒家伦理，与我们平时
所说的五行生克并无关系。五行理论的完善与大兴，起自战国中晚
期的邹衍，中医很快将之援引进来。五行理论引入医理，肇自《内
经》，而《内经》的书写始于战国晚期，其中五行生克的理论与同

① 列维—布留尔. 原始思维 [M]. 北京：商务印书馆，1981：201–202.

② 梁启超. 阴阳五行说之来历 [M]//顾颉刚. 古史辨：第5卷. 上海：上海古籍
出版社，1982：343.

③ 司马迁. 史记 [M]. 北京：中华书局，2010：6276.

样是战国晚期书写的《吕氏春秋·十二纪》非常相似，无论是理论表述还是行文运笔都表示两者是同一个时期的作品。

虽然已经构建了相对完整的理论体系，但是在临床实践以及现实中的医理讲述中，却较少看到相关内容。前面提到的《史记·扁鹊仓公列传》中记载的医理，论述的重点乃是脏腑、经络等人体器官与系统的功能，《难经》更是如此，虽偶有阴阳理论，却也不是论述的重点，只在讲述完经验之后，再予以修饰。比如《虚实误治》篇："五脏脉已绝于内者，肾肝气已绝于内也，而医反补其心肺；五脏脉已绝于外者，其心肺脉已绝于外也，而反补其肾肝。阳绝补阴，阴绝补阳，故曰实实虚虚，损不足而益有余。如此死者，医杀之耳。"[①] 前面关于脉象与脏腑间的关系显然是从实践中总结出的规律，在后面缀上阴阳理论，且与虚实、不足和有余等春秋战国时期常用的语言并列，显然是对这一后起理论在文化上的尊重，与临床关系并不十分紧密。

从这一时期中医理论的发展和中国古代哲学发展的关联性上来看，中医理论始终在从哲学中汲取营养，借用其理论体系和词语、概念来构建自身的理论体系。但是，这并不是说中医理论就此削足适履，完全遵从于哲学理论体系，而是在不违背自身规律与临床实践的基础上，有原则、有限度地遵从。

自战国晚期，以《吕氏春秋》为代表的一些著作证明阴阳、五行理论开始向医学理论渗透。自唐代以后，医家用阴阳、五行表述医理更是成为一种习惯，但这并不是说此种理论真的具有绝对的临床指导意义，相反，更多时候是医者对强势文化约定的遵从。比如五脏与身体孔窍间的关系，《内经》中关于此内容的论述就带有中医理论在遵从哲学体系，改造自身的过程中遗留下来的痕迹。在传世的五行体系中，心开窍于舌，肝开窍于目，脾开窍于口，肺开窍于

① 陈璧琉.《难经》白话解 [M]. 北京：人民卫生出版社，1963：17.

鼻，肾开窍于耳，但《内经·金匮真言论》称心"开窍于耳"，肾则是"开窍于二阴"①，说法并不统一。虽然《内经·阴阳应象大论》称心"在窍为舌"，肾"在窍为耳"②，此对应关系在以后成为主流，但历代医家也并不是死板地遵从这一体系来治疗舌病和耳病，临证时多是随机应变。正如邱鸿钟先生所说："中医理论是以自然和临床观察为基础，以文化结构为工具进行约定构造的逻辑体系"③，在真正的临床大家手里，这种文化约定本身是可以被随意揉捏的，运用医理时绝不受此死板的理论体系束缚。在临床实践中如何运用，完全看实际需要。

由此可以看出，中医理论中的元哲学命题和文化约定命题并不能脱离临床经验而独立地指导中医临床实践，更不能解释"中医为什么能治病"这个根本性问题。无论是《内经》，还是后世各家医论，都是在借鉴新兴的理论体系，借用最强势的语言和概念叙述医学道理，或者用一种假设的理论去论证另一种假设的理论，进行自证循环的游戏。虽然从中得到了很多启发，使医学理论获得进步与发展，但有些内容也存在脱离临床的问题。因此，中医理论在发展过程中，虽然一直在与阴阳、五行、易学、道家理论等古代哲学进行互动，但这互动过程又始终是以临床实践为根基的，既不是完全遵从于古代哲学的理论体系，也不是完全脱离这一体系。

古代医家如此做法，其意义有二：一是遵从大众的认知习惯，让自己更加适应市场——这在当时来看，也是十足的现代化。主动迎合主流话语体系与认知体系，在任何时期都是很自然的事情，就像在今天，很多中医医生在临床诊断和遣方用药时完全使用中医理

---

① 山东中医学院，河北医学院. 黄帝内经素问校释［M］. 北京：人民卫生出版社，1982：57－58.

② 山东中医学院，河北医学院. 黄帝内经素问校释［M］. 北京：人民卫生出版社，1982：76－79.

③ 邱鸿钟. 医学与语言［M］. 广州：广东高等教育出版社，2010：180.

法，但在给病人解释病机病理时却中医西医一起上，连阴阳五行带神经肌肉，连寒热温凉带细菌病毒。若不如此，病人常会听得一头雾水，直接影响沟通效果与对医生的信任。二是中医身处某种特定的文化环境中，头脑中的语言体系和认知体系皆在此种环境中形成，因此主观上自然也倾向于让医理符合自己头脑中的各种体系，避免让自己陷入混乱之中——这既是医理和古代哲学之间进行互动的重要原因，也是二者在精神上互通的重要原因。

### （二）中医理论与西方古代医学理论的互通之处

无论是学习中医理论，还是研究中医理论，都离不开一定的传统文化的素养。清代名医刘止唐在《医理大概约说》中指出："古之名医皆大儒。否则高僧高道。无俗人也。"① 古代如此，今天也不例外，很多中医教育家都强调过要想学好中医，先要学好中国传统文化。究其原因，大概有以下两种：一是中医表述医理、药理的语言具有极其明显的"隐喻"特征，而喻体则是古人生活和文化中的事物。如果传统文化素养不够，在面对古代中医文本时，难免如雾里看花，得出一些似是而非的结论。当喻体是当下生活中的事物时，这个问题还不是很突出，比如《内经·阴阳应象大论》说："阴阳者，天地之道也，万物之纲纪，变化之父母，生杀之本始，神明之府也。"② 喻体简单明了，叙述言简意赅，这就很好理解。但如果喻体涉及某种文化约定时，就必须以相当程度的人文素养作支撑了。二是古人的思维方式与今人的思维方式多有差异。若缺乏一定的传统文化素养，就不容易领会传统思维方式所构建的中医逻辑结构。事实上这也确实造成了今人理解中医的困难：常见的唯科学化、唯

---

① 刘止唐，刘子维. 火神之祖：槐轩医学全书［M］. 北京：中国中医药出版社，2013：18.
② 山东中医学院，河北医学院. 黄帝内经素问校释［M］. 北京：人民卫生出版社，1982：62.

指标化、用西医标准去要求中医、将西医概念与中医概念机械地相比附等错误，都与之有很大关系。比如邱鸿钟教授指出，中医认识事物具有的一个显著特点，就是"医者自己的体验和自我观察推及对象，这与西医要求尽量排除个人影响的方法论是截然不同的。同理，不明白中医认识方法的这种人文主义的特点，就很难理解中医由表及里，用五官观察到的'证'和'藏象'，用手指感受到的'脉象'和在针灸操作中体验到的'经络'，以及主体意会类推出来的'命门'和'三焦'等概念"①。

就上面两个因素而言，研习中国传统文化自然是必要的。但是，这并不是说中医理论就是中国传统文化土壤中生长出的独有产物。我们只有依靠传统的思维方式才能领会其精髓——近年来，这种观点越发普遍，影响也日益增加。如果情况果真如此，那么中医理论的现代化就是一个不可能完成的任务，因为一种只有依托于传统的文化约定、语言习惯、思维方式才能存在的理论，是不可能与现代学科合拍的。如果我们把眼光放宽，比较古代西方医学的理论和临床手段，就会发现中医理论的产生与人类头脑中天生的、固有的思维方式有很大关系。认清这一点，可以让我们运用文化人类学、思维科学、认知科学等更高一层的眼光去审视中医理论，做到"一脚门里，一脚门外"式地看问题，这对认识中医理论和发展中医理论都是大有好处的。

1. 古代西方医学文本中的隐喻

以最经典的阴阳为例，古希腊大医家希波克拉底在《摄生论》中，有一段谈论水火关系的文字，细玩之下，会发现其并非在谈论现实中的水火，而是以水火为喻，运用隐喻的叙述方式来谈论事物的特征与彼此间的关系。其思想与中国的阴阳理论并无太大出入，区别只在于使用的词语不一样而已，中国人用的是阴阳，而希波克

① 邱鸿钟. 医学与语言 [M]. 广州：广东高等教育出版社，2010：204.

拉底用的是水火。火没有形体，却能使事物发生变化，水有形体，可以提供营养，却没有让事物运动和变化的能力，两者鲜明的特征与相互间的关系从它们本体上被剥离开来，成为一种基本的认知模型。当希波克拉底用水、火这两个词语谈论事物时，很多时候并不是在说水和火本身，而是在说具有同种特征的功能和状态，这和中国人对"阴阳""水火"等词语的使用并无本质上的不同。

2. 古代西方医学对"气"的重视

"气"是中医理论中非常重要的一个概念，其重要性甚至超过阴阳、五行。中医理论中的"气"既是空气，也是一种游走于全身的精微物质，可以供给身体能量，维持身体机能的正常发挥。"气"的种类繁多，充斥于天地，流行于人体。以我们今天的眼光来考察中医典籍中的各种"气"，会发现所描述的其实是人的各种状态，中国古人认为事物的外部有何种状态，有何种直观特征，便有何种"气"在内部起作用，但在中医理论中，这种"气"不但真实地存在于人体、万物之中，而且与那可供呼吸的物质（也就是空气）是一回事。这种思想，并非中医独有。古代西方医学理论中有着几乎与之相同的概念，而且同样处于至关重要的地位。古代马其顿医学家埃拉锡斯特拉斯（Erasistraus），其生活时代相当于中国的战国中晚期。他和中国古代医家一样，认为呼吸的空气在体内形成精气，并且沿着具体的通道流行于全身，而这种思想被以后的欧洲医学家所继承，并发展出"有何种状态就是有何种气"的思想，用来指导诊断与临床。由此可见，不但其指导思想与中医所差无几，二者甚至在治疗手段上也没有本质上的不同，都是使用具有强烈刺激性气味的物品让人体郁结的气机流通。从中我们可以看到，古代西方医学不仅对"气"的认识和中医理论相似，连解决问题的手段也如出一辙。

3. 以主—客体关系来构建医学理论

中医在观察客观世界时，以自身的体验来建立主—客体关系，并以此来认识和把握客体。这是中医理论和现代医学的重要区别，却和古代西方医学多有相似。中医理论中有一个重要概念：湿，这是以自身体验和人与周边环境的主—客体关系为依据建立的概念，在古代西方医学中也可以找到相似的内容。希波克拉底在《气候水土论》中谈及一个叫塞齐安斯（Seythians）的种族时，也把湿这样一种介于自然现象和主观体验之间的概念当成一种具有物质性的、能够像物质一样侵入人体的事物。[①] 并且，这种具有物质性的湿可以通过烧灼来清除掉，与中医的"升阳除湿"理论非常相似。再比如中医理论中比湿还重要得多的概念：寒热，更是侧重于个人体验建立的概念，在希波克拉底的理论中也能找到类似内容。由此可见，虽然东西方文化差异很大，但中医理论与古代西方医学理论却多有类似，无论是指导思想、思维方式还是临床手段，都有颇多相近甚至相同之处。由于两种文明在秦汉以前并没有太多的交集，各自独立发展，因此拥有更高的比较价值。

经过对中医理论框架来源的分析，以及对中医理论和中国古代哲学的分析，尤其是和西方同时期医学思想比较之后，我们可以初步得出一个判断：中医理论虽然不断从中国古代哲学与传统文化中汲取营养，但也从来没有背离医学本身的规律与临床实践，而且中医理论的产生与人类共有的本能的思维方式有很大关系。因此我们不能武断地说中医理论是中国古代哲学的产物，也不能认为它和传统文化的土壤是断不可分开的。在今天的文化背景下，关于我们具体采用何种方法研究中医理论，很多学者给出了具体的意见，比如钱学森倡导以"系统论""思维科学"为主要手段，邱鸿钟、张其成主张以科学与人文相结合的办法加以研究，贾春华教授则主张以"认知科学"为主要手段。但无论何种途径、何种方法，要想实现中医理论的现代化，都要先认清传统，在对传统有一个合理的定位之

---

① 希波克拉底. 希波克拉底文集 [M]. 赵洪钧，武鹏，译. 北京：中国中医药出版社，2007：27.

后，才能厘清它与现代和现代化的关系，以避免认识上的误区造成
负面影响。

### （三）中医理论自古就有"现代化"的传统

我们今天说起中医的"传统理论"，往往会下意识地将其视为一
种既已成形的、同时贴有"阴阳""五行""天人合一""六经"
"八纲"等标签的理论体系。但在两千多年的历史中，历代医家一直
在积极地运用时人接受的最新知识体系来改造医学理论，用流行的
语言体系来表述医理。

春秋晚期，阴阳理论成为人们认识世界的重要理论，于是医家
将其援引进来。自战国至汉代，五行理论和天人同构思想逐渐在政
治理论中占有重要地位，于是医家很快接受，并在此后的实践中构
建了以五行理论指导临床的理论体系，这在前面都已经说过，不再
赘述。在唐代，佛教和道教对社会的影响很大，于是佛教和道教的
某些理论也被用来指导医疗，比如道教认为人体内有三尸诸虫，可
使人生病。因此隋代巢元方在《诸病源候论》中将一些常见病的病
因归结为尸虫为害，详细论述其原理并给出了治疗方法，但这治疗
方法乃是由前人经验总结出来的，与三尸诸虫理论并无关系。宋明
时期，张仲景的地位逐渐提高，最终被"层累地造成"了众人景仰
的"医圣"，他留给后人的"六经"体系也逐渐受到尊崇。因此，
自金元起，一直到明清两代，很多出色的医家都用自己思考、实践
得出的医学成果来注解《伤寒论》和《金匮要略》。对此，王琦先
生总结道："'传统'不是'过去''古老'与'保持原样'的代名
词，传统是一个开放的、动态的系统，它在时空的延续与变异中，
不断重构而充满生机。"① 其间的道理，并不只是医者迎合受众的认
知习惯，还有医者本身就处在时代发展的进程当中，他们和自己的

---

① 王琦. 中医现代化的内涵 [J]. 科学新闻，2002 (23)：46-47.

病人一样，也不可避免地受到当时流行的知识结构、思想观念、语言习惯的影响，在面对"传统"的医学理论时，同样会出于便利性，或者避免使自己混乱的目的，而对其进行改造——在今天，这些改造的成果被我们称为"传统"，可是在当时看来，却是不折不扣的"现代化"。

当然，此处无意将现代化这一概念无限扩大，甚至滥用，但以此种眼光、角度对中医理论的发展过程进行审视，却可以帮助我们对以后的道路看得更清楚一些。

### （四）中医理论现代化的可行性与影响

经过对中医理论产生过程的梳理、对古代中医理论与古代西方医学理论的比较，再经过对中医理论现代化内涵的讨论，尤其是梳理了中医理论在历史上不断进行"现代化"的过程之后，我们可以基本确定，古代哲学体系与中国传统文化土壤并不会对中医理论造成束缚，也不会妨碍中医理论在新的时期吸收新的营养，中医理论可以在遵循临床实践的基础上，通过随时吸收当下流行的知识、迎合当下的认知体系、使用当下的语言习惯，来改造自己的理论体系。因此，在今天的历史环境下，中医理论现代化的可行性是完全存在的。

对一门学科的发展来说，现代化的重要优势在于可以让它和其他学科互相启发、合作。拥有共同的知识体系、认知体系和语言习惯，就可以在一定程度上解决"不可通约性"带来的困难，让各学科之间互相吸取营养，获得发展甚至突破。中医理论在现代化的进程中不但可以得到其他学科的支持，同时也可以给其他学科带来启发，尤其是给现代西方医学带来突破。但有可能出现的负面影响也正在这里。中医理论本身并不是一个统一而严密的体系，由此形成的历代各家学说相间区别不小，甚至相互矛盾，但各家皆有所长，施用于临床，都有相当可观的有效性。其中的原因是看问题的角度不同，运用的思维方式不同。在现代化的进程中，不同的理论学说和现代学科体系的可融合性是不同的，那些容易和现代学科相融合的理论学说能够很快地获得优势的地位，得到更多的关注和资源，在"马太效应"的放大之下，就此成为"中医理论现代化"的标签或形象代言，由此很可能造成"一将功成万骨枯"式的结局，诸多有价值的理论学说在这一过程中被冷落甚至消亡。这一问题，需要提前引起足够的重视。

## 三、中医理论现代化的回顾与评价

中医理论的现代化是中医现代化工作的一部分。"中医现代化"一词虽然是在 1979 年才正式提出，但是其主旨精神与相关实践却早在清末民初就已经发端，当时各医家的论述与争论也是以中医理论为核心的。在一百多年的探索与实践中，中医理论获得了相当程度的发展，前人留下的宝贵经验给今人以极大启发。同时，探索过程中出现的问题、犯的错误也从另一个角度为以后的工作指明了方向。

### （一）中医理论现代化经历的阶段

中医理论的现代化进程经历了中西医汇通、中医科学化、中西医结合、中医现代化四个阶段。其在各自所处的历史条件下，都对中医理论作出了相当程度的贡献，同时也受历史条件的限制，或多或少地存在一些问题。

1. 中西医汇通阶段

自明代西方传教士将西医知识传入中国以来，中国的医家就开始积极主动地接受新知识以审视、发展本土医学，方以智、王肯堂、王清任皆是此道先驱。但在清朝末年以前，由于中西医学交流程度较低，再加上当时西方医学的理论较薄弱，临床水平更是无法与中医相比，因此中国医家并没有将其平等对待，西方医学对中医造成的影响也十分有限。西医理论真正对中医理论造成冲击，从而被中国医家正视，是从清末开始。鸦片战争之后，国人不但在军事上败于西方，而且在商战、学战上连遭败绩。此时，西方医学又正处借科学发展之大潮获得革命性进步的时期，无论是医学理论，还是治疗手段，或是最有说服力的临床效果，都获得了长足的进步。和中医理论相比，西医理论皆有确凿之证据，看得见，摸得着，不但直观，而且具体，对中医的冲击已不容忽视。在此种背景下，四川彭县的医家唐容川首倡"中西医汇通"，迅速得到了中国医学界的认同，并在清末民初成为医学发展的主流思想。

唐容川力主将西医学的解剖知识和医理引入中医学基本原理的解释之中。比如在讲述心时，中西医的知识一并使用："心，形圆上阔下尖。周围夹膜，即包络也。其上有肺罩之，空悬胸中；其下有膈膜遮截。膈为膻，包络为膻中。心为君主。西医云：有脑气筋贯之，有左右房，以生气回血。"在肯定西方医学成果、运用西医成果弥补中医不足之处的同时，也指出西医虽然长于解剖，精于形体，但是对于各脏腑所主的功能认识不足。在唐容川看来，既然西医长于解剖，中医长于气化，那么中西汇通就是理所当然的事情。唐容川是中西医汇通思想的倡导者，引领风气，首开先河，而在此潮流中的集大成者则是著名的张锡纯。唐容川《医经精义》中混融中西的内容可谓言简意赅，相比之下，张锡纯做的工作就非常细致，不但将解剖学意义上的五脏六腑进行中西医知识的大融合，还试图给中医理论中各种功能性的概念找到西医学的依据，甚至在面对中西医理论中明显不同的地方时，也要引经据典，曲为之说，力求混融为一。比如说到中西医对心脏的认识不同，"西人谓左右心房各有二，是心之体原四孔也。而《难经》谓心有七孔三毛"，张锡纯坚称并非中医之失，而是认识习惯造成的偏差："尝考古训，凡细微难察之物，恒比之于毛。"如此细致的工作，反映了张锡纯对中西医汇通的坚信，这也促成了张锡纯以西医学为启发，推动了中医理论及临床的进步，比如论及黄疸时，中西汇通的理解推进了中医对此病更进一步的认识："胆管肿胀，不能输其胆汁于小肠，而溢于血中随血运遍周身，是以周身无处不黄"，又以此为依据，处以中药方剂和西药阿司匹林，疗效出色。

在此过程中涌现出的另一位可与张锡纯比肩的大家是恽铁樵。在中西医汇通的思想上，恽铁樵与唐容川、张锡纯并无太大区别，他独到的见解在于：在一个人人趋新弃旧、"取缔中医"呼声不绝于耳的大环境下，并不执着于中西医孰优孰劣之争，而是指出中西医应当有机地结合起来，产生一种融合了两家之长的"新医学"。[①] 这种"新医学"的思想，在今天看来是大势所趋，在当时而言却是真知灼见。应该说，这一阶段是中医传统理论向着现代的方向迈开前进步伐的开端，我们看到的是一幅充满矛盾感的画面，当深谙传统理法方论的医家们甫一接触西医理法，既会萌生出别有洞天的欣喜，从而急不可待地吸收新知识与新思维，又会感受到国学势微的紧迫，从而费尽心机地维护传统理法的尊严。在西学势大、中学势微，求新求变成为社会共识的大背景下，主张中西医汇通的医家们几乎是依靠直觉和本能在为中医寻求喘息和突破的契机。中西医并存的格局在此阶段逐渐形成，一直延续到今日。在西化大潮席卷天下之际，中国医学界能维持此种世界独有之局面，实乃两千年底蕴所造就之奇迹。这一阶段既有成就，也有教训，但不管怎样，古老的中医理论自此摆脱了沉闷窒息的样态，开始抖擞精神，在一条全新的道路上寻找和获取生机。

2. 中医科学化阶段

中医科学化的成势与五四运动前后的大形势直接相关。自 1905 年清政府废除科举制之后，旧学既不能用来升官，也不能用来发财，渐成无用之学，在国人求新图变的环境之中，更是被贴上了"愚昧""落后"的标签。而以旧学为根底的中医学，也逐渐地被国人视为应

---

① 恽铁樵. 对于统一病名建议书之商榷 [J]. 医界春秋，1933（51）.

当改造甚至废除的事物。这一形势在 1919 年发展到了高潮。巴黎和会，中国空有战胜国之名，眼睁睁地失掉了辽东与胶东。国人闻讯，怒不可遏，半天之下，浪潮汹涌。痛定思痛，舶来的"德先生"与"赛先生"很快被国人寄予厚望，尤其是拥有看得见、摸得着的强大力量的"赛先生"——科学，更是成了救国图存的希望所在。科学不但是有效的工具，甚至很快蜕变成一种信仰，挟泰山以超北海，无所不能。与之相对的旧学，则要么被抛弃，要么被科学改造——中医科学化的理念就这样在中医界内部应运而生。拥有深厚的旧学功底的中西医汇通派医家们只是援引西医知识到中医体系里来，骨子里仍然是"中体西用"，无论是唐容川、张锡纯还是恽铁樵，都坚持中医理论高于西医理论，但是主张中医科学化的医家却已经不止于援引西医知识，更希望抛弃中医传统理论，完全使用西方科学知识来解释中医学。

最早提出"中医科学化"口号的，是江苏医家丁保福。他认为中医科学化是中医唯一的出路。支持这一思想并使其发展壮大的，是恽铁樵的弟子陆渊雷。陆渊雷认为中医临床虽有实效，但这实效多半来自经验的积累，并非来自中医理论，而中医理论多是古人无端的揣测，并无科学依据，因此要以科学理论来解释中医理论。在具体的措施上，陆渊雷主张以研究中医的证候为入手点，在运用科学来解释证候的过程中实现中医的科学化。陆氏认为，中医理论中的证候是中医诊疗的基础，也是中西医诊疗的重要区别。中医医生从病人的证候分析病因，司其外，揣其内，确定病机病理，最后遣方用药，而西医理论中虽然也有对疾病症状的描述，但疗效过程中并不重视症状，这是中医理论强于西医的地方。持同样观点，可与陆渊雷比肩的医家，是广东佛山的谭次仲，时人有"南谭北陆"之称。谭次仲旗帜鲜明地反对中医理论中的玄理，认为玄理不除，中医灭亡不出旋踵。无论是作为中医理论重要基础的五行生克理论，还是中西医汇通派医家颇为倚重的气化学说，都对中医没有丝毫益处，更会阻碍中医科学化的进程，应该一并扬弃。谭氏认为，既然中西医所面对的人体在生理上并无不同，那么中西医理论中的相应概念自然可以互换，因此极力主张以西医理论中清楚明白的概念代替中医理论中虚玄模糊的概念。陆氏和谭氏的这些主张，得到了时逸人等当世著名医家的支持和响应。和略显中庸的中西医汇通派相比，中医科学化派的主张更具颠覆性，在中医的西医化道路上走得更远，所造成的影响也远远超过中西医汇通派，有些观念和主张一直影响着今天的中医学界。

3. 中西医结合阶段

自废除科举之后，国人竞相研习西学，虽有部分中医学者仍然拥有一定的旧学功底，但从整体来看，从医者的知识结构与思维方式多已偏于西化。大部分中医生已经不知中学之体为何物，就连谭次仲这样学识广博、知识结构完善的医家，都不能察觉中西医理论本质上的冲突，以为将中西医进行机械的比附就可以发展中医。此种情况，使众医家在处理中西医理论的差异与冲突时，无法做到中西医汇通派医家那样进退得当，而是本能地倾向于以西化中。虽然在某种程度上迎合了大势，却最终矫枉过正，甚至在西化的路上很难回头。这一形势在二十世纪中叶发展到了十分严重的地步。

1950 年 8 月，第一届全国卫生会议召开，与会代表多要求限制中医的发展。陆渊雷代表中医界同仁顶住了压力，为中医争取了生存空间。但形势并没有因此而缓和，"中学西""改造中医""中医科学化"的声音一直占据了主流，造成的直接结果就是广大中医医生在没有打牢中医理论基础的情况下，选择使用更容易理解的西医理论来解释中医，临床实践更是舍中从西，出现了中医人才面临断档的危险局面。毛主席敏锐地发现了这一严重错误，给予了严厉的批评，并多次下达指示，要求纠正错误，努力发掘中医这一伟大宝库。于是，"中西医结合"的新局面迅速形成，相关工作也轰轰烈烈地开展起来。

由于中西医结合工作并非民间自发形成，也不是中医界内部的自觉，而是一场自上而下、由国家力量组织进行的运动，和注重思辨的中医科学化相比，中西医结合有了实实在在的国家力量支持，也有了不能推卸的任务与指标。因此，在理论上更加倚重科学实验，在实验室里用具体的实验来探究中医理论的合理性所在；在临床上，中西医结合实践也不再是医生自己的个人行为，而是有组织参与、有明确目的、有具体方案的国家行为。这一过程中，对中医理论的研究工作有两大重点：一是和中医科学化一样，运用西医理论去解释中医原理，比如在伤寒领域，用病毒、组织器官充血等概念来重新解释《伤寒论》里的证候；二是研究某种中药所含有的化学成分，以及这种化学成分对某种疾病的效用。经过多年的研究，很多人体器官、系统的运作机理得到了新的认识，很多药物的化学成分与有效性原理得到了揭示，有些实验虽然未能获得最终结果，却也为以后的研究工作捕捉到了宝贵的线索，成绩斐然；而以实验室中的实验来探究中医学原理的方法、西医诊断结合中医治疗的方法、对西医理论中的疾病进行中医分型，也都成为一种"习惯"，一直延续到今天。

4. 中医现代化阶段

"中医现代化"作为一个术语、一个概念，是在 1979 年于广州召开的全国医学辩证法讲习会上提出的。它在精神主旨上与前面的中西医汇通、中医科学化、中西医结合是一脉相承的，其发生也是前面几个阶段积累到一定程度，在新时期新环境下产生的自然结果。由于处在不同的历史阶段，因此具体表现和内容又与前面几个阶段有明显的区别。在拨乱反正之后，很多西方学术成果和先进思想得以摆脱意识形态的束缚，进入中国学人的视界，国人依据这些前人不曾拥有过的思想资源与前所未有的思想高度，几乎在一瞬间就抓住了问题的关键，那就是：中西医本属不同文化背景与思维方式下产生的不同理论体系。两者虽然在临床实践上可以充分合作，但在理论体系上却难以融合，"不可通约性"是横亘在两者之间的一道不可逾越的鸿沟。在此种认识之下，以往单纯地、机械地以西医知识解释中医理论、以化学成分解释中药原理、以西医概念比附中医概念的错误方法得到了一定程度的反思，系统科学、思维科学、认知科学以及语言学很快被引入中医学领域，学者们以此为依据，对中西医理论的发生、发展，以及各自特性作出了与从前完全不同的研究与探讨，也达到了前人所完全不能想象的高度。不同于中西医汇通、中医科学化、中西医结合派的具体细微，拥有了新知识与新眼界的中医家们不再纠结于中西医之间具体的一理一法、一方一药之配合，或某一概念之异同，而是着眼于中西方文化在发生之时的差异，以及此后各自发展道路的不同所造成的结果。此种背景下，钱学森力主将"系统科学"引入中医学；匡调元力主建立超越中西医的"人体新系"；刘长林首倡以思维方式之差别来审视中西医理论差别；邱鸿钟、贾春华则力主以语言学、文化人类学、认知科学来重新审视中医理论。这些主张虽然不免局限于当时的整体认知水平，却都在新的环境、新的知识背景下敏锐捕捉到了中医理论更加合理的发展方向，为其发展打开了全新的局面。

## （二）中医理论现代化工作的得失

应该说，中医理论现代化经过的这四个阶段都是历史的必然，它们在主旨精神上一脉相承，所面对的挑战、所欲解决的问题、所要达成的目标虽然因时代差异而略有不同，却都是为了中医学能够在新时代与新形势下得以生存发展。得益于各医家本身的智慧与才华，每个阶段都有惊艳一时、足以彪炳后世的成绩，但同时，限于时代整体的认知水平，每个阶段的认识都有各自的偏差。

首先说中西医汇通阶段。中西医汇通确实是一种很好的设想，其巨大贡献在于让医者打开了视野，在面对新学的冲击时，能够坦然接受西医的优点，又能在比较中把握中医的长处，既感受到形势发展的方向，又不至于丧失信心。其不足之处同样明显，无论是在理论上还是在临床实践上，中西医汇通始终存在一个汇而不通的问题。唐容川在著述中或是将中西医理论并行地放在一起加以论述，与资料的简单堆砌无异，没有什么内在的逻辑联系；或是面对西医、西学概念时望文生义，用错误的理解来证明中医理论的正确。张锡纯虽然做了大量工作，用西医知识将中医理论事无巨细地解释了一遍，却和唐容川一样，并没有解决中西医理论体系间本质差异。皇皇巨著，中西均沾，却只是各说各的理，纵然有留于后世的理法，比如阿司匹林的西药中用，或是如镇肝熄风汤之类经典的方剂，却也只是其个人天赋的表现。虽然有在黄疸病等部分疾病上进行中西汇通而取得理论进展的成功案例，但从整体上看，所占比重非常有限，出色的临床效果与他所提倡的中西医汇通理念关系并不十分显。张氏临床诊断、处方虽然参考西医知识，却是建立在不能违背中医理论的前提之上的，深厚的中医学功底才是其临床效果的根基，所以后人即使学习其理法，也很难达到同样的医学修养，更难达到相近的临床水平。因此，中西医汇通派取得的成就更多地与其中代表人物的个人天赋、才华相关，不能认为是中西医理法的汇通带来的成果，因此中西医汇通落下了一个汇而不通的定论。从历史上来看，其最大的意义反而是开一时之风气，在人们的头脑中植入了一些理念，为后世医家借用西学的作风奠定了基础。

再说作为中西医汇通派继承者的中医科学化与中西医结合，从时代的划分与获得的支持上来看，两者似乎有所区别，但从思想的承袭与方式方法的采用上来看，两者实在没有本质差异。在救亡图存的大背景下，趋新趋变乃是主流，纵然旧学有很多宝贵的财富值得人们去挖掘，但早已失去耐心的人们已经不可能再给旧学机会，因此中医要想在这种大环境下得以延续，就不得不披上新学的外衣，比如要实现科学化，又比如和西医结合。从这个角度来说，无论打着什么旗号、披着什么外衣，能让中医在逆境中存活下来，已经是不可抹灭的巨大贡献。但与此同时，由于参与其中的人员几乎完全没有了旧学功底，所以无论是中医科学化，还是中西医结合，都有意无意地忽略了中医学内在的精神，完全以西医和现代科学的知识对中医学进行肢解、诠释，最后在西医的视野下对中医理论进行重构，表现在具体方法上，就是力图以解剖、实验的办法研究人体经络的本质、藏象学的本质，甚至证候的本质。祝世讷先生对此批评道："将中医五脏理解为解剖学概念，扭曲了中医五脏理论，也有悖于人身实际。"[①] 虽然名义上是中医的科学化，是中医与西医的结合，但主导的思想与手段却没有中医的影子。中医理论在人们头脑中也逐渐失去了应有的主体地位，变成了一个如死尸般地等待人们来解剖的对象。因此，中医科学化和中西医结合工作所取得的丰硕成果在更多意义上属于现代科学与西医的进步。

1979 年以后，"中医现代化"的口号正式提出，拥有了更多思想资源与自由空间的学人得以对中西医汇通、中医科学化、中西医结合三个阶段进行考察与反思，总结前人经验，纠正以往的错误，以更高的着眼点去审视中西医本质差异，以及中医理论的本质特点。这些都为中医理论走向更加合理的发展道路提供了保障。由于我们正处在这一阶段，很多事情难以用超越时代的眼光去审视和判断，因此目前还不能草率地加以评说。

## （三）中医理论现代化工作忽视的内容

从狭义上来讲，医学之所以为医学，有两个根本性的特征：其一，直接面对的对象是人的身体，是出了问题的人体；其二，采取特定的手段来修正人体。中医学也不例外。中医理论中无论是清楚明白的概念还是虚玄莫测的理论，最终所要面对的都是人体。五脏六腑的概念虽然与西方医学不尽相同，甚至很难得到现代医学的认

---

① 祝世讷."五藏"是人身功能子系统 [J]．山东中医学院学报，1996（6）：360.

可，却也是古代医家力求全面认识人体的结果。无论是医者通过观察而获得的证候，还是通过直觉就可以感受到、捕捉到病人外在之"象"，最终都变成了揣测人体、认识人体的手段，即所谓"司外揣内"；从医学以外引入的阴阳、五行等理论虽然玄奥难明，但最终的落脚点依然是人体，它们都成为医者认识人体的工具。从这个角度上来说，中医理论要想获得根本性的发展，就要重视最基础的研究人体的工作。若能综合运用现代学科成果，以千百年的临床实践为依据，以具有高度临床指导意义的理论为线索，对人体进行全面而基础的研究，那么对证候、经络、藏象的理解就是水到渠成的事情。匡调元先生强调建立"人体新系"重要性的意义正在于此。这种从根本上着手的工作，是以往的研究者所忽视的，原因是在过去的一百多年中，中医很多时候都处在朝不保夕的境地之中。面对西医和现代科学咄咄逼人的架势，中医只能仓促应对，只能在最表面、最有形象代言效果的地方下功夫，以求尽快取得时人的认可。巨大的生存压力使中医学者无法沉下心来做最基础和最根本的工作。放在大形势中看，这是无可厚非的，但若求长远发展，则难免后劲不足。

另一个普遍被人们忽视的地方在于大多数中药并非死物，而是生物。中药的使用是中医理论重要的组成部分，在中医理论指导下使用的药物，皆可称为中药。自中医科学化理念被人接受以来，人们在研究中药原理时，都有意无意地将它当成了实验室中的化学制剂，多年来对中药的研究重点一直放在"含有何种有效成分"，在人体内"能发生何种化学反应"上。从根本上来说，这个观点是没错的，因为我们无论是用阴阳五行理论来解释中医，还是用系统论、认知科学、混沌理论来解释中医，最终落实到药物的具体作用时，还是要依靠化学知识，因为中药在人体内发挥作用，最主要是要依靠化学反应。但需要指出的是：中药在人体内取效，绝不可能是依靠单独的某种化学成分或单独的某种化学反应。中药绝大部分是生物，植物药居多，动物药次之，经过自然界千百万年的演化、淘汰，生物体内不太可能留存完全无用的化学物质，其体内所含的大量化学物质，无时无刻不在进行着大量的化学反应，它们都有明确的目的。这些化学反应，并不是数量上的简单堆砌，更不是散漫无序的，每种化学反应彼此间多少都有着精密的配合，时间顺序上更是有条不紊，先进行哪种反应、后进行哪种反应、依据何种条件而触发特定的反应，都是丝丝入扣，无半点马虎。面对如此复杂的生物体，若只从单一的某种成分或孤立的某种反应来探求其药效的原理，无疑是单薄的。

对这两个问题，本文将在下面提出自己的看法，试图寻找到解决的途径——由于这两个问题是中医理论的重要问题，因此提出的解决途径也是中医理论现代化的重要途径。

## 四、中医理论现代化的途径

以往的中医理论现代化工作存在的一个重要问题就是，将中、西医理论中的病症逐一对应，再从中药里寻找某种化学成分，研究这种化学成分可以治疗何种病症。但这种研究方法有一个明显的缺陷，那就是：中、西医理论对人体的认识是不同的，对药物如何影响人体的认识也是不同的。研究中药里的某种有效成分对人体的影响，看起来很有现代医学的味道，实际上完全是在进行西医研究，很难真正融合中医的成果。要想让两者充分结合，就绝不能单纯地运用西医的人体观、药性观去研究中医理论，而是要找到新的着眼点，包括对人体更加全面的认识，以及从"造成生物性状的原因"角度去认识药性。

### （一）以中医临床实践结合现代学科知识全面认识人体

对人体的认识是医学理论的根本，无论何种理论，使用何种语言方式，背后透着何种思维习惯、认知体系，最终都要落实到人体这个对象上来。在各种现代学科迅猛发展的今天，以中医临床实践为基础，运用各种现代学科知识对人体进行更加全面、深入的认识，是中医理论发展的重要途径。

我们常听到的一种说法是，西医重视局部，中医重视整体。这种说法有一定道理，西医对人体的认识决定了它对疾病的认识。以解剖学为基础构建起的医学体系自然更加重视人体各部位本身的问题，而轻于各脏腑、系统间的联系。意大利解剖学家莫尔干尼（Morgani）在 1761 年发表的《论疾病的位置和原因》提出疾病的产生源于局部损害，每种疾病都有其对应的特定器官的损害，是为"局部定位论"思想的萌芽。到 1858 年，德国医学家魏尔啸在《以组织的生理学学说和病理学学说为基础的细胞病理学》中正式提出"局部定位论"，认为"细胞的不正常活动是多种疾病的根源""一切病理是细胞的病理"。此种重局部而轻整体的思想确实让现代医学出现了一种倾向，就是把人体分割成无数的碎片再进行单独研究，其影响延续至今。但是我们也要看到，重视整个有机体多种器官相互作用的研究在现代西医学领域中也从来没有缺席，比如著名的俄国生理学家巴甫洛夫所做的条件反射的研究，即是探索机体各系统间的关联，而不是局限于某一脏、某一腑。时至今日，现代医学也早已应用起系统论等手段，积极地将已知的各种知识有机地加以整合，比如建立于 20 世纪 70 年代的"生物—心理—社会医学模式"即是其表现，因而绝不能简单地以"只看局部，不看整体"来看待现代西方医学。

中医发展史上，解剖学长期缺席，偶有重视解剖的医家，比如清代《医林改错》的作者王清任，所造成的影响也非常有限。同时，中医理论特别重视有机生命体各器官、各系统之间的关联性，以及身体和外部环境、心理因素间的互动。在此基础上，经过千百年的临床实践，中医总结出了很多宝贵的经验，在临床实际中经常以此种经验为依据，取得令现代西方医学家称奇的疗效。由于经验并不能直接转化成理论，虽然有阴阳五行、六经辨证等理论支撑，但这些理论却并非牢不可破的金科玉律，前文已经说过，很多临床大家在实践中经常根据需要而对其进行调整。

在人体各器官、系统间的关联这个问题上，中医的实践成果可以为西医提供很多资源。但需要注意的是，绝不能一味地利用现代手段去证明中医理论的合理性。正如区结成所指出的，有很多学者在现代生物科学世界努力撷取丰富的素材，努力印证中医的阴阳五行学说。但问题在于，"生物化学的世界包罗万象，里边有近乎无穷的微观素材可供借取，要刻意寻找选用近似中医学说的地方，总会言之成理"。同时，另一个问题是"为追求完备，无所不包，过度把五行为本的中医学完美化"。曹培琳《阴阳五行运气八卦及其在中医学中的应用》第二、三章以近100页的篇幅，网罗所有五脏生理和病理，五行生克乘侮关系，建构成精密完美的现代临床上五行的应用系统。理论太精密圆满时，五行学说反而失却了本来的简捷、灵活面貌。其初，五行学说是要以简驭繁，现在却成为复杂的体系。很长时间以来，一些学者为了论证五行学说的合理性，做了很多工作，下了很多功夫，但最后结果却是什么也回答不了。

前文提到过，以阴阳、五行为代表的很多中医理论原本并不是中医学内部产生的理论，而是中医理论在与强势的文化体系互动过程中，逐渐在人们的认识和记忆中变成了"传统中医理论"。这些理论或者来源于模拟宇宙运行的式法，或是由此形成的文化体系，都是一种理想化的模型，而现实的临床医学永远不可能遵照这种完美的模型去运转。但与此同时，在千百年的临床实践中，经过不断的尝试和筛选，很多中医理论得以保留，最终成为经典，在指导临床实践的过程中大放异彩。此类理论，不但在中医领域有着重要的临床指导价值，同时也可以给西医、现代生理学以重要的指导和启发。那么，在目前的科技水平和认知水平下，最能推进中医学发展的办法，就是以这些理论及其指导下的实践成果为线索，去探索有关新的人体体系的领域，探索人体脏腑功能之间的联系，探索人体内各要素与脏腑、系统之间的联系。在具体方法上，本书初步提出以下三种。

1. 用现代学科知识来解释中医脏腑关系

中医的脏腑观与西医多有不同，比如肝与胆相表里，肺与大肠相表里，心与小肠相表里等。基于此种原理，治肝病通常会治胆，治大肠病通常会调理肺，治心病也经常会调理小肠，虽然这些脏腑之间的关联性在临床实践中得到了证实，但由于这种中医独有的脏腑观缺乏解剖学的支持，一直争议不断，在今天也成为中医发展的阻碍之一。某些中医特有的人体观，用目前的西医知识已经可以很好地解释了，但西医本身却并没有将这些知识整合起来去认识人体各脏腑间的关系，更没有将之用于临床。"有充足的基础知识"和"将这些知识按某种方式整合起来"是两个完全不同的概念，其间的差距，有如霄壤。有了某种思想作指导，"从一到万"很容易，如果从来就没有这种思想指导的话，那么迈出"从零到一"的这一步却是十分艰难。中医理论的巨大意义正在于此，若将中医在此种人体观下进行临床实践所取得的成果与西医知识结合起来，不但可以更加全面、深入地认识自身理论，也可以推进整个医学的发展。

下面以"肝与大肠相通"为例说明。

目前西医的病理学并不认为肝功能异常和大肠疾病之间有什么关联，但中医不然。近代医家李俊在《圣余医案诠解按》的例言中提到"肝通大肠"，认为两者之间具有某种联系。在临床中，肝病当由大肠解，而大肠之病则与肝脏疾病有关，比如《圣余医案诠解按》第二卷第五十九例病案，患者素有便秘，"肛门之右肿起如痔"，李俊的师傅刘梽文在用大黄、厚朴顺肠通便的同时，也用白芍平肝。这种认为肝与大肠有关联的医学观点，虽然只在中医临床中得到实践，并未得到西医采取，但目前的西医知识已经可以对这一观点作出有力的支撑。对此，陈英杰有比较全面的整理。比如，西医认为，肝脏把从门脉系统带来的营养物质在肝细胞内进行加工处理，转化成人体可以利用的各种成分，而对有毒的物质进行分解、解毒，变成无害的物质。一旦肝脏发生病变，解毒能力自然下降，那么负责排毒的大肠自然会受到伤害。从消化系统的角度来讲，肝脏生成、分泌胆汁，胆汁储存于胆囊，每逢需要使用时，进入十二指肠以助消化。若肝脏病变，也会影响消化系统的正常工作，大小肠皆受其害。[①] 所谓"肝与大肠相通"，就不单指肝对大肠的影响，也指大肠会对肝有影响。这在现代的医学研究中也得到了有力支撑。现代生理学早已探明，门脉系统管腔内无瓣膜，肠道感染容易逆行入肝。可作为辅助证据的是，肝脏是结、直肠癌最常见的转移部位，有60%～70%的结、直肠癌可发生肝转移，而15%～25%的结、直肠癌在初诊时就已存在肝转移。在临床实践中，死于结、直肠癌的患者约60%为肝转移。另外，大肠癌细胞主要是通过门静脉系统回流至肝以血行播散的方式转移于肝脏。

当然，这种中西医知识的整合绝不是先验地认为中医的人体观是正确的，然后再从现代学科中去寻找证据，而是以中医实践为基础，受某些具有高度临床指导意义的中医人体观启发，结合现代学科知识，更深一层地认识人体。由于现代学科知识的参与，很多关于人体和疾病的问题就会变得更加清晰，无论是对于研究、发展中医理论，还是指导临床，都有很高的价值。

2. 用现代学科知识来解释和完善中医病理学说

中医的病理学说当中，有些内容是比较抽象的，比如阴、阳、风、湿、寒、热等，这些并非实实在在的物质，而是借助对某些外部环境因素的感受来描述人体的某一种状态。这种状态在实验室中看不见、摸不到，只能由人的直觉思维对其进行捕捉。而有些内容则不同，它是某一种简单因素，或是用现代科技手段轻易就能测量、研究的因素，在现今的科技条件和认知水平下，结合中医理论与实

---

① 陈英杰. "肝与大肠相通"探析［J］. 中医研究，2007（11）：3–8.

践经验对其加以研究，不但可以在很多疾病的治疗上取得进展，还能对人体有更进一步的认识。这里以中医理论中的"痰"为例，试作探讨。

中医理论中的痰，并不单指肺泡、气管和支气管分泌出的黏液，更指黏滞在身体内的有害液体。隋代巢元方所撰《诸病源候论·痰饮候》称："痰饮者，由气脉闭塞，津液不通，水饮气停在胸府，结而成痰。"而这种痰并非只是停留在呼吸系统之内，它游走全身，无处不在。比如《诸病源候论》称："又其人素盛今瘦，水走肠间，沥沥有声，谓之痰饮。其为病也，胸胁胀满，水谷不消，结在腹内两肋"，有时会"痰水结聚在胸府，膀胱之间，久而不散，流行于脾胃"①。这里所说的痰，虽然与现代医学所说的痰并不相同，但由于它可吐可下，可清可化，似乎也是一种实实在在的东西。更关键的是，在用催吐法治疗一些痰证病人时，常可使患者吐出大量的黏液，待吐出之后，常能获得症状明显减轻的效果，甚至体形非常瘦小的病人，服下催吐药之后，吐出的黏液之多，让人惊叹。体弱的病人，在吐出黏液之后，身体非但没有不良反应，反而神清气爽，病症获得显著好转。对于此种疾病，西医尚无有效办法，而中医的办法则是经典的"化痰"。对此种问题，有效的研究手段就是通过分析中药里经典的"化痰药"的化学成分及其在人体内产生的化学反应，来探寻此种疾病的机理和规律。最广为人知的也是最常用的化痰药，非陈皮莫属，其中又以广东新会地区所产的陈皮为最佳。对于陈皮内各种化学成分及其各自对人体机能的影响的研究有很多，涉及"痰"或者"体液成分"的内容也不可谓少，比如张桂才等发现大剂量的陈皮乙醇提取物可以减少羟脯氨酸含量，从而降低胶原沉积，这些研究内容，均可使陈皮"化痰"的功效得到一定程度的解释。

---

① 张桂才，周贤梅，仇中叶. 虎芪活血煎对肺纤维化大鼠肺组织 HYP 含量及 TGF - $\beta_1$mRNA 表达的影响 [J]. 吉林中医药，2007（11）：49 - 50.

不仅如此，陈皮中的某些成分并不直接和体液中的成分发生反应，而是作用于人体组织，让人体易于将某些体液排出。这也是研究"痰"病的一个入手点。比如唐法娣等人在动物实验当中发现了陈皮中含有的葛缕酮能使豚鼠离体气管直接松弛，同时对致敏豚鼠肺组织释放 SRS – A 能起到一定的抑制作用。[①] 这些作用都有助于人体排出有害的体液，从而减轻病症。这些研究成果若加以整合，不但可以提高人们对病理学的认识，还能提高对人体各组织及其功能发挥的认识。

中华人民共和国成立以来，对各类常用中药进行化学分析与动物实验的基础工作取得了丰硕的成果，但要让基础性成果转化为医学上，尤其是病理学上的进步，就决不能靠单纯地研究某种药物含有何种成分，以及此种成分可以起到何种化学反应，而应该在中医临床实践和相关理论的指导下，进行以特定的"病理"为核心的综合研究，在此基础上对实验结果加以整合，进而加深对人体的认识，才可能获得质的提高与突破。

3. 用脏腑功能联动模式来代替简单的脏腑关系

中医理论中的某些脏腑关系，虽然在自身理论中直接关联，但在西医理论中，两者间的关系无论是从解剖学还是从生物化学、神经传导的角度去认识，都无法给出合理的解释。让人哭笑不得的地方也在于此，早已被多年实践证明了有其合理性的人体观，却无法在现代医学体系中得到合理解释，这不但使中医理论陷于尴尬处境，也让我们对现代医学认识人体的方法提出了质疑。因此，笔者认为在讨论脏腑间关系的时候，要充分考虑它们之间的"联动式"的影响。所谓"联动式"，就是两者并不直接发生关系，而是通过比较复杂的、间接的方式，产生相互影响的关系。中医理论中有一些内容

① 唐法娣，谢强敏，王砚，等. 葛缕酮的气道扩张作用和呼吸道抗过敏作用［J］.中国药理学通报，1999（3）：235 –237.

是根据长期的观察、实践确定了两者之间确有某种联系，然后用某种所谓的理论给予包装修饰。正因为这种理论本身是带有文化约定成分的，因此虽然在临床实践上具有很高的指导意义，却很难令人信服。事实上，我们使用今天的科技手段以及西医的研究成果，有些情况下，是可以寻找出两者之间复杂的、间接的相互影响的途径的。

下面以肺和肝之间的一种关系为例加以说明。

传统中医理论中，肺五行属金，肝五行属木，肺主气血之肃降，肝主气血之升发。若肺气肃降太过，就会妨碍肝气升发，是为金克木。此种理论最早见于《素问·五常政大论》："坚成之纪，是谓收引。天气洁，地气明，阳气随阴治化，燥行其政，物以司成，收气繁布，化洽不终。其化成，其气削，其政肃，其令锐切，其动暴折疡疰，其德雾露萧飓，其变肃杀雕零……其经手太阴阳明，其脏肺肝。"[①] 从这一理论中，我们不难推导，如果肝生内热，很可能是由于肺出了问题。在传统中医理论的语境下，这一理论有很多经典的临床应用。比如宋代《太平惠民和剂局方》中记载的"小续命汤"，其原理即是以麻黄、生姜开宣肺气，肺气得开则不下迫于肝，肝郁得解则风木自平。中华人民共和国成立以后，很多中医以"金克木"理论、肺与肝的关系为启发，治疗现代医学意义上的肝病，比如肝炎等，取得了非常好的临床疗效。对于这种现象，用现代医学知识去寻找肺与肝之间的直接联系从而进行解释并不容易，因为两者似乎并不直接发生关联。但我们运用现代医学知识，却可以发现两者之间具有间接联动的关系。中医理论讲的肺虚、肺气不宣，会直接关联到一个现代医学中的概念，就是肺的通气换气能力降低，而肺脏通气换气能力降低会直接导致血氧含量降低。血液中的血糖在血

---

① 山东中医学院，河北医学院. 黄帝内经素问校释 [M]. 北京：人民卫生出版社，1982：988.

氧充足的情况下，会进行有氧酵解，一份血糖产生五到七份 ATP（三磷酸腺苷），为身体各项功能提供能量支持，若血氧不充足，血糖就会进行无氧酵解，一份血糖只能产生两份 ATP，无法给身体各项机能提供充足的能量。那么这个时候，肝脏就会将储存的肝糖原持续、迅速地释放出来。长以此往，肝脏将无法及时有效地补充肝糖原，这样也会造成自身机能的紊乱，甚至直接损害肝脏本体。

在本章的末尾，我们需要再次强调最开始提出的观点：中医理论现代化既是个主动的过程，也是个被动的过程，而它最应该具备的理想状态，则是与西医理论、与各个现代学科进行积极的互动。这个互动过程的意义，并不仅限于发展中医理论。现代化的概念从来都是一个发展中的变量，最早推动中医理论现代化的先驱们，一提到"现代化"，首先想到的是物理、化学、生物等来自西方的各种学科，到 20 世纪 80 年代以后，很多学者更加重视来自西方的认识事物的理论和方法。自 20 世纪 90 年代初开始，国学复兴，为现代化服务的"人造传统"逐渐拥有了更多的话语权，懂不懂国学的人都喜欢拿中医说事，拿阴阳五行说事，传统和现代战成一锅粥。传统既然未必是真传统，现代自然也未必是真现代，此间鱼龙混杂，乱象纷出，但也确实让中医从唯科学化的道路上稍稍回头，开始理直气壮地走向一条真正符合自身发展规律的道路。在这一过程中，中医获得了新的生命样态，而西医，或者说现代医学，也将获得新的发展契机。

# 第六章　钱学森中医思想

近代西学东渐以来，中医的生存与发展问题一直为国人所热论，然而疾病谱不断变化，抗生素类药物滥用导致的抗药性使抗生素换代的速度加快，亚健康状况的诊断和治疗都为西医带来了挑战。诸多学者开始在中医学中为医学寻找新路子，然学贯中西之大家关注该话题并热衷参与其中者却为数不多。我国"航天之父"钱学森则是例外。作为一位伟大的科学家，他在领导我国国防科技的工作中，基于创建系统科学的缘故，接触到中医。在与中医界人士的交流和学习中，以辩证唯物主义和历史唯物主义为指导，吸收系统科学观点，提出了自己的中医思想。近年来随着中医热的兴起，钱学森的中医思想引起学术界关注，不少有价值的观点得以发掘。他站在现代科学的高度研读并思考中医，提出"中医的理论是宝贝"的观点，积极肯定中医的价值。本文尝试对钱学森有关中医发展的观念进行梳理，力图为中医学发展提供有益参考。

## 一、钱学森中医思想主要内容

### （一）中医学知识论

钱学森把一切不能纳入现代科学技术体系的知识称为"前科学"，并认为科学技术体系绝不是一成不变的，这个发展过程就是前科学不断进入科学技术体系的过程。前科学是科学发展的一个阶段，前科学对人类科学进步是不可或缺的。前科学包括两类知识：一是经验技能，二是自然哲学。恩格斯这样描绘自然哲学：用理想的、幻想的联系来代替尚未知道的现实的联系，用臆想来补充缺少的事实，用纯粹的想象来填补现实的空白。他在这样做的时候捉住了一些天才的思想，预测到一些后来的发现，但是也说出了十分荒唐的见解。① 钱学森受恩格斯思想的启发，认为中医理论就是自然哲学，但他又说："没有自然哲学就没有自然科学；今天中医理论正是将来中医现代化（或医学科学革命）的老祖宗。"②

钱学森对中医理论的定位与恩格斯的科学观是一致的。恩格斯认为近代科学的诸多成就都能在古代自然哲学中找到雏形，古希腊原子论自然哲学传统和毕达哥拉斯数学自然哲学传统为近代自然科学革命提供了思维范式。近年来，现代科学前沿——系统科学的建立和发展，正是中医整体论自然哲学传统思维导向作用的结果，中医理论逐步融入系统科学已成为中医现代化方向。钱学森对中医理论的定位丝毫没有贬低中医，反而让人们认清中医现代化的任务和方向。

钱学森说，中医学属于自然哲学，但他指的并不是中医是一门哲学。哲学是不治病的，中医只不过是采用了自然哲学的思维模式。自然哲学是现代自然科学的前身，奠定了今天现代科学诸多的基石。在中国古代农业社会，中医学从实践经验出发，引用古代哲学的阴阳五行、取象比类和以外揣内等概念和方法解释人体生命现象和疾病，在当时可以说医学与哲学不分家，自然哲学式的传统中医学也是现代中医学的前身。因此，中医理论是经典意义上的自然哲学。

关于中医学与科学技术的关系问题，钱学森有着自己的观点。"中医是否科学"的争论从西医进入中国以来从来没有停止过。西医

---

① 中共中央马克思恩格斯列宁斯大林著作编译局．马克思格斯选集 [M]．北京：人民出版社，1972：242.

② 涂元季．钱学森书信：第 1 册 [M]．北京：国防工业出版社，2007：225.

可以称为"科学"，因为它和物理、化学、生物学挂钩，言之成理；而中医学则不然，同物理、化学、生物学挂不上钩，只能自成体系，因此有人说中医不是现代意义上的科学。钱学森认为马克思主义哲学要指导现代科学研究工作，现代一切科学成果也使马克思主义哲学不断地深化和向前发展。但这个科学技术体系太庞大、太复杂了，以至于有很多学问还没有进入这个体系。像这些还没有进入现代科学技术体系的道理、学问，钱学森称之为"前科学"。他认为前科学是科学技术进一步发展所必需的营养、素材。现代科学是一个整体，且能够用这个体系里面的道理说明问题。那些自成体系，不能融入这个整体，而自己又有一套实践经验的，只能叫做前科学。中医还不能用现代科学技术体系里面的诸如物理、化学以及马克思主义哲学的东西阐明，因此中医只能叫做前科学。前科学阶段是科学化必经的一个阶段，由于古代缺乏实验条件，中医理论从整体上把握人体生理、病理和医理，多采用由表及里、以外揣内、取象比类的思维方式。钱学森认为，其实中医理论已经是成熟的前科学，是未来先进医学的前科学，只要我们重视这个前科学阶段，不满足于经验总结出来的前科学，不断深化、发展中医现代化，中医学将会进入现代科学技术体系，与现代科学技术融为一体。

## （二）中医方法论

### 1. 中医学唯象方法

钱学森提出，要用强大的现代科学技术体系使中医从古代的自然哲学式的、思辨式的论述中解脱出来。要换装，变成用现代科学语言表达的唯象理论，第一步只能是唯象的，先把观察到的和实践到的成果老老实实地总结出规律来，至于为什么有这个规律，那是以后的事，中医也要走这一步。中医思维本身是"象"思维，即通过四诊观象获取人体整体的感性物象，再通过取象比类以已知的意向模型来类推物象，形成对物象的知识。钱学森认为只有建立唯象中医学，才能克服这些不足。一方面要用马克思主义哲学去总结阐述中医理论，去除其想象和牵强的关系，形成辩证唯物的联系。钱学森说："中医理论本身就是哲学，我们是用正确的哲学去鉴别一种自然哲学。我希望这样做的结果能使中医理论脱离自然哲学，变成一部人和环境相互作用的唯象科学。"① 另一方面要相信马克思主义哲学，掌握与自觉运用马克思主义哲学，因为没有马克思主义哲学这一武器，就无法鉴别错误的联系与找到正确的联系。

　　用马克思主义哲学总结中医理论使我们清楚其中的合理成分，但要把它们转化为与现代科学相容的唯象中医学，还要做另一工作，即用科学的语言表述它们。钱学森认为，想要完成这一工作，第一要通过学习现代科学知识，寻找能反映中医精神的现代科学理论，再利用这一理论表述中医理论，建立新的中医人体模型。第二要在临床上用新的科学技术手段获取更为全面、可靠的信息弥补传统中医四诊的不足，再用新的科学技术方法综合整理，去除传统中医取象比类式的想象。②

　　1991 年 8 月，钱学森致信邹伟俊提出建立唯象中医学三点看法：①用专家系统、人工智能技术把每一位老中医的学问经验记录成电子计算机程序。这项工作在前几年已开始了，只是扩展的问题。②有了大量老中医指导下制成的各有特长的专家系统，就可以进一步将其汇总综合。这已有具体方法，即"从定性到定量综合集成法"。③综合的结果是唯象中医学。新的临床经验还可以不断补充进来，所以这样的唯象中医学是不断发展的。

　　2. 中医学人体科学方法

　　人体科学是钱学森又一重大理论成果。1985 年 3 月，钱学森在北京召开的中医发展战略研讨会上勾勒了中医现代化发展轮廓，他

---

　　① 钱学森. 马克思主义哲学的结构和中医理论的现代阐述 [J]. 大自然探索，1983 (3).
　　② 涂元季. 钱学森书信：第 5 册 [M]. 北京：国防工业出版社，2007：205 - 306.

说："有了第一步（即唯象中医学的建立），就可以考虑第二步，即更深入的一步：把中医纳入到科学技术体系里，创立新的关于人的科学，我称其为人体科学。……这才是真正的中医现代化。"[①]

钱学森认为人体科学是研究人体的功能，以及研究如何保护人体的功能，并进一步发展人体潜在功能，发挥人的潜力、关切人类生命质量的现代科学门类。关于如何让中医理论成为现代科学的方法，钱学森提出创立从"人天观""系统学"（系统论，即系统科学的哲学）和医学（中医、西医）实践推导出来的人体学、人体科学。此处的"人天观"跟中医的"天人相应"又有区别，钱学森提出的"人天观"是以人为先，以人为本，人是主体，强调人的主观能动性，是真正的"人学"。唯象中医学是经验规律的总结，是知其然不知其所以然的体系，它高于前科学但还未达到人体科学的高度。人体科学不只是一门学科，而是一个学科体系，它包括中医学、西医学、精神分析学、心理学、人类遗传学、脑科学、营养学……它们融为一体。正是在这个多学科构成的人体科学中，唯象中医学的经验规律得到所以然的解释。人体科学能够消除中医与西医隔阂、现代与传统分离、理论与实践脱节等问题，实现多科学范式融合的中医现代化目标。唯象中医学怎样才能发展为人体科学呢？钱学森从以下三个方面论及了这个问题。

第一，吸收西医微观分析思想，走中西医结合之路，建立新中医。钱学森说："西医不承认整体观，总是分析的观点，也就是还原论的观点。所以我要说西医受的教学是不对的，它建立在一个错误的哲学基础上……中医呢，恰恰相反，它在细节方面，远远不如西医，它没有解剖分析的观点。但是它首先建立起了一个整体的观点，这是一个正确的观点。……要把中医、西医两个方面综合起来，加上辩证唯物主义、马克思主义哲学，上升到更高的阶段，那就是根

---

① 戴汝为. 系统学与中医药创新发展 [M]. 北京：科学出版社，2008：35.

据人体科学的新医学。"① 第二，用最新科学成果提升唯象中医学。1984 年 7 月，钱学森致信邹伟俊指出："最近我想还有一条有推动力的途径，即利用国外国内新科学成果来建构新中医学，他说这些科学论文讲的就是中医的道理，中医医书中的古怪语言的真意就在这里。有些什么科学成果呢？有时间生物学；人体的时间节律；心理生理学；人体与环境的变化；血液流变学；现代免疫学；人体电磁场；系统辨识学……"② 第三，用开放复杂巨系统理论及方法发展中医学。1994 年 1 月，钱学森在致王寿云等六位同志信中，讨论了用处理复杂系统问题的从定性到定量的综合集成思维方法发展中医学的问题，他说："把人体作为一个对环境开放的复杂巨系统，那我们就可以用系统科学的理论，把中医、西医、少数民族医、中西医结合、民间偏方、电子治疗以及心理治疗等几千年人民治病防病实践经验总结出一套科学全面的医学——治病的第一医学、防病的第二医学、补残缺的第三医学和提高功能的第四医学。"

总的来说，钱学森认为，中医理论是开启人体科学的钥匙，我们要用现代眼光去领悟中医理论，即用开放的复杂巨系统的概念去领悟中医理论。

3. 中医学系统科学方法

（1）系统科学是中医现代化理论基础。

自然哲学是关于自然界的整体想象式把握；近代科学是关于自然界的分门别类研究，多采用还原式实验分析，是对分析结果的数学理序；现代系统科学把自然界视为复杂系统，并竭力在统一了整体思维和分析思维的系统思维中把握全貌。不同的思维方式成就了不同时代的科学体系。系统科学导源于 20 世纪初贝塔朗菲创立的一般系统论，以后，它历经了控制论、信息论和系统论这三个阶段，

---

① 钱学森. 论人体科学与现代科技 [M]. 上海：上海交通大学出版社，1998：193.

② 涂元季. 钱学森书信：第 1 册 [M]. 北京：国防工业出版社，2007：123 – 472.

自组织系统理论阶段，以及复杂系统理论阶段。这些理论为现代科学发展提供了新思路，引导科学到达了新高度。

钱学森认为中医理论与系统科学是相容的，他于1985年9月致祝世讷信中说："我并不是个中医，但我认为传统医学是个珍宝，因为它是几千年实践经验的总结，分量很重。更重要的是：中医理论包含了许多系统论的思想，而这是西医的严重缺点。"但他又说中医理论是自然哲学，还远未达到系统科学高度。因为人体不是简单系统，而是开放复杂巨系统，对该系统的研究，中医思维还无能为力。

钱学森的系统科学是以系统论为哲学基础的整体论与还原论的辩证统一。在他的系统科学里面，不但囊括了新、老"三论"的内容，还融合了西方科学的哲学基础还原论和中国哲学的重要思维特征整体观，形成了21世纪科学研究中新的思维方法和科学方法，丰富且发展了马克思主义哲学。他把人体定位为开放复杂巨系统，以复杂系统思维解读生命现象和过程，使中医学研究对象和思维方式发生变革，为中医现代化打下理论基础。

（2）人体是有意识的开放复杂巨系统。

钱学森提出人是"有意识的开放复杂巨系统"，不是开放的简单巨系统，奠定了系统科学在中医学中应用的基础。根据最新研究，人的组成方式又是非线性的。针对人体如此复杂的关系，系统科学为研究人提供了新方法、新思路。人类社会也是复杂巨系统，而且更难处理。在对复杂巨系统的研究中，钱学森把从定性到定量综合集成法引入系统科学里面，近些年，国际医学界兴起系统医学理论，在一定程度上证明了钱学森思想的价值。

（3）系统科学方法是中医现代化方法指南。

20世纪80年代末，钱学森提出处理开放的复杂巨系统的方法论是从定性到定量综合集成方法。这套方法采取以人为主、人机结合的研究方法，对不同层次、不同领域信息和知识进行综合集成，从而获得对系统的认识。他认为，信息科学技术的发展为我们研究复杂巨系统跨领域、跨学科、跨层次的巨额信息提供了工具。我们可根据整个系统的巨额信息，建立包括大量数据的系统模型，通过计算机仿真、实验和计算获得定量结果；同时利用知识工程和专家系统实现人机融合，进行知识综合集成，实现从经验到理论、从定性到定量的优化，达到对系统的认识。中医临床诊治卫生保健现代化需要从定性到定量综合集成方法进行指导。钱学森在 1994 年 8 月致吴阶平信中指出："从定性到定量的综合集成法，具体来说则是：①对病人有完善、有效、快速的测试系统，能用几分钟就准确得到其身体状况；②对人民有完备的卫生医疗信息记录，并送入人民体质信息网络，供临床医生随时提取；③医生临床一方面对病人通过对话艺术取得必要的信息，同时又通过上述在①、②两方面对病人，作为社会中的人，取得施治的全部信息，在此充实的基础上决定处方；④施治则根据需要多种手段：西药、中药、针灸、按摩、电子治疗仪器等。……实现这一设想，当然是一场革命了！……"① 中医理论现代化历经古代自然哲学到经验科学式的唯象中医学，再到现代科学意义上的人体科学，每一个阶段都受系统科学方法的指导，都离不开从定性到定量的综合集成方法。

### （三）关于中医现代化的观点

#### 1. 中医语言与理论现代化

中医语言的模糊性与当时文化和科技发展水平有关。在这些条件下，形成了中医语言独特的语言概念和表达方式。在中医语言中，无论是中医概念、诊断、辨证、治疗，还是中草药的辨识都离不开模糊性。阴阳、五行、六气、八纲是中医的几个基本概念。这些概念本身带有模糊性，至今也难以精确界定其含义或界限。钱学森在致崔月犁的信中也详细分析了发展中医事业艰难的原因，他说：其

---

① 涂元季. 钱学森书信：第 8 册 [M]. 北京：国防工业出版社，2007：304 – 306.

主要原因是属于意识形态的。即中医的理论和中医所用的语言，如阴阳五行，令人生畏，好像是唯心主义，甚至是封建迷信。中医现代化首先要解决语言问题，然后才能进行理论现代化。

在对唯象中医学的论述中，钱学森就提出中医语言"要换装，变成用现代科学语言表达的唯象理论"，可分两步走。第一，运用现代科学技术揭示中医原理。Goldberg（1973）和邝安堃教授（1977）作出了回答。他们先后用科学实验分析证明：中医所谓阴虚、阳虚的症状至少有一部分与血液中的环腺苷酸（cAMP）和环鸟苷酸（cGMP）含量有直接联系。这就把中医的语言翻译成了现代科学的语言，证明中医是可以现代化的。第二，把古文翻译成现代科学语言。中医理论讲阴阳五行，令人望而生畏，同时与青年的思维格格不入，即便他学会读古汉文，他也领会不了中医的精髓。所以当务之急是要搞中医理论的现代阐述，用马克思主义哲学来除去中医理论中的糟粕，用现代科学语言来陈述中医理论。这样中医理论就可以放出它固有的光辉，丢掉现在吓人的假象。

人们总认为中医学术封闭保守，但纵观中医学历程，它也如同中华文化一样，是开放发展的。中医学术生成于春秋战国诸子百家争鸣之时。开放、争鸣成就了《内经》，也成为中医文化之精神。之后随着社会发展，不但有道医学、佛医学、阿拉伯医学和西医学不断融入中医体系，而且不同时期的社会意识都积极参与中医学建构，推动其进步。宋代理学兴起，"格物求理"力求总结近千年的中医经验。承其精神，金元四大家各成一说，流派争鸣，学术繁荣。明清心学、实学坚信致良知、求实功、见实效，把分析、实证精神引向中医，故解剖重新受到重视，温病学从伤寒中独立。综上所述，中医理论也一直在发展，只不过当中医遇上西医之后，其发展方向需尤为慎重。对中医理论现代化来说，除了第一步建立唯象中医学以及实现语言现代化之外，其自身的理论建设也很重要。因为，在系统科学看来，阴阳五行太简单了。中医学要大胆创新、实事求是，千万不要把开放的复杂巨系统硬框在阴阳五行之中。阴阳五行不能解决社会科学问题，阴阳五行也不能解决人体科学问题……中医的发展，除创新外，在继承方面，也不需要完全从古。其实，有丰富临床经验的中医，即名医，都有一套由长期治病的经验总结得出的对经典中医理论小而重要的修正。但这一宝贵经验往往只向弟子讲授，而这些内容实际上也是中医理论的发展，这对中医的发展是不利的。

2. 中医教育现代化

对于中医教育，钱学森也十分关注。他有丰富的教育思想。他经历了国内的基础教育和本科教育，在西方教育模式之下完成了硕士和博士的学习，并在西方生活长达二十多年，对于中西教育的比较有着自己独特的认识。在他回国以后的几十年，特别是在20世纪80年代之后的20多年里，他进一步感到中国教育改革的重要性与迫切性。因此，在1993年致钱学敏信中他明确提出了大成智慧教育这个新理念。他提出大成智慧学思想，认为与以往关于智慧或思维学说不同，大成智慧学强调以马克思主义的辩证唯物论为指导，利用现代信息技术和网络人机结合、以人为主的方式，迅速有效地集古今中外有关经验、信息、知识、智慧之大成，总体设计，群策群力，科学而创造性地去解决各种复杂问题。其目的在于使人们面对新世纪各种变幻莫测、错综复杂的事务时能够迅速作出科学而明智的判断与决策，并能不断有所发现、有所创新。大成智慧教育对中医教育的指导将体现在以下三个方面。

一是学术民主。中国传统的学术风格比较保守，相互间缺乏交流，特别是中医学内部的交流更少。中医诊断多靠医生的主观经验和主观判断，如果某个医学家在临床上有了革新，一般传内不传外，这样就很容易使得好的经验技能失传，即使有部分留下来的，也成了某些医学家族或者学派的"秘方"。钱学森注意到国内的这种状况，他指出："我到加州理工学院，一下子脑子就开了窍，以前从来没想到的事，这里讲到了，讲的内容都是科学发展最前沿的东西，让我开眼界……今天我们有哪一所大学能做到这样？大家见面都是客客气气，学术讨论活跃不起来。这怎么能够培养创新人才？更不用说大师级人才了。"① 因此，钱学森在科学研究中充分发挥了学术民主、科学民主的精神，通过开研讨班、研讨会和书信交流的方式，谈创新、敞开思想、群策群力、广纳智慧、互取优势，努力使整个学术界形成一种创新的氛围。

二是与现代科学技术相结合。传统中医非常注重哲学思想和中国古代科技的教育，医者对天文历法都非常熟悉。近代西方科技、西方医学的融入，中医教育也尝试与其结合，取得了诸多成效。钱学森一直主张逐步实行大成智慧教育，要理、工、文、艺相结合，使学生的德、智、体、美、劳五育齐发展。同时，强调利用高科技，特别是信息技术，促进教育制度、教育方法以及教学内容改革。开展电化教育、网络教育，组成人机结合的教育系统工程，让人们都能学得更多，学得更好，学得更轻松，学得更有效率。

三是交叉学科教育。如上所述，古代医者对天文历法等古代科技都非常熟悉，中医学特点就是整体观念和辨证论治，通过全面了解天文历法的知识和人与自然的关系，对自然界有整体的把握，有利于医者进行辨证论治。钱学森特别强调交叉学科的教育，他认为创新往往出现在交叉学科上。他在创建现代科学技术的体系结构理论时，提出科学研究要学习各学科知识，综合各学科的联系。钱学森于 2005 年回忆在加州理工学院读博士时的情况时提到，他经常到物理系、化学系和生物系等地方去听当时最前沿的科学知识。因此，我国中医院校的学生也应该要进行交叉学科教育，不但要学好中医药，还要学习好生物化学，掌握西方医学技术，懂物理知识，等等，真正"综合集成"各领域的知识，为中医创新所用。

---

① 孔祥言. 钱学森的科技人生 [M]. 北京：中国宇航出版社，2011：450.

钱学森对我国教育事业所作出的贡献，至今仍对我国教育改革有重要的指导意义，对于中医教育更是如此。中医要想现代化，就必须重视中医的教育，加入教育现代化的潮流之中。

3. 中医现代化路径

历史告诉我们，那些不适应时代发展、不符合实际条件的事物终将会被新事物所取代。中医的未来也是如此。在经历无数时代变迁且能在科学技术迅猛发展的今天为人们所用，中医有其存在的客观原因，一是说明它行之有效；二是中医药确实为人民所需要。

（1）中医现代化的内在要求。

中医学者很早就认识到人天关系、人际关系和身心关系交织生命现象的复杂性，并尽力将其揭示出来。在缺乏分析研究手段的古代，中医学者只能宏观、想象式地建构这一复杂性，如以外揣内、取象比类思维在中医经典中的广泛运用。这种大胆建构形成的中医理论尽可能地融汇了天文、历算、物理、数学、哲学和心理等多种知识。上自《内经》，下至《本草纲目》无不沿袭这一模式。中医理论的综合性、思辨性对习医者提出了较高要求。中医理论多学科综合建构模式与今天中医现代化倡导的综合集成方法有相似之处。1984年7月，钱学森提出中医多学科研究建立人体学，其基本理念是基于人体开放复杂系统特征，考虑人体系统多因素作用及呈现多功能性，开展从定性到定量多学科综合研究。钱学森借助系统科学发展中医思维，实现了古代中医家的梦想。

中医学从自然哲学向科学转化有其学理要求。钱学森认为，通过近代科学革命，西医学从自然哲学转变为科学，中医学同样有这个需求并要经历这个过程。导源于西方自然哲学的西医学遵循以原子论为基础的机械还原论思维，这种思维模式在近代西方社会生产发展的要求下，很快被用于对自然界和生产的思考，促成天文学、力学、地质学、生物学从自然哲学中独立出来。西医学借助机械还原论思维及其产生的科学成就建立起来。但是世界不是机械组合的，而是有机联系的。随着医学的发展，西医学面临继续现代化的任务。作为东方自然哲学的中医理论，以整体论为基础倡导有机、生成论思维，这种思维把任何存在都看成有机联系、不可分割的，总是宏观、整体但又模糊、思辨地把握对象。中医理论与还原论思维主导的近代科学不相容。现代系统科学诞生后，系统思维统一了还原论与整体论，为中医理论科学化，进而在更高层次上实现现代化提供了契机，中医现代化时代终于到来了。1983 年 11 月，钱学森指出："我们要在马克思主义哲学指导下，把中外医学的好东西结合起来，用系统科学来促使中医现代化，即医学现代化。"

（2）当前中医现代化误区。

在中医现代化路径探索的道路上，主要有两个误区。第一是以现代科学技术去认识和发展中医，其弊病是，以现代科学技术去研究中医、认识中医，其目的更多的是证明中医药的有效性而不是发展中医，更谈不上创新，即使有创新，也偏离了中医的方向；第二是所谓的中西医结合，当前西医在中国已经占据了主导地位，与其说中西医结合，倒不如说以西医为主，中医为辅。而且，也缺乏真正懂得中医、了解中医且从事中医现代化和中西医结合工作的医生。因此，钱学森也认为，中西医结合实际上是用西医的理论来改造中医，虽有成绩，但最后也走不通。

（3）中医现代化路径选择：以系统科学实现中西医合作。

钱学森的中医现代化思路很明确，他认为中医还属于前科学阶段，第一步应先建立唯象中医学，第二步再建立人体科学，使中医与现代科学技术接轨，第三步根据人体科学的基础，中医学与西医学通过扬弃，成为新医学。他在 1986 年 5 月致匡调元信中说："我想中西医结合的工作者大都是先学西医的，所以免不了先入为主，而且现代科学的辉煌成就，更使人以为用"科学的方法"，即现代科学的现成方法，就能把中医现代化。……这条路我认为试过了，但遇到困难。……此路不通，走不下去了。……"这段话表达的意思有两个：第一，老一套的科学方法有局限性，现代科学也要创新路子，一定要以辩证唯物主义来做指导，处理好物质与精神、客观与主观的辩证关系；第二，科学也要在中医现代化中革新，将来很可能要爆发一场科学革命，系统科学便是导火索。

在 1995 年 1 月致邹伟俊的信中，钱学森提出：请区别西医理论与西医临床。前者确实是机械唯物论的，观点错误，无法说什么中西医结合。但西医中的名医，如著名医学科学家吴阶平，他不是庸医，他的医疗观点确实是辩证的，是"人天观"。所以，通过真正地总结中医和西医是可以达到扬弃、结合出人体科学的新医学的。这也是把医学提高到马克思主义的医学、辩证唯物主义的医学。[①] 扬弃是为了综合提炼出更高一级的东西，不是简单地将中西医结合，钱学森认为那样是结合不了的。他说：综合扬弃是最难的，要打开中医的眼界，看到现代科学是进步的，不能死抱着几本中医经典不放，闭关自守。要在马克思主义哲学的指导下，把中外医学的好东西结合起来，用系统科学来促使中医现代化，即医学现代化。这就是由低到高的扬弃。

## 二、钱学森中医思想评述

### （一）钱学森中医思想的特点

1. 马克思主义的指导地位

钱学森中医观的形成在一定程度上受到马克思主义哲学的影响，他大量吸收马克思主义哲学观点，以辩证唯物主义和历史唯物主义为武器，指导自己的工作。一是坚持实践的观点。对于中医，钱学森经过亲身实践才确定其价值。二是坚持用马克思恩格斯经典理论认识发展中医。钱学森运用恩格斯关于自然哲学的观点理解中医，

---

① 涂元季. 钱学森书信：第 9 册［M］. 北京：国防工业出版社，2007：45.

提出中医理论就是自然哲学的思想，使人们认清中医理论的本质。他还认为，用马克思主义哲学指导中医是用一种对的哲学去认识和指导另一种哲学，这应该是可行的，且有利于鉴别中医理论中错误的东西。三是坚持用辩证唯物主义认识论指导中医现代化。在对中医现代化的阐述中，钱学森提出要用现代科学语言翻译中医语言，然后用马克思主义哲学的观点分析其对错。在钱学森建构的现代科学技术结构框架图中，最底层的是前科学的内容，即那些不成文的实践感受和实践经验知识库，钱学森认为中医理论就位于前科学阶段。再上一层是应用技术、技术科学和基础理论，人体科学就位于里面。人体科学通过"人天观"这个"桥梁"被概括到马克思主义哲学中，即人认识客观和主观世界的科学。中医理论在建立唯象中医学的基础上，进入人体科学体系，经过不断的实践，最终将会被概括到马克思主义哲学里面。因此，钱学森曾说："世界上的一切理论，都是一层一层地概括，到了最高层次就是哲学，就是人认识客观世界、改造客观世界总结出来的最高原理、最有普遍性的原理。"这种最有普遍性的原理就是马克思主义哲学的核心——辩证唯物主义。

## 2. 批判精神

中医在历史发展长河中遭到过多次打击和排斥，现在诸多西医医生和科学家仍对中医一味否定。而钱学森作为一名具有批判精神的科学家，不但没有一味地盲从，反而对中医提出了诸多有价值的建议。其一，钱学森对中医提出了理性的知识定位，肯定了中医的价值地位。他不拘泥于现有的科学知识体系，运用开放的思维，希望通过对中医知识的改造，形成科学的理论知识。随后提出人是有意识的复杂开放巨系统，把中医理论定位为前科学，让人们进一步认清中医的本质和现代化的任务。其二，钱学森观察到西医方法中还原论的不足，提倡回归中医的整体论，但又不满足于朴素的整体论，创新性地提出科学研究要实现还原论和整体论的辩证统一，并指出我们要打开中医的眼界，看到现代科学的进步，不能抱着几本经典不放，闭关自守，要把中外医学好的东西结合起来，由低到高扬弃形成新的医学。其三，当前中医学研究方法中，诸多人提倡回归中医经典，始终认为经典的就是最好、最完美的。钱学森认同发展的前提是继承，但他又说，仅仅抱着几部经典未必是最好的。他认为我们要对传统的东西进行改造，把晦涩难懂的语言翻译成现代语言；把迷信、糟粕的东西去掉，建立唯象中医学；充分利用现代科技成果去改造中医的知识架构和提升中医的诊断技术。

3. 系统整体性

钱学森之所以如此强调用整体性思维去发展中医，主要因为中医的治疗方法本身就是整体思维的方法。中医学整体思维是中国哲学整体思维在医学领域的具体应用与体现，采用"人与天地相参"的整体思维方法，将天文、地理、物候、音律、矿产、植物、动物、社会等外界因素依据阴阳五行规律，与人体内部对应，形成一个以人体为中心、涵括宇宙万物的太极巨系统。在形态结构上，认为人是以五脏为中心，通过经络系统把六腑、五体、五官、九窍、四肢百骸等全部器官联络成一个有机整体，它通过精、气、血、津液的作用，完成机体统一的生命活动。在理论上，钱学森认为现代科学技术必须是一个整体体系，他提出科学的特点是整体化，现代科学必须整体联系，各学科间不能互相孤立，道理要说得通。创新也往往诞生于整体化的过程中。

4. 唯科学性

唯科学性是钱学森中医思维的突出特征，他提倡用科学思维引领和驾驭中医发展，提出建立唯象中医学和人体科学，把传统中医改造为科学的医学，在中医药科研中大量使用现代科技成果，用系统科学方法发展中医。钱学森提出以科学为标准改造中医，要求中医的概念要符合现代科学技术的规范，与现代科学技术语言相通。

他认为西医将来也会向中医靠拢，在这个靠拢的过程中，他强调了未来中医的"科学性"特征，并倾向于用现代术语或者科学用语来表述中医理念，透露出其内心坚信中医可以被西医或者现代科学方法研究。由此可以看出，钱学森认为如果中医能够表现出其科学的特质，能被科学证实，就可以被更多人接受。钱学森赞赏并支持中医的科学化阐述。

### （二）钱学森中医思想的理论价值

#### 1. 契合现代医学模式

自 20 世纪 70 年代以来，以美国的恩格尔为代表的医学家提出的"生物—心理—社会医学模式"深入人心，医学界不断探讨、实践和完善这一新的医学模式。人们发现，中医学整体思维模式与现代生物—心理—社会医学模式的基本精神极为契合。中医学以天地人三才一体的整体观指导临床实践，以人为中心，从人与自然、社会的关系去探讨人的生命过程及防治疾病的规律，强调从人与自然、社会的系统整体关系的角度，去理解和解决生命健康和疾病问题，这恰好是现代生物—心理—社会医学乃至"人医学"模式的最佳蓝本。中医学两千年前建立的医学模式与现代医学模式虽然存在巨大的历史差异，但本质上是一致的，其理论和方法基本精神是契合相通的。现代医学模式也越来越注重整体、系统的思维方法了。

16 世纪前后，欧洲的文艺复兴运动催生了近代唯物主义哲学，近代科学革命发生，进而促成西方实验医学产生。近代西医学建立以来，均采用分析—还原的思维方式，运用物理学、化学和生物学等原理说明人体的生命和疾病现象，突出强调关于疾病的局部定位思想和特异性病因观念。医学发展到现在，人们已经注意到心理和社会对人体疾病的作用，由此心理与社会加入到了现代医学模式里面，成为与生物医学研究一样不可或缺的医学模式组成成分。钱学森认识到，中医讲究意识、情绪的重要性，这又是西医论者的大忌。他们以为讲科学就不能讲意识，不能讲精神，这也是误解。现代科学早就证明意识和精神不过是物质的大脑活动表现而已，意识和精神可以反作用于人体。钱学森提出中医现代化要走人体科学的道路，要建立以中医学、西医学、精神分析学、心理学、人类遗传学等学科为基础的人体科学，而这恰恰是现代医学模式最先进的精神和结构蓝本，单从钱学森提出的"人是有意识的开放复杂巨系统"就已经囊括了生物—心理—社会现代医学模式的全部。也就是说，中医理论正是将来中医现代化（或医学科学革命）的老祖宗。

2. 深化对中医理论认知

钱学森用唯象中医学、人体科学以及系统科学的方法说明、运用和发展中医学，在论述的过程中衍生出各种先进的、科学的方法补充和丰富中医理论。钱学森以有意识的开放复杂巨系统来定位人，从根本上坚定了人的地位，为以后人的治疗奠定中心基础。系统科学是当前先进的科学思维方法，而中医理论跟系统科学有很多相通的地方，用系统科学的方法发展中医，更容易为大家所接受。定性与定量相结合的综合集成法本来是解决社会系统问题的方法，钱学森把它引入中医研究之中，他认为这个方法是目前处理人体复杂巨系统最有效的方法。总之，开放的复杂巨系统用"耗散结构理论""协同学"或"系统动力学"的方法是不够的，必须用定性与定量相结合的综合集成法，创建唯象中医学、发展未来医学。

此外，引入非线性科学也是对中医理论的一大创新。目前中医科研借助的科学方法大多属于线性科学的方法，对近年来正在兴起的非线性科学尚无较多认识。而钱学森为非线性科学引入中医理论研究开辟了新路径，期待其未来的研究为中医发展带来新突破。

3. 丰富中医研究方法

传统中医研究方法有很多，但重点是整体上的宏观研究，结合四诊方法，通过以外揣内、取象比类，把气候、物候、病候结合起来，把自然环境、社会环境、个人条件密切结合，实行因地制宜的辨证论治原则，主要依靠直观、直觉、综合、比较等方法探索人体健康和疾病及其防治规律。其中，掺杂了巫术等具有神秘性质的方法。疾病是简单和复杂、微观和宏观、局部和整体、主观和客观、物质和精神的统一，宏观研究的中医方法处理不了微观上的疾病，以外揣内的方法不能解决客观存在的内部问题。因此，钱学森提出了中医学要用系统科学和人体科学的方法研究。

系统科学消除了传统中医学在微观方法上的缺陷，实现了还原论与整体论的辩证统一。复杂系统研究是系统科学最新的发展阶段。疾病的发病机制和致病因素是复杂的，从分子水平来看，作为自然药物的每一种中药都是一个复杂系统，多味中药组成的方剂更是复杂系统，而中医的证与症均可认为是复杂系统。复杂性科学是当前科学发展的大势所趋，中医学也应归属于这一未来科学。人体科学的方法提倡多学科、多渠道综合研究中医，充分利用现代科技的成果，互补优势，把中医转变成一门综合、交叉的学科。中医的传承比较保守，公开程度不高，使得传统中医的研究范围变窄，不利于中医新方法的传播。为此，钱学森提出"以人为本，人机结合"的专家系统。如果能把名老中医的思想、经验和技术有效地继承和传播，建立专家系统势必是研究中医学的重要方法，"以人为本，人机结合"的专家系统使得这个方法得以实现，是中医学与现代科技结合的重大成果。

## 三、钱学森中医思想的实践意义

### （一）在国家中医发展战略方面的指导意义

1. 在国家层面推动中医发展

作为中国科学技术协会核心人物，钱学森教授总是把中医的发展提到国家科技前沿来讨论。由他牵头的关于中医发展的研讨会、学术交流会等在全国诸多地方都有开展。在钱学森这个"总部"里聚集了许多中医专家和咨询者。在指导国家中医发展方面，他提出三点做法：一是介绍国外医学、生理学中的新发现，特别是那些对传统西医思想体系有冲击的新发现。二是介绍自巴甫洛夫以来脑科学的发展，阐明意识与大脑，精神与物质的关系（意识只是物质的大脑活动表现），解除人们对意识、对精神的神秘感。三是把中医、人体的治疗和科研成果，写成严肃标准的论文，在世界权威性刊物上发表，让"中医走向世界"。

为促进中医发展，国家应该在资源分布上做好规划，在科技力量上加大投入，政策的制定应该符合中医学的发展规律。钱学森多次向卫生部领导写信，呼吁关注中医事业的发展。1984 年，钱学森曾写信给当时的卫生部长崔月犁，信中说："崔部长，我写这封信是讲中医事业的。发展我国传统医学虽然已经写入《宪法》，但中医事业十分艰难，许多人惊呼祖国的中医濒临灭亡，中医（当然也包括藏医、蒙医等）的现代阐述是一件关系到祖国传统医学的生死存亡大事，而且时不我待呵！但这必须由国家卫生部来抓。"①

中医现代化的组织设计需要从定性到定量综合集成方法。中医现代化是一个系统工程，它需要多领域、多部门协同。实现现代化目标务必依据系统科学方法进行组织设计。钱学森把处理开放的复杂巨系统方法定名为从定性到定量综合集成方法，把应用这个方法的集体称为总体设计部。他在中医现代化科学讨论会上指出，应有一个中医现代化的学术中心作为指挥部、总体部去指挥全局，就像过去研究国防尖端技术时的总体指挥部门一样。在这个总体部下面还可以分别设立专业组，每一个专业组把自己的工作协调起来，大家大力协同，再由中医现代化学术中心将整个工作协调起来。

---

① 涂元季. 钱学森书信：第 1 册 ［M］. 北京：国防工业出版社，2007：435－436.

由此可以看出，钱学森对中医那颗无比赤诚的心，还有他在国家层面上推动中医发展作出的重大努力。他深知，国家才是中医发展的重大推动力量。

2. 引导中医现代化路径

中医学必须现代化，这是中医学发展的历史要求。中医学现代化，要遵循两个原则。第一是现代化要以中医理论为基础，保存中医学的特色；第二是现代化要以疗效为第一发展要素，如果现代化了的中医失去了疗效，那不是真正的现代化。钱学森对中医现代化的论述，已经明显表现出他认为传统的中医学是前科学阶段，因此中医现代化第一步是建立唯象中医学。建立唯象中医学的一项重大工作是中医语言现代化。第二步是建立人体科学。人体科学不只是一门学科，而是一个学科体系，正是在这个多学科建构的人体科学中，唯象中医学的经验规律得到所以然的解释。而人体科学是钱学森建构的现代科学技术体系中的一大部门，中医学通过融入人体科学当中，进入现代科学技术体系，实现现代化。此外，想要中医现代化还必须实现中医教育的现代化，中医教育教的是现代语言，实施的是师带徒与学校教育相结合的模式，培养的是综合型素质人才。最后，在整个中医现代化当中所运用的方法是系统科学方法，系统科学是当代科学家的思维方式和新技术革命的理论支柱，为中医现代化提供了科学的指导思想和方法。正如钱学森说的："中医现代化的核心是系统科学。"

## （二）在中医教育方面的指导意义

从 1956 年北京、上海、成都、广州建立 4 所中医学院以来，中医的教育从单一的师带徒模式转变为师带徒与学校教育相结合的模式，中医的传承发展有了新的方向和阵地。如果把中医事业比喻成一座高楼，中医教育便是制约着整个中医学发展的关键结构。

1. 中医语言现代化

福柯指出"医学离不开凝视和语言。对于医学而言，凝视使疾病具有可视性，语言则使疾病具有可述性"。可见语言之于医学，有着举足轻重的意义。在汉语言纷繁复杂，且古今中外语义迥异的今天，中医学与现代语言的关系尤是如此。在中国，日常交流、文字书写、教育使用语以及中外语言互译都是在现代语言环境下进行的。在这样的背景和环境下，如果能够把中医语言现代化，中医将会更能为现代人所接受。现代科学以及西医使用的都是现代语言，甚至是同一套语言系统，很多术语都能相通，因此学起来就不必担心语言障碍。而我们从小在教育和日常交流中使用的都是现代汉语，跟传统的中医术语有很大的差异。实现中医语言教育现代化也是符合社会需要的。面对此现象，钱学森提出："我想只能对症下药，给中医换装！把中医理论、中医医理用现代语言和马克思主义哲学、辩证唯物主义来阐述清楚，写出一套现代的中医书籍。……我们要培养下一代的中医只能用这套书籍，不然培养不出今天的中医。"

2. 培养中医创新人才

越是传统的东西越具有创新的潜力，越是本土的东西也越可能成为世界性的流行物。"现在中国没有完全发展起来，一个重要原因是没有一所大学能够按照培养科学技术发明创造人才的模式去办学"，这一"钱学森之问"包括两个层面：一是学校培养创造发明型人才的模式，二是创新创业型人才在社会上发挥作用脱颖而出的机制。对于创新，中西医结合是创新，传统中医现代化亦是创新，别人没有我独有更是创新。努力学习西方先进的东西，但不要言必希腊、崇洋媚外；继承发扬传统亦不要故步自封、夜郎自大。传统中医十分注重吸收道家、佛家、儒家等古代哲学思想和天文、历法等古代科技知识。虽然现代科技极大地推动了现代中医的发展，但目前的中医院校课程设置中极少有数学、逻辑学、物理学、天文学等现代科技基础性的课程。此外，由于分科严重，钱学森一直提倡运用综合集成法发展中医。他于 2005 年回忆在加州理工学院读博士的情况时说："我本来是航空系的研究生，我的老师鼓励我学习各种有用的知识。我到物理系去听课，讲的是物理知识的前沿，原子、原子核理论、核技术，连原子弹都提到了。"因此，我国中医院校的学生应该要知识渊博，不但要学好中医药，还要学习好生物化学，掌握西方医学技术，懂物理知识，等等，真正"综合集成"各领域的知识，成为大家。

### （三）在中医研究方面的指导意义

#### 1. 建立唯象中医学

建立唯象中医学是钱学森提出的中医现代化第一步，更是钱学森中医思想的重要内容。建立唯象中医学是对古往今来的中医理论知识进行重新建构，对中医的继承和发展有重要的实践和指导意义。建立唯象中医学有三个重点。一是重构中医语言和理论。钱学森提出：建立唯象中医学，就要建立用现代科学语言表达的唯象中医学。中医理论以及诸多的中医典籍本身就是唯象的理论，只不过今人读起来很困难，让人望而生畏。因此，我们要重新建立现代版的唯象中医学，用科学的语言去掉其让人望而生畏的外套。其中的重点工作是翻译经典类的医书，如《内经》《伤寒论》等，除了表述要使用现代的科学语言外，还要注重翻译的方法。如"整体观""辨证论治"这些词语的内在含义在医书里论述颇丰，但词语字面却难显其全部含义。这就需要我们设计好适用的方法，深入挖掘它背后潜在的体系，把潜在的唯象理论体系用现代科学语言表达出来。二是建立专家系统。名老中医的学术思想、临床经验和技术专长是建立唯象中医学的珍贵材料，因为它们是鲜活的、有创新性的理论，代表着当今先进的中医学发展方向。用专家系统、人工智能技术把每一位老中医的学问经验记录成电子计算机程序，这一工程已有人在做，现在的问题是推广。三是吸纳临床经验。我们有浩如烟海的医案记录，每一个临床医生的创新都是对中医理论的修补。现在我们有了计算机的辅助，有了专家系统的建立，有了从定性到定量综合集成的方法，就可以把定性的点滴认识，把中医几千年医案记录的临床经验综合起来，新的临床经验会不断地补充进来，唯象中医学就能不断地发展。

2. 用系统科学改造中医

系统科学作为现代科技前沿重要的研究方法，被运用于诸多领域之中。钱学森提出"中医现代化的核心是系统科学"的观点，最早把系统科学方法运用到中医学发展，对中医学理论和实践产生了以下指导作用。一是对思维方式的指导。整体观念是中医学固有的特征，符合系统科学的要求。但它只强调从整体上、宏观上观察生命和治疗疾病，未能完全顾及局部治疗的完美效果。以高度综合为特征的现代系统论，既能充分反映事物的整体特性，又能充分反映组成整体的各层次、各部分的特性及其相互联系和影响，而成为当代科学家的思维方式和新技术革命的理论支柱。钱学森把系统科学引入中医学，革新了传统中医的思维方式，修补其不足，形成还原论和整体论相结合的思维方式。二是对理论研究的指导。复杂性科学是系统科学发展的新阶段，它批判了还原论，超越了整体论，创立了"融贯论"。中医理论一直以天人合一的整体理论与辨证论治的特点为最大特色，内容主要包括阴阳五行学说、藏象五系统学说、五运六气学说、气血精津液神学说、经络学说等。中医学理论诸如阴阳五行学说等内容和体系过于简单，不利于解释复杂的病理和生理结构，复杂性科学研究为此带来契机。复杂性科学是现代科学的研究方法，跟中医有一定的"可通约性"。借助复杂性科学对中医学理论进行创新，是重建中医学理论的关键步骤，使中医学理论更现代化、科学化。三是对客观实践的指导。中医事业是一个庞大的系统工程，需要多领域、多部门协同。在管理中要注意整体的把握，也要顾及各层次的细节操作。国家在制定政策时要在宏观上把握好，也要注意发挥地方特色，各层次部门要协同合作，使整个中医事业形成一个层次化、程序化和规范化的系统。总之，中医事业管理要以系统原理为基础，坚持用系统的、联系的管理方法，让整个系统的人力、物力、财力得到最优化的利用。

望、闻、问、切是中医诊断的基本手段，钱学森认为这种方法过于简单，不能完全反映出人这个复杂开放巨系统的状态，因此他提倡建立"人体功能探测技术"，这样的技术旨在用多指标诊断人体复杂的功能状态。中医诊断可逐步结合西医技术，但我们不用西医分析的、机械的方法，我们用自己的方法，即从定性到定量综合集成的方法，把检测出来的大量指标有效地综合集成。有了综合集成的指标，我们用"以人为主，人机结合"的专家讨论体系确定治疗方案，在系统科学方法的指导下，实现辨证论治和辨病论治相结合。

3. 中医现代科学技术化

中医要突破自然哲学医学模式，必须借助现代科学技术。一方面是为了保证临床获得的人体信息客观化、规范化，避免中医诊断由于不使用仪器产生主观性、模糊性。另一方面是因为中医是一项庞大的系统工程，需要用现代科技处理复杂的实际操作和精确的定量分析。随着中医事业的不断扩大，以及中医学理论的不断丰富，中医的需求量也在不断增大。以人为主、人机结合的专家系统，充分运用了现代计算机技术、信息技术和人工智能技术，突显出现代科学技术对中医诊断、中医事业管理的价值和优势。中医借助现代科学技术，让人体诸多的量化指标得以客观化、规范化，提升了中医的诊断技术。西医的治疗有其优势，以西医学为基础建立起来的科学方法、技术手段、医疗器械对急性疾病、局部病变有显著疗效，中医学应充分吸收西医学的优点，取长补短。值得注意的是，运用现代科学技术对中医进行改造，一定要提防现代科技和西方医学对中医的异化。因此，在中医现代化进程当中，我们要善于运用现代科学技术，提升中医的综合能力，在整个过程中，务必遵循以中医学原理为基础和以人为主、人机结合的原则，切勿陷入机械唯物主义的陷阱。

# 第七章　中医"三部六病医学流派"学术思想

　　中医学术流派是在长期的学术传承过程中逐渐形成的，是医学理论学习与临床实践结合之结晶。在中国医学史上曾出现过众多医学流派，正是学术流派之间的争鸣、渗透与融合才促进了中医学的繁荣发展，形成中医学"一源多流"的学术特色。三部六病医学流派发源于 20 世纪 30 年代的山西省，是由刘绍武先生倡导创立的医学派别。中华人民共和国成立后，该流派不断发展，现已被我国中医界所接受，成为大家公认的中医学术派别，研究和探讨该流派的形成和发展过程颇有意义。

## 一、三部六病医学流派的创建与发展

### （一）三部六病医学流派创立者刘绍武的学术历程

　　刘绍武先生（1907—2004），男，汉族，山西省襄垣县人，主任医师，全国第一批 500 名老中医药专家学术经验继承工作指导老师。曾在一次染疫中险些丧生，深感俗医之误人，遂立志学医。18 岁独立行医，屡起沉疴，誉满乡里。24 岁在长治市西街创办了山西省第一家私人医院即友仁医社，为当地培养多位名医。抗日战争时期，先后移居西安、天水、太原等地，医术递进。1942 年创办《国医周刊》。1943 年在天水恢复"友仁医社"，讲授"仲景学术观、证治观、药能观"。1959 年参与筹建太原市中医研究所，被聘为研究员、内科主任。1965 年 8 月在《上海中医药杂志》发表了"当归四逆汤加减治疗血栓闭塞性脉管炎 10 例"，同年 10 月在《中医杂志》发表了"60 例溃疡病的治疗报告"。20 世纪 70 年代，三部六病学说体系基本完成，1979 年由弟子胡连玺等整理，在《新中医》发表的"论六经当为六病"一文引发广泛讨论，同年《三部六病》一书由弟子郭维峰整理，内部刊印交流，引起学界高度关注。1988 年由弟子马文辉整理《刘绍武串讲〈伤寒论〉》，进行内部交流。二十世纪九十年代初，海南建省。当时刘绍武先生已八十余岁高龄，毅然远赴海南，到了海口，协助当地组建了中医研究所及门诊部，以实际行动，响应了党和国家的号召。他于 2004 年 12 月 2 日仙逝于海口，享年 98 岁。①

刘绍武先生在中医学研究中成果丰硕。1911 年至 1949 年，中医被看作是守旧的腐朽文化，遭到政府以及主张革新派的抵触。在北洋政府统治时期，袁世凯就提出了废止中医，在国民党统治时期，汪精卫主张取消中医的执业资格。除政府外，一些留学归国医生，如余云岫，也呼吁"废医存药"。面对此情此景，中医人更加刻苦钻研中医学，用切实疗效回应政府政策。当时西医学理论大量传入我国，为更好地发展中医，有志中医人士纷纷学习西医解剖生理知识，吸取其长处，进行中西医对比，在比较中他们看到了中医的不足，也发现了中医的闪光点，坚定了他们努力钻研中医的决心。刘绍武也是在这时接触到日本人著的《皇汉医学》。他向身边的西医大夫虚心请教西医知识，互相学习，共同进步。刘绍武的居住环境激发了他研读中医的决心。刘绍武童年时生活在山西省长治市襄垣县，18 岁时又到附近的经坊村煤矿学习会计，当时煤矿周围 40 里无医生，百姓无处求医，因此他除了学会计外，用零星的时间学习中医知识，所以不久他就一边工作一边为身边的父老乡亲诊治疾病。不到 3 年，

---

① 周然. 山西省著名中医临床经验选粹 [M]. 北京：人民卫生出版社，2009.

刘绍武已经闻名乡里。尤其是当时长治地区每隔几年就会发生一次大的流行性传染病。刘绍武目睹了瘟疫过后的人间惨状，便不顾个人安危救死扶伤，钻研医书，学习瘟疫的治法。在这期间，刘绍武的临床技能有了很大提高，他高尚的医德也得以造就。他专门研读《伤寒论》，临床基本使用《伤寒论》的方子。通过临床实践对《伤寒论》的条文进行重新编排，并赋予它新的含义，逐渐创立了具有自己特色的三部六病医学流派。刘绍武先生创立理论后，于1930年在长治市创立了"友仁医院""友仁中西医学研究社"。1939年，日军进犯山西，长治沦陷，刘绍武开始了长达十年的漂泊生活。刘绍武先从山西转辗到了陕西，后又迁移至甘肃，中华人民共和国成立后重归山西，他每到一处，便举办医社，先后三次成立"友仁医社"，传播自己的医说理论，研习者逐渐多起来。

中华人民共和国成立后，刘绍武积极响应党和政府的号召，参与筹建山西省太原市中医药研究所。在这个平台上，他更专心致志地研究三部六病学说，于1984年受邀在山西省中医研究所举办的"山西省经典著作学习班"上首次系统地讲述了三部六病学说，三部六病学说在山西医界引起了轰动。刘绍武先生在省研究所门诊运用三部六病医学理论为患者诊治疾病，半天门诊就诊人数就高达百人，如此盛况持续到刘绍武先生离开山西，移居海南。移居海南后，全国各地学者纷至沓来，拜访刘绍武，向刘绍武请教。刘绍武即使在病床之上也对弟子耐心指导，其精神难能可贵，真所谓大医精诚。①

刘绍武是如何提出三部六病学术思想的呢？他曾说："三部六病学说是我数十年来，研习《伤寒论》的学术总结，其内容不受传统文献的束缚，重点是活跃自己的主观能动思维。"② 他的目的是要"古为今用"，创造一个新的更加能够指导临床实践的医学。在刘绍

---

① 苏庆民，李浩．三部六病医学流派［M］．北京：科学技术文献出版社，2009.
② 苏庆民，李浩．三部六病医学讲稿［M］．北京：科学技术文献出版社，2009.

武心中，他始终坚信：研究一门学术，思想路线是否正确，是研究课题能否成功的关键。所以他在早年读张令韶、张隐庵注解的《伤寒论》时，看到他们注解的《伤寒论》只是应用了一个本标中气图的公式，而这个在临床实践中是有很大的困难的，因为《伤寒论》中的太阳病的病性有寒、热、虚、实四种，而要在临床中辨清这四种病性并非易事。当时刘绍武想通过对《伤寒论》的深入钻研找出一种简洁易懂的治疗太阳病的辨证方法。

带着问题广泛阅读，刘绍武在阅读由日语翻译过来的《伤寒论》研究著作——《皇汉医学》时得到启发。刘绍武在《皇汉医学》中看到每每在临床中碰到了疑难杂病，而在《伤寒论》中又找不到相同的病的治法时，日本医生就会把复杂的疑难杂病分解为《伤寒论》中记载的某几个简单的病，再把这些治疗简单病的方组合起来进行治疗。刘绍武认为：既然《伤寒论》中的原方组合就可以治疗新的病种，那么，组合的方式是无穷尽的，也就是说，只要把《伤寒论》中的方药重新编排、重新组合，就能达到自己想要的新处方，就能治疗自己想要治的病。另外，刘绍武先生受到了现代组织胚胎学的启示，把人体分成表部、半表半里部、里部，为表部分出了属于热证的"太阳病"和属于寒证的"厥阴病"；给半表半里部分出了属于热证的"少阳病"和属于寒证的"少阴病"；给里部分出了属于热证的"阳明病"和属于寒证的"太阴病"。关于六病的处方，他又在《伤寒论》里面通过药方整合和拆分的方法为六病配上了相对应的方剂，三部六病医学学说初具雏形。

## （二）三部六病医学流派学术渊源

中医学绵延几千年，有丰富的人体生理病理的医学理论。在氏族部落时期，人们就开始医学探索，神农尝百草就发生在这个时期。原始先民在与疾病斗争的过程中总结了大量的治疗方法和药品。到了春秋战国时期，出现了系统的论述人体生理病理发展的书籍，如

《内经》。《内经》的诞生，标志着中医学理论体系的确立。它首先确立了人体中生理病理变化都是气化结果的理论前提，确立了"气"这个中医学中最基本的概念。它还讲到了脏腑的不同功能，创立了经络学说，确立了中医对人体健康与疾病的整体认识观。《内经》的诞生标志着中医学理论体系的确立。当时，中医仅仅停留在理论的层面上，还不能用来为人们解除病痛。直至东汉末年，著名中医学家张仲景撰写出了第一部理论与临床相结合的理法方药齐备的医书《伤寒杂病论》，这时中医学在临床诊疗中的辨证论治思想才确立起来。《伤寒杂病论》经后人编纂，其中外感热病内容结集为《伤寒论》。《伤寒论》形式上写的是太阳病、少阳病、阳明病、太阴病、少阴病、厥阴病的临床病症体征与相应的治疗所用的对症方药。细细研读就会发现，张仲景在辨识每种病时，对每种病的病位是在表还是在里，以及对每种病的病性是热还是寒，还有对每种病的正邪之间的关系是虚还是实，都进行了详细审查，并具体笔之于书。对辨出了"表里寒热虚实阴阳"的每种病，《伤寒论》中都有相对应的方药，这就是后世医家总结的《伤寒论》中的"八纲辨证"。至此，辨证论治的中医临床诊疗体系建立。中医学术经过几千年的发展，医学理论不断创新，但其学术理论渊源都始于《内经》和《伤寒论》。

1. 三部六病医学流派基本思想

三部六病医学思想是源于《易经》《内经》和《伤寒论》，又结合现代科学和医学创立的一套"理法方药"体系。所谓三部，是依人体的组织结构和功能，把复杂的人体概划为表部、中部和里部三大部系。三部与整体不可分割，是整体框架的三个子系统。三部的具体划分是：凡与外界和大气直接接触的部位统称为表部，包括皮肤和肺脏，以肺为主，具有接受天阳之气和卫外之功能；凡与食物直接接触的部位统称为里部，包括从口腔到肛门的整个消化系统，以胃为主，具有食物受纳、吸收和糟粕排除之功能；凡介于表里部之间的部位统称为中部，包括心脏、血管、血液和淋巴等，以心脏为主，主司气血运行，具有沟通表里、涵养内外、贯通上下，协调整体之功能。三部既各司其职，有其独特的功用，又密切联系，相互为用，构成整体结构的统一性、运行的自序性、功能的互补性，从而得以御邪于外、养正于内，保持内外平衡，维持着人体生命的正常活动。所谓六病，是指人体正常的平衡一旦被打破，会导致疾病，呈现千奇百怪的症候。但是诸多的复杂病理状态，归根结底，无非阴阳两类症候群。阳病实热，阴病虚寒，各具病性。所以，人体的阴阳病性在三部上具体呈现为表阳、表阴、中阳、中阴和里阳、里阴共六类症候群，简称为三部六病。三部六病与三部共现，统称之为六病。六病并非六种病，而是六类病。每一类又有诸多的单证、类证还有合病并病以及兼证等，构成了人体失衡后复杂的疾病。①

三部六病学说的创立就是为了给临床施治提供一个可靠的、规范的、容易操作的疾病辨证诊疗体系。

2. 《周易》《内经》的思想启发

三部六病学说是刘绍武研究《伤寒论》后提出的，但他对《伤寒论》的看法不同于当今在《伤寒论》研究界占统治地位的学院派观点。学院派认为《伤寒论》中提到的"六经"指的是经络。那么，太阳病就应该是太阳经循行的路线上的肾脏膀胱腑以及走于体表的太阳经上出现的病变。因为，经络学说来源于《内经》，而且学院派指出张仲景在《伤寒论》的序中就说"撰用《素问》《九卷》《八十一难》"，所以学院派认为《伤寒论》理论渊源为《内经》。而刘绍武先生首先反对把《伤寒论》的理论渊源归结为《内经》。他认为，经络学说是为针灸治疗服务的，关于用汤药看病的理论首创于《伤寒论》。所以他认为，《伤寒论》中的六经应该是六病，而不

---

① 马文辉. 三部六病薪传录：经方的继承与创新［M］. 北京：人民军医出版社，2013.

是经络。经过他的进一步考证认为，《伤寒论》中所使用的药方可能来源于汉朝之前的医方家创立的经验方。张仲景通过临床实践把人体每一部出现的症候群依据在临床中的实际所见罗列出来，并且把经验方匹配在每组症候群的相应位置。这样就形成了后世能看到的书中有证有方的辨证施治的格式。

另外，刘绍武先生认为张仲景之所以能把中医学中讲的"阴阳"变成"三阴三阳"是受到了《周易》的影响。因为，《周易》中有"一分为三"的思想。《周易·系辞上》云："六爻之动，三极之道也。"又云："兼三才而两之，故六。六者非它也，三才之道也。"三极上中下，三才天地人，是《周易》时空结构的宇宙观和生成论。《伤寒论》把三极思想引入辨证论治后，即形成了"三部"的概念。但是刘绍武也承认张仲景的三阴三阳思想可能来源于《内经》中的"阴阳离合论"中所论说的"开阖枢"的理论思想。

3. 《伤寒论》内容的理论发挥

从大的方面说，中医学最基本的"阴阳""气血""脏腑"这些理论都源自《内经》。可以说只要是中医学就源于《内经》。从这一角度来说，我们当然可以说三部六病学说的理论渊源是《内经》。那么，三部六病学说与《伤寒论》是什么关系呢？是否三部六病学说的理论渊源是《伤寒论》呢？笔者认为，尽管三部六病学说中的许多概念名词和《伤寒论》中的名词相同，粗看以为三部六病学说与《伤寒论》有着密切的理论渊源。其实，并不能说三部六病医学思想来源于《伤寒论》。

笔者认为，三部六病医学思想几乎与《伤寒论》的医学思想齐平，或者说三部六病医学就是重新编排了的《伤寒论》，就是赋予了新的意义的《伤寒论》。比如说，《伤寒论》中的太阳病是一个体表的寒证，所以张仲景列出了麻黄汤和桂枝汤用之于太阳病。三部六病学说中也列了"太阳病"，但刘绍武认为太阳病是体表的热证，经过临床实践后他最终确定了麻黄—杏仁—石膏—甘草汤加葛根可用于治疗"太阳病"。

### （三）三部六病医学流派学术发展与传承

20 世纪 90 年代后期，三部六病医学流派在传承中有了新的发展，三部六病理论体系不断完善，刘绍武先生的学术思想、学术经验，由弟子进行系统整理，并形成了三纲六要辨证体系，对整体辨证、系统辨证、局部辨证有了明确划分。

1. 整体辨证

刘绍武的弟子们在刘绍武三部六病医学思想的整体观中进一步以生命的气血活动为载体，提出整体的内涵——八要素：

（1）气血的统一性（体与命）：人体是一个完整的统一体，从恒动观来讲，整体包括了动静二态。气属于动态，血属于静态。血是气的载体，气是血的推动力。人体的皮肉筋骨、四肢百骸是静态的物质结构，而人体出现的各种生命活动属于动态的，动态的生命活动依附于静态的身体结构上，这也体现了动静相依，体与命的相合。

（2）生态的自组性（同与异）：生命活动的一切机能都表现为具有自我组织性。组织性首先表现在生命体时刻进行的新陈代谢活动。生命体通过同化作用合成自身发育所需物质，通过异化作用把自身代谢所产生的代谢废物排泄出去。另外，宏观上人体的血糖高低的调节都体现了生物体的自组性。

（3）组织的层次性（时与空）：人体的各级组织都是有层次的。从小分子、大分子、细胞、组织、脏器、系统直至生命体，其层次性都是井然有序的。并且每个层次都自成系统，每个小系统都听命于大系统。

（4）结构的功能性（体与用）：人体有什么样的结构，就有什么样的功能，不全的结构也必然导致功能缺陷，结构全则功能完善。结构都是在长期适应某种机能的情况下形成的。结构和功能紧密配合才能协调完成各项生命活动，长期的功能异常必然会导致结构的異常。结构的瞬间改变也必然能够马上引起功能的改变。

（5）动态的平衡性（聚与散）：各种组织尽管多种多样，功能又千姿百态，但其各种生理活动的目的，都是维持人体内环境的稳定，否则就会因平衡失调而出现病理反应。

（6）形神的一致性（形与神）：精神与形态是一致的，平素喜、怒、哀、乐的精神变化，通过面部的表情，构成一种形态而表现出来。有诸内，必形诸外，外表的各部表现是内心世界的反映。

（7）意志的主导性（气与志）：躯体的活动受意志支配，意志是机体运动的主导因素，人具有主观能动性就是意志的表现形式，人类的主观能动性是意志的集中表现。我们既要看到意志对人体有益的一面，又要看到意志对机能的影响，给人体带来的损害作用。

（8）天人的合一性（温与湿）：人类生活在自然界中，是万物之中的一物，生命活动与自然界息息相关：自然界为一大天地；人体为一小天地，自然界有何物，人体即有何物。人体无时无刻不受到自然界的阳光、空气、湿度、温度的影响。这四者与人的生理活动有直接的联系。细观天人，实为一体。①

2. 系统辨证

以"四证定性"为准则，《周易·系辞》曰："法象莫大乎天地，变通莫大乎四时。"遵循三部系的生理活动功能，依据证性的变易规律，提出了寒证、热证、虚证、实证（简变）；阴证、阳证、积证、发证（传变）；显证、潜证、盈证、亏证（激变）；格证、拒证、部证（互变）十五证的系统辨证施治。三部是生命活动的三个子系统，三部系中有四十五证，涵盖了系统的全部病性，为辨证施治奠定了确实可靠的施治基础。实现了三部系的诊疗体系，形成了部、证、方、药的系统统一。

刘绍武在临床实践中，总结出了系统辨证的四定原则。①按部

---

① 苏庆民，李浩．三部六病医学辑要［M］．北京：科学技术文献出版社，2009.

・189・

定证。辨治之初，首先辨明病位，然后确立病性，是中医辨证的前提。三部六病学说依据《伤寒论》的学术思想，结合现代医学知识，将人体这个有机的整体根据其不同的生理特性，划分为表部、里部、半表半里部，谓之"三部"。这是系统辨证的病位基础。凡是与空气接触的部位，我们都可以认为是表部。凡是与饮食接触的部位，我们可以称之为里部；凡是和气血接触的部位，我们称之为半表半里部。三部是构成人体生命活动的三个子系统，是维持生理机能的基础；同时也是病邪侵入人体的通道，产生病理信息反映的具体病位。病位是辨证施治的根本，辨证之初，首先辨清病位，然后才能辨识病位。②辨证定性：证实机体物质和能量通过生理、病理相互拮抗，在时空中呈现出分布不均匀的不快感。证是疾病本质的反映，但它不是疾病本身，而是表现疾病，并且所包含的内容为对疾病发出的信息所作的真实的记载和描述，临床以此可作为辨别病情的依据。《伤寒论》中，众多的条文所例示的各种症候，都是对某一方证的具体描述，通过症候信息的反映，得以辨证定性，给予准确的施治。①

3. 局部辨证

刘绍武以"四性定病"为基本原则，严格遵循局部组织结构的变化性质，又提出了炎病、痰病、痿病、瘤病（简变）；狂病、逆病、痨病、结病（传变）；癫病、闭病、癌病、脱病（激变）；瘟病、疳病、臆症（互变）十五病的局部辨证施治。局部是整体成比例的缩小，凡具有特殊结构和独立功能的部分，统归局部。局部有九系三十六局，每局有十五种不同病性的病变，形成一个规格的、规律的局部辨证网络，实现了"按局定病，据病定性，依性定方，以方定治"，达到一病一方的最佳选择，非此方不能治此病，非此病不能用此方，可重复应用。为"定证、定方、定疗程、定制剂"奠定了良好的基础，使刘绍武先生创立的三部六病学说在他的晚年得

---

① 苏庆民，李浩. 三部六病医学流派［M］. 北京：科学技术文献出版社，2009.

以进一步地完善。

从以上三种辨证我们不难看出三部六病学说其理论体系的规范性。整体是"按象定脉、辨脉定性、据性定方、依方定名";系统是"按部定证、辨证定性、据性定方、依方定名";局部是"按系定病、辨病定性、据性定方、依方定名"。"四定原则"是理论规范的保证,在辨证上"临证定类证,类证定主证,主证定纲领证,纲领证定核心证";在用药上"多药选定类药,类药选定主药,多方选定类方,类方选定主方";在治疗的过程中,"辨性定证、依证定方、施治定时、定药定剂"。这些在辨证上的发展与创新更有利于这一学说理论在临床中的运用,因为"三纲六要"把刘绍武先生的辨证更加细化了,更利于临床中医师在临床实践中运用三部六病学说去治愈疾病。①

### (四) 三部六病传承代表人物

从一个学派的形成来看,传承人或实践者的贡献是不可忽略的。正如学者徐国经先生所说:"中医学术流派应包括以下两个方面的内容,第一,应有一个有影响的、著有一部或数部传世之作的学术带头人,即宗师;第二,有一个或一批跟随宗师的弟子,他们在继承宗师的基础上有新的认识和发挥,其本身必须具有较高的学术水平,对后世的学术发展曾做出一定的贡献。"② 下面将介绍几位对三部六病学说的系统整理、继承发展和积极传播有重要贡献的代表人物。

宿明良,河北景县人,1948 年出生,历任解放军第二八二医院中医科主任、北京军区第五分部医学科技委员会常委。师承刘绍武先生,对三部六病学说的系统整理有重要贡献。刘绍武于 1984 年 3 月应"山西省经典著作学习班"之邀,为学员讲授了《伤寒论》。课后宿明良根据刘绍武的授课提纲和课堂笔记,详实地整理了三部

① 苏庆民,李浩. 三部六病医学讲稿 [M]. 北京:科学技术文献出版社,2009.

② 徐国经. 如何认识中医学术流派 [J]. 中医杂志,1990 (1):58.

六病学说的全部内容。之后，山西中医学院《探春学报》编辑部根据宿明良的整理笔记编辑成册，将这具有时代性的学术思想整理成《三部六病》一书，内部刊印交流。1985 年，刘绍武参加在成都举办的"第二届全国仲景学术研讨会"，开幕的当天，他在大会上发言，阐述了自己的三部六病医学思想，并将《三部六病》一书在大会上派送，引起会议代表的极大关注。1988 年刘绍武又交给宿明良一项功课，要求宿明良立足三部六病这个核心理论的基点，与其他师兄弟共同探讨、研讨该学说的理论基础与学说体系，展现三部六病医学全貌。经十余年潜心学习研究，宿明良三易其稿，终于在2003 年 12 月向恩师刘绍武交上了答卷，即《中医三部六病综合诊疗系统》，并得到了刘绍武的首肯。另外，由宿明良参加研制的"中医刘绍武电子计算机诊疗系统"获山西省计算机应用成果一等奖、山西省科技进步三等奖。经多年努力研究完成的"刘绍武经验整理及三部六病综合诊疗系统"获全军科技进步二等奖。

马文辉，山西中医学院三部六病研究室主任，主任医师，硕士生导师，刘绍武的弟子，追随刘绍武及其三部六病学术近 30 年，为完成刘绍武的遗愿，将刘绍武的学术思想和临床经验汇集成《刘绍武讲评〈伤寒杂病论〉》和《刘绍武三部六病传讲录》两书，分别于 2010 年、2011 年由中国中医药出版社和科学出版社出版。2013年又把三部六病学术流派弟子们公开发表的，或者形成文字而未发表的论文、短文进行了汇编，书名为《三部六病薪传录》。

苏庆民，1961 年出生，现任中国中医科学院博士后管理办公室主任、教授、研究员，对三部六病医学思想系统整理以及传播推广有较大贡献。苏庆民先生在"三部六病医学流派"丛书跋中写道："认知刘老学习三部六病，缘于偶然的师生交流。在为 2002 级研究生教学课余，同学马文辉医师向我多次谈起了刘老及其三部六病学说，令我心头为之振奋，并拜见了刘老在京的得意门生——北京军区总医院的宿明良医师。经过几次深谈，让我感到这一学说的重要性及现实意义，遂萌生了急于拜见刘老先生的愿望。"后来，苏庆民先生又走访了刘绍武先生的众多山西的弟子、学生。苏庆民先生很震撼，他认为，在近现代中医药发展过程中，一种学说理论能引起如此广泛的传播影响，实属罕见。苏庆民先生曾两次去海南拜见刘绍武先生，得以更全面深入地了解刘绍武先生及其三部六病学说。2004 年遵照刘绍武先生的嘱托，苏庆民参与整理刘绍武先生的学术思想，组织刘绍武先生的弟子，将刘绍武先生不同时期的三部六病学说的内容资料进行分类整理，编辑出版《三部六病医学流派丛书》。对此，国医大师路志正先生在为丛书写的序中这样写道："苏庆民同志为中国中医科学院研究生院教师，研读《伤寒论》，致力于仲景学说，长期为研究生讲授《伤寒论》，中医药理论与临床功底扎实，并对中医药现状与发展问题多有研究，被选为国家《中医药法》起草组成员，为青年一代中医中坚。现担当刘老先生学术思想的整理工作，编辑出版《三部六病医学流派丛书》，当之无愧，亦将为继承整理当代中医药专家学术经验提供借鉴，使广大中医药界受益。"[①]

胡连玺，山西定襄人，生于 1939 年，主任中医师，原太原市中医研究所三部六病研究室主任。二十世纪六十年代初跟师刘绍武先生，主要从事三部六病学术的整理和刘绍武先生学术经验的研究。撰有《试论伤寒"六经"当为"六病"》，论文发表于《新中医》杂志，指出以"六经"解"六病"之误，在中医学界引起关注。南京中医药大学教授、博士生导师，国内著名的《伤寒论》研究专家陈亦人教授曾说："近来有些学者主张六经辨证应当是六经辨病，提出'六病'概念，符合辨病之所在，以区别于其他辨证，颇有见地。"[②]北京中医药大学终身教授、伤寒论专业首批博士生导师刘渡舟教授在《"六经"析疑》一文中写道："目前，在研究《伤寒论》六经实质问题上，出现了百家争鸣的局面，这是围绕对六经的不同认识展

---

① 苏庆民，李浩. 三部六病医学流派［M］. 北京：科学技术文献出版社，2009.
② 陈亦人.《伤寒论》求是［M］. 2 版. 上海：上海科学技术出版社，2012.

开的。其中，一种见解认为《伤寒论》的六经，是继承了《素问·热论》的六经分证方法，以经络学说为根据，反对六经不是经络的观点；另一种见解则认为《伤寒论》的六经虽有'阶段''地面''症候群''六病''八纲'等说法，但都与《热论》之经络六经风马牛不相及，否定经络六经之说。以上两种观点的讨论，将促进学术上的繁荣和发展，并能澄清长期以来对于六经一些纠葛不清的问题。"①

除了以上几个著名的弟子外，三部六病医学流派还有法定弟子（由国家选定签署师带徒合同，学时三年），事授弟子（参加由国家举办的学校或研修班或西学中班），师承弟子（由刘绍武先生同意磕头拜师者），功勋弟子（为传播三部六病医学的发展作出突出贡献者），福缘弟子（与本派有缘者），家传子孙（刘绍武的子孙或亲属），院校弟子（系山西中医学院或山西医科大学或首都医科大学学生），还有一些二代弟子。

三部六病医学流派拥有了一定规模的组织与研究机构，又具有了一定数量的学术传承人和研习者。可以说，这些对于三部六病学说的传播与发展起到了巨大的作用。另外，这些组织机构或研究机构也是现今大多数中医学术流派所不具备的。因此，三部六病医学流派已成为我国医学界颇有名气的科学共同体。

## 二、三部六病医学流派的学术思想

### （一）三部六病医学流派医学理论建构思想

#### 1. 中医系统论思想

系统这个词来源于古希腊语，它研究的是部分与整体之间关系的问题。现在被人们普遍定义的系统为：包含相互作用的若干要素并有确定性能的整体。系统论作为一种思维方式，是把研究对象如

---

① 王庆国. 刘渡舟医论医话 100 则 [M]. 北京：人民卫生出版社，2013.

实地理解为一个系统，认识和掌握其系统特性和系统规律，并遵循其系统特性和系统规律进行调节。系统特性包括整体性、联系性、动态性、有序性。系统中的各组成要素之间是相互联系、相互作用的。各要素组成的系统又具有了高于各要素的功能。系统方法遵从系统的整体功能大于各个组成要素之和的规律，以此揭示被研究对象的本质及其规律。系统方法论起源于 20 世纪 30 年代奥地利理论生物学家贝塔朗菲的《有机论》，它本是一门生命科学的系统方法论。按其性质来说，应当被医学界所重视，只因近代西方医学重视微观分析，而忽视整体联系，对系统方法论不予重视，致使系统论与医学颇为绝缘。

刘绍武认为，中医学中对人体和疾病的整体观，就是系统论思维方式。因此，刘绍武把三部六病学说中的整体的范畴定为三部，三部综合为整体，三部是整体的子系统。表部接触大自然的空气，里部接触从自然界摄取的饮食，半表半里部接触由饮食和空气所产生的气血。空气的呼吸、饮食的进入、气血的运行是构成人体生命的重要环节，人类的生、老、病、死无不与此息息相关。另外，刘绍武认为，人体的三部构成的整体，没有气血的循环就达不成机体的统一。刘绍武曾说过："人体的整体性表现在气血上，气血在辨证上通过阴阳二性的失调，呈现出寒热虚实来，其表现在脉象上见于寸口，在三部中形成六病。这样就把气血、阴阳、脉象表现都概括于'三部六病'之中了。皮肤、神经、肌肉、骨骼和各组织脏器都有各自固定的位置，有其机械性，是一个有机的支架。气血在体内进行周而复始的循环，不到 1 分钟就可以在体内循环 1 周。气血运行的部位不同，表现出的功能也不同。正像《内经》中所说：'脑得血则思；目得血则视；手得血则握；足得血则行'这就是整体的性质。"

刘绍武还认为三部构成的整体，具备系统的特性：有序性和动态性。他曾解释说："'三部'在机体中遵循着一定的有序性和动态平衡性向前发展，保持各部特有的功能。'三部'不是哪一部占优势，而是全面的，协调的，均衡的保持各自的生理规律。"① 表部皮毛的有节奏地舒缩，里部的消化系统有条不紊地吸收和扩散，半表半里部循环系统有规律性地血液循环，这些都可表明三部系统的顺序性和平衡性。德国理论物理学家哈肯，在他写的《协同论》中称此为："'目的点'，或'目的环'，认为大系统功能结构特征，是各系统功能结构协同作用的结果，系统只有在'目的点'或'目的环'上才能显示它的稳定性。"在表部，肺与皮毛的功能是适应空气，它们的一切生理活动都是为了正常适应和利用空气，否则就会呈现病态，这就是表部的目的点。有节律地呼吸，呼出二氧化碳，吸进氧气，皮肤以热开泄，冷闭缩，以调节体温，共司表部新陈代谢为其目的环。在里部，食道、胃、小肠、大肠的功能是适应饮食，一切生理功能都为适应饮食而存在，否则会出现吐、泻，这是里部的目的点。肠胃有节律地蠕动，以吸收水谷精微，排出糟粕，保证里部的正常新陈代谢是其目的环。在半表半里部，心脏、血管的一切功能是适应血液循环的，它们的动态活动都是以达到血液正常循环为目的。心血管的功能通过血液向各组织器官输送营养，载走组织代谢产物，以保证半表半里部的新陈代谢为目的环。机体中只有目的点的正常适用和目的环的正常运行，才能体现出整体的稳定性。

另外，刘绍武在为三部六病诊疗体系中的每个病证创立对应的治疗方药时，也运用了系统论思想中"结构与功能"的关系来指导处方用药。刘绍武曾对弟子说：哲学上认为结构与功能是一致的。有其结构必有其功能。首先，结构决定功能。在要素既定的条件下，一般来说，有什么样的结构就有什么样的功能。打个比方：眼无自身结构则不能视；耳无自身结构则不能听。同理，中药上的方剂都是由多种药物组成的有机结构，没有结构就没有功能。结构与功能

① 苏庆民，李浩. 三部六病医学流派 [M]. 北京：科学技术文献出版社，2009.

是相辅相成的。既然结构决定了功能，那么只要我们使得结构优化一些，那么就会产生最佳功能出来。就是说，为了优化结构这一目的，是可以容许组成结构的要素一定程度上出现数量上的调整和质量上的调整的，而最终不影响系统的功能。按照这样来看，在用药时，在药性相同的情况下，我们要配出最佳的药方，即最佳组合方式来医治病人，这样才能把药物的功能发挥到最佳的效果。其次，功能也能反作用于结构。这样的表现形式有两种情况：一种是系统内部结构之间功能的互不适应导致结构的变化。那么，在人体这个系统中，功能对结构的反作用就表现在人具有的主观能动性。再好的药方，也需要医生的精心研制；再好的药性，也需要医生开动脑筋去研究、去探索。人的主观能动性在事物的发展变化中起着很重要的作用。如同走路一般，全程十里地，走九里也不能到达目的地，甚至差一步也不算到达。治疗疾病的疗程与走路的道理是一样的，估算好大致的疗程只是一部分，还需要病人的配合，如果病人能建立起治愈疾病的信心，发挥主观能动性，对生病持一种乐观的态度，那么病情一定会有所好转。

2. 中医辩证法思想

经过长期实践检验的中医学理论体系，在许多方面都体现出具有唯物辩证法的思想因素。实践证明，中医学之所以有生命力，就在于其理论体系是在古代的唯物论和辩证法思想指导下逐步形成和发展起来的。

中医学中的"阴阳"学说就认为：对立统一是一切事物运动变化的根本原因。故《素问·阴阳应象大论》说："阴阳者，天地之道也，万物之纲纪，变化之父母，生杀之本始"，《素问·天元纪大论》指出："动静相召，上下相临，阴阳相错，而变由生也。"从中可以看出，上与下，动与静，阴与阳都各自有矛盾的对立面，但他们又都在相召、相临、相错的运动中统一起来，这种对立统一的运动是为万事万物发展变化的根源，所以称为"父母"或"本始"。

刘绍武认为，中医学中"阴阳"的思想，就是把哲学思想引入了医学。他说："我们必须看到：《内经》中的阴阳是广义的阴阳，是哲学的阴阳，《伤寒论》的阴阳是狭义的阴阳，是医学的阴阳。《内经》《易经》中的阴阳是'一分为二'的思想，自然界中无处不存在阴阳，那么也就无处不存在对立统一。《内经》的阴阳是研究宇宙观的，我们要把《内经》中的阴阳抽出来应用于临床，变成《伤寒论》的阴阳。'病有发热恶寒者，发于阳也，无热恶寒者，发于阴也'指出有热为阳证，无热为阴证，这是阴阳在医学上的高度概括，符合临床的辩证实践。由此而论，张仲景可谓辨证施治的始祖。"①刘绍武在"自然界中无处不存在阴阳，无处不存在对立统一"的哲学思想指导下，把张仲景的《伤寒论》中病证总体上分成三部，对每一部的病都分出了阴阳两种不同病性的疾病。例如，八纲中的表里，表为阳，是阳的派生，里为阴，是阴的派生。那么，表部有无阴证、里部有无阳证呢？关于这个问题，他曾对弟子说："表里是指不同的部位，在每一部位上同样是孤阴不生，独阳不长。显然，表里二部都具有阴阳二证，所以说阴阳同样不能概括表里二部。八纲中的虚实，实为阳，虚为阴，亦讲不通。虚中有虚热、虚寒之分，实中有寒实、实热之分，所以不能以虚实论阴阳。而提到寒热，我们同样可以从中看出其体现的哲学思想。张仲景从阴阳中衍生出寒热，在具体辨证上，寒证有三，热证有三，表部一个热，里部一个热，半表半里一个热，每部的热均与本部实证相合，都有自己的表现形式和具体辨证。在施治中，表热用汗法，里热用下法，半表半里之热则用清法。根据实证热证部位的不同，采取三种不同的治疗方式，这就是具体辨证、具体治疗的例证。在寒证中，表部、里部、半表半里部各有寒证与本部虚症结合，表现形式亦不同。"② 刘绍武

① 苏庆民，李浩. 三部六病医学讲稿 [M]. 北京：科学技术文献出版社，2009.
② 苏庆民，李浩. 三部六病医学讲稿 [M]. 北京：科学技术文献出版社，2009.

· 198 ·

曾说过:"半表半里部是表里二部的中间过渡,表里二部在半表半里部融合。如果没有半表半里部,表里二部就成了彼此互不关联的两部分。他们只有通过中间部分的半表半里部才联系在了一起。"①

3. 中医辨证一体论思想

我们常说,中医"辨证",西医"辨病"。三部六病医学是既要辨病也要辨证。三部六病医学明确了各部以后,又为每一部设置了部病,在每一个部病中又分成了阴阳两种证型,实现了辨病与辨证的结合。下面具体介绍几种三部六病诊疗体系中病证结合的例子。什么是证呢?首先对"证"要有一个明确的概念。疾病是人类在自然界中伴随着宇宙间一切过程发生的。也就是说,证是疾病存在的方式和运动发展的状态,它直接或间接暴露出了疾病的本质情况,同时也是机体具有实质性改变或功能失调的表现。因此,证就是疾病本质的反应。例如:寒与热,寒证发冷,热证发烧,都有一个物质基础在起作用。机体的致热物质使血管扩张,机能兴奋,体温升高而出现热的现象。同理,寒冷则使血管收缩,机能抑制,体温下降而表现寒证,也是由致寒物质作基础。根据其表现,临床在治疗过程中,就采用"寒则热之,热则寒之"的原则。明白了这个道理,临床组方用药时,就可以把药物归类。无论哪种热药都具有扩张血管、兴奋机能、升高体温的作用;反之,任何一种寒凉药都具有不同程度收缩血管、抑制机能、降低体温的作用,这是药理上的共性。不同性质的药能解决不同的疾病,但遇到具体情况时,要具体分析,因为,临床上看到的疾病具有复杂性,所以,作为反映疾病本质的辨证也是非常复杂的。

在三部六病医学诊疗中规定:机体每部中,凡是具有实热或虚寒特性的症候群谓之病。在三部定位以后,由于部位的不同,就出现了阴性或阳性症候群,把这种各部不同的症候群并存的病理变化

① 苏庆民,李浩. 三部六病医学讲稿 [M]. 北京:科学技术文献出版社,2009.

称为"合病"；把异部中病与证共见的情况称为"兼证"。三部中的六病，是由各部许多有代表性的证候组成，实热构成阳性病变，虚寒构成阴性病变，从而形成六病辨证论治的主干。

### （二）三部六病医学流派临床诊治思想

#### 1. 四脉定证思想

刘绍武先生在临床诊治疾病的过程中非常重视脉诊的运用，且经过多年的临床实践发现了在古医书中很少被提及的脉象，在临床诊治中具有重要参考价值。脉象"明于书，未必明于心；明于心，未必明于指；所谓心中了了，指下难明"。他认为，脉搏的动态变化是整体气血变化的象征，气血构成了人体的统一性。人的各种生理活动，都是气血循行所到之处的功能，故曰"手得血则握""目得血则视""足得血能行""脑得血能思"。人体有表、中、里三部，纵有头、胸、腹三部，三部各有其三腔空间，即颅腔、胸腔、腹腔。在三腔的空间中，是气、血、食的集合点。三部纵分上、中、下，是精、气、神的化生层次，故有"天部、地部、人部"之称。上中下、表中里三部的变化，在其信息地——寸口脉的脉象上，出现了不同的形态变化，昭示着不同的病理性信息。刘绍武先生经过长期的实践，探索出具有判断病理变化性质的四种类型的脉象，作为长期临床实践中辨脉定证的依据。

《内经》认为，气血的来源既有来自肺脏的清阳之气，来自中焦脾胃的五谷精气还有来自下焦肝肾的精气。《内经》中讲到，气血"日行于阳夜行于阴"，"目得血而能视，手得血而能握"。也就是说，气血周流全身五脏六腑、四肢百骸，而最后"脉会太渊""肺朝百脉"。刘绍武认为，临床上同一血管，能够随着患者身体的病理变化而呈现出不同的脉形，以下列出刘绍武公之于医界的四脉以及四脉对应的病症治法：

（1）溢脉。脉形：寸口脉的寸关尺三部是中医切脉的标志，寸口脉的搏动溢于腕部横纹以上，甚者升达大鱼际，经过临床观察，凡是寸口脉溢于腕部横纹以上者，都在头部出现了不同程度的症候集合群。脉性：溢脉经多年观察，属气亢的范畴，是热的源头。脉方：溢脉者，脉性属气亢，方选调神汤，协调以平气亢。

（2）聚脉。脉形：寸关尺三部，其关脉独大，脉搏的搏动力度明显大于寸、尺二部，甚者在关部隆起如豆伏，直视可见其搏，经实践证实，凡脉聚关部者，其胸腔部必有一组相应的症候集合群显于病体。脉性：脉象聚集于关部，经实践检验，属于气郁的范畴，是实证的源头。脉方：脉聚者，脉性属于气郁胸中，方用调中汤，协调以解郁。

（3）韧脉。脉形：寸口脉中，尺部以下，仍有脉搏搏动，且搏动弦劲有力，如筋之硬，如皮之韧，有车辐之感，尤其以右尺为甚，故称之为"韧脉"。韧脉者，病在下，多在腹部出现一组相应的症候集合群。脉性：脉韧者，属气凝的范畴，是寒证的本源。脉方：脉韧者，脉性属气凝，方选调肠汤，以协调化凝。

（4）紊脉。脉形：脉象紊乱是指评脉时，寸口脉的脉搏形态变化表现为大小不等，快慢不等，强弱不等，呈现"三不等"的紊乱状态。脉紊者病位在心，会出现一组心功能不全引起的症候集合群。脉性：脉紊者，属于气乱的范畴，是虚症的本源。脉方：脉紊者，脉性气乱，方选调心汤，以协调理乱治虚。

为什么刘绍武只采用四脉来定证呢？传统的中医学中，有二十八脉，为何刘老要选取"四"这个数字呢？这是有一定原因的，刘绍武认为，如果深入研究了《周易·系辞》就会明白"四"是人成之定数，"四"也是大自然在时间和空间变化上所遵循的"定数"，在时间上大自然有"春夏秋冬"四季轮换，在空间上有"东西南北"四方定位。所以，人患病也能用四脉来概括。

2. 守方定疗程思想

刘绍武在治疗疾病的过程中，经常运用哲学的量变质变规律。

他认为，对顽证须打持久战，临床不变方是针对"顽证"而言。顽证不愈，方不可变。他说："任何一种病变，都有其致病的本质因素决定着疗程的始终，非到该证本质的消除之日，疾病是不会根本治愈的。"他还举了一个病案："大同市一患'胆结石'的患者，初来就诊，定疗程120剂，本人服至80剂时，症状全消，胆囊造影，结石仍原封未动，令其坚持用药120剂，再造影，结石全无。"另外，这种守方定疗程的思想从他的自创方服药法也能体现出来。例如刘绍武自创的调肝汤，它的适应证是急性肝炎、中毒性肝炎、慢性肝炎、肝大、肝硬化等疾患，煎服法：急性肝炎20剂，慢性肝炎60剂，迁延性肝炎120剂，肝硬化180剂。这些疗程的估计都是刘绍武多年临床经验的总结。

三部六病医学要求医生在治疗疾病时给以三定，即定证、定方、定疗程。但是，刘绍武也客观地认为，定疗程是根据多年的经验而设计的，虽不确切，但具有参考价值，80%病例在预计的范围。因为一切事物都有一般性、特殊性，故疗程的估计是相对而言的。另外，他还分析了估计不准的原因有两个：一是对顽固性疾病的程度测定不准，属于水平问题；二是外来干扰，情绪刺激，不遵守禁忌，工作劳累，间断用药等，都可影响到对疗程的估计。所以在定疗程时要考虑到患者的各个方面，定下切合实际的疗程，以减轻患者的重重忧虑，防止治无头绪，进而丧失治病的信心。

3. 重视现代科学技术的诊疗价值

刘绍武对现代医学诊疗技术始终持虚心学习的态度。他常说："在每天的门诊中，患者常常自己就说出：'胃溃疡''扁桃体炎''痢疾'等许多诊断性的病名，老百姓已经用了现代的病名。诸如此类的病名和诊断结果，古书上没有记载，这就迫使广大中医去学习、去创造。要求我们创立一个古今中外兼备的理论，来和现代患者的要求统一起来，建立共同的语言。"①

　　刘绍武重视现代医学诊疗知识的学习，这可以从他早年学医和行医经历中看出。他从 1928 年中华书局翻译出版的《皇汉医学》一书中学到了许多中西医结合的东西。另外，在他行医之初，1930 年，24 岁的刘绍武在长治市西街与人合伙创办了上党地区第一家私人医院，取名"友仁医院"。当时医院里有 3 名西医，3 名中医。同时医院还创办了"友仁中西医学研究社"，在诊病之余进行中西医学术讨论，中西医互相取长补短，提高治病本领。由此可知，刘绍武在这一时期从西医通道学习了很多现代医学的诊疗技艺，为日后创立三部六病学说奠定了现代医学思想基础。

　　对于现代医学科学诊疗手段，刘绍武认为：现如今，我们处于一个科技迅猛发展的时代，人类感官的范围毕竟有限，所以单凭直觉获得的"证"也有局限性。我们在医疗实践中，就要多运用这些辅助工具，扩大辨证论治的视野，也应当把西医中先进的医疗辅助工具引入中医的实践中来。要洋为中用，必须克服保守观念，吸收各方面的精华，来发展祖国医学。例如"溃疡病"这个病名在中医书上找不到，对溃疡病的诊断开始用胃肠造影拍片，目前用内窥镜检查，由间接发展至直接观察，从检查的角度看是先进的，对"证"的认识是确切的，中医应该吸取其经验。如果对"证"的获得不能扩大，就会造成对某些疾病的认识不足，治疗就不会全面。以上观点很明确地反映了刘绍武对现代科学技术的诊疗价值的肯定。

　　4. 重视心理、社会和环境因素致病的诊疗分析

　　当今我们人类社会在治疗疾病、保障人体健康方面流行的医学模式是生物医学模式。这个模式没有很好地关注患者的心理、社会和行为。随着社会的进步，人们逐渐发现它存在着一定的缺陷，给人们的思维活动带来了一些消极的影响。生物医学模式对精神病和

---

① 苏庆民，李浩．三部六病医学讲稿［M］．北京：科学技术文献出版社，2009.

功能性疾病以及原因明确、病理变化清楚的躯体器质性疾病不能予以科学的解释。这就要求我们要创造出新的与之相适应的医学模式。所以，现在越来越多的人呼吁社会医学模式应被采用。所谓的社会医学模式就是重视人们心理精神方面的致病因素。

其实，传统的中医学理论很早就重视人们情志致病的情况，《内经》就论述了"喜怒忧思悲恐惊"能够使人生病的道理。同样作为中医师的刘绍武在他的临床诊疗中特别重视人的心理致病的情况。这从他创立"四脉定型"诊疗思想就可看出。尤其是他创立的"聚关脉"和"上鱼际脉"。这两种脉在中医的古籍中无记载或论述不详，但它又是客观存在的。他经过数千例患者的脉象变化，结合多年的临床实践总结出了这两种脉。其中，聚关脉患者多数性格内向，心中有隐曲之事，不愿言之与人，而隐藏于心里。由于长期的忧愁思虑，可能导致大脑皮层的功能紊乱，引起了一些神经体液调节功能的紊乱，最终导致了胃、十二指肠溃疡等病变。而关于上鱼际脉，他认为此脉象的患者性格外向、脾气急躁、争强好胜，但是具备这些并不足以形成上鱼际脉，关键是患者对自己固有的秉性要有认识、有自知之明，处理问题时，善于用理智克制冲动；或者见于客观的实际情况不允许本人按着自己的性格和意志行事，违心地同意别人，长久以来，在思虑与克制并存的条件下，就会导致大脑皮层功能紊乱。临床上出现上鱼际脉的患者，容易出现高血压、脑血管意外的疾病。

### （三）三部六病医学流派医学发展思想

#### 1. 坚守医学经典继承基础上的创新

三部六病医学体系立足于《伤寒论》，既有继承又有发展。《伤寒论》为医方之祖，虽叙述简洁，但不尚空谈，句句切合临床，法度严谨；所制方剂，药简而效宏。故千百年来被奉为经典。但缘于《伤寒论》成书年代久远，又屡经战乱遗失，遂使后来之研习者多有困惑。而对于残缺的《伤寒论》，刘绍武持高度尊敬的态度。他主张在研究《伤寒论》时，可以提出自己的看法，但不要改动原文，不仅医学文献如此，其他文献也如此，这些历史文献不能改动。从以上主张可以看出刘绍武对中医学经典著作的继承。而刘绍武创立的三部六病学说依据原文，驳斥六经为六病之说，根据《周易》三阴三阳的思维，认为八纲中的表、里应该为表、枢、里三部，在定位的基础上再依据正邪斗争的虚实寒热来分阴阳属性，故有六病。依据此方法对《伤寒论》重新立纲、归类、正误、补缺形成了清晰完整的三部六病辨证论治体系。正如刘绍武所说："三部六病辨证将八纲辨证落在了实处。"

从以上论述中可以看出刘绍武对待中医经典著作的态度：忠于历史遗留下来的文献原文，但对于内容编排上的不合理之处要进行小心认真的考证，进而大胆提出自己的思想，最终在原有的中医学理论上进行学术创新。

2. 强调理论简便和临床实效的统一

中医学术发展了千百年，中医理论极为丰富，形成了中医各家学说。刘绍武为了中医学者能很好地掌握中医理论并运用中医理论解除病人疾患，立足于《伤寒论》，重新建立了六病纲领，使之能够贯通中医各家学术，将中医几千年来的理论都融入三部六病医学体系之中。可以说，三部六病医学体系使得中医学理论简便化了。三部六病学说来源于医疗实践，是学识、技术并茂的学科学术。此外，三部六病的辨证施治对中西医的诊断均无难处，从理论到实践都能解决。① 三部六病学说是在实践性极强的《伤寒论》的基础上发展起来的。它的每一个方剂、每一种脉象的确立，都经过了千万人的实验，就其常用的四种脉象来说，用四脉定证极大地方便了临床应用。刘绍武先生创立的三部六病诊疗体系，一是具备了理论的系统

---

① 苏庆民，李浩. 三部六病医学讲稿［M］. 北京：科学技术文献出版社，2009.

性，为应用于电子计算机构成专家系统的思维程序提供了良好的思想基础；二是其对症候的规范性，为输入电子计算机提供了切实可行的输入条件；三是开出的方药有了规格性。基于以上优点，1986年，开发研制了"中医刘绍武电子计算机诊疗系统"。1986 年 7 月，太原市三部六病诊疗所所长李兵林对当时应用与门诊的体会是："操作简单，学习容易；运行速度快，'不疲劳''不忘却'；诊疗结果准确可靠；尤其是四脉定证法，如同'先知'一样，能在屏幕上显示患者的临床表现，赢得了患者的信任。这一成果的取得与刘绍武先生长期以来在临床中强调理论简便、讲求实效密不可分。"①

3. 关注共同体医德修养和医德教育

众所周知，教书育人最重要的莫过于言传身教。要求弟子做到的，自己首先要树立好榜样。而刘绍武身上的高贵品德，可以从两个方面体现出来，这两个方面也是刘绍武在一生行医当中自身所承担的角色：一是治病救人的医生；一是教书育人的老师。作为一名医生，刘绍武以救死扶伤为己任，行医 70 多年始终以唐朝大医家孙思邈在《大医精诚论》中的话"医人不得恃己所长，专心经略财物，但作救苦之心，于冥运道中，自感多福者耳"要求自己。他一生淡泊名利，从行医之始就立下规矩：凡是患者出于感恩赠送礼物者，一概不收。此规矩终生遵守，无一次破例。刘绍武先生在一生行医生涯中对自己要求苛刻，但对病人则能给予常人难以做到的包容。据他的弟子回忆，有一次一位女性患者呃逆连连，久治不愈，慕名而来，刘绍武评脉开方，只开了两味药：枳实 1 两，白芍 1 两。病人见求医半晌，等了这么久就开两味药糊弄人，顿时面带不悦。刘绍武看出了病人的不满，面带微笑，好言劝说让其先吃一剂试试，明天再来。次日一早，患者第一个来到他的诊室，笑着赔礼道歉并

① 马文辉. 三部六病薪传录：经方的继承与创新［M］. 北京：人民军医出版社，2013.

称赞其医术高超。事后，刘绍武还教育身边的弟子，让他们以后行医看病要多多理解患者，常怀悲悯之心。

作为一名老师，他用自己的实际行动践行了韩愈所说的"师者，传道授业解惑者也"。据其弟子们回忆，当年为了让弟子们学会三部六病医学中的四脉，他不厌其烦地手把手教弟子摸脉，直到弟子在临床中真正摸出了脉，并准确说出了脉名，他才露出微笑。晚年的他即便身卧病榻，对于求教的晚辈，他都会详细解答。可见，他为了三部六病医学能发扬光大，在培养继承人方面耗费了多少心血。

## 三、三部六病医学流派的学术思想评述

### （一）三部六病医学流派学术思想价值

三部六病医学流派是在《伤寒论》学术思想研究基础上，结合哲学与现代医学理论形成发展起来的学术流派。三部六病学说在理论构建临床诊疗治则治法方药等方面形成了系统的学术体系，经过40余年的传播与发展产生了积极的学术影响。

国医大师路志正曾这样评价："刘绍武先生，乃晋四大名医，一生治学《伤寒论》，以'三部六病'立说，临证善用经方，继承又善创新，总结提出了中医'三部六病'的理论框架，以三部定位、六病定性，衍为三部六病学说，自成一家，自立一派，形成了颇具特色的中医学术流派，为弘扬仲景学说做出了突出贡献。"① 在研究《伤寒论》原著时，刘绍武考辨校订了《伤寒论》。他讲的"经"不是六经辨证之"经"。他考"六经"之说，认为张仲景之"六经"是言"部"，言"经界之经"，言"症状"的。此论一出，在中医界引起了很大反响。南京中医药大学教授、博士生导师，国内著名的《伤寒论》研究专家陈亦人曾说："近来有些学者主张六经辨证应当

---

① 王庆国. 刘渡舟医论医话 100 则［M］. 北京：人民卫生出版社，2013.

是六经辨病，提出"六病"概念，符合辨病之所在，以区别于其他辨证，颇有见地。"①

北京中医药大学终身教授、专业首批博士生导师刘渡舟在《"六经"析疑》一文中写道："目前，在研究《伤寒论》六经实质问题上，出现了百家争鸣的局面，这是围绕对六经的不同认识展开的。其中，一种见解认为《伤寒论》的六经，是继承了《素问·热论》的六经分证方法，以经络学说为根据，反对六经不是经络的观点；另一种见解则认为《伤寒论》的六经虽有'阶段''地面''症候群''六病''八纲'等说法，但都与《热论》之经络六经风马牛不相及，否定经络六经之说。以上两种观点的讨论，将促进学术上的繁荣和发展，并能澄清长期以来对于六经一些纠葛不清的问题。"②

三部六病学说对于中医学术的贡献还体现在医学理论创新上，即把医圣张仲景的《伤寒论》按照刘绍武的医学思想进行了重新编排，用一句俗语就是"老瓶装新酒"。三部六病学说体现的治病思想是刘绍武在结合了中西方哲学思想的基础上又运用了现代医学成果自创出来的辨证论治体系。笔者通过研究，认为全书治疗疾病的理念以及对疾病的见解，是从多年的临床经验中得来的。他把原来作为一本治疗某些疾病的专书的《伤寒论》，发展成作为一种病证与方药对应的资料工具书使用。这样，刘绍武就把人体进行重新划分，从外向内分成三部，每一部又定出六病，而无论是三部的部病还是六病治疗的方药都来自《伤寒论》，刘绍武已经对《伤寒论》中条文依照整合与拆分的方式进行了改造。这就是全新的三部六病医学诊疗体系的诞生。

三部六病医学是一个全新的中医医学，它与传统中医的各家学说有质的差别。自古以来的中医各派学说，或者是对《内经》中某

---

① 陈亦人.《伤寒论》求是［M］. 2版. 上海：上海科学技术出版社，2012.
② 王庆国. 刘渡舟医论医话100则［M］. 北京：人民卫生出版社，2013.

一理论的发挥或对某一理论在临床中的运用加以推广，或者是对《伤寒论》的临床运用提出新的观点。但是，在研究了三部六病医学以后，我们会发现创立这一学说的过程和方法本身也是一种创新。三部六病的创新来源有三个方面。第一，理论方面。运用了中国的古老哲学《周易》中事物"一分为二""一分为三"，万物具有"定数"等理论。刘绍武把这些哲学思想用于整体上指导他的三部六病医学的创立。例如，运用《周易》中的事物"一分为三"把人体划分为三部，运用《周易》中的"定数"思想创出了"四脉定证"，运用西方哲学系统论、质变量变理论创出了整体病证与局部病证的辨证论治协调治疗。第二，临床方面。三部六病中所记述的病都是刘绍武在多年的临床实践中经常接触的。第三，方药症候方面。三部六病中规范的病证体征直接取自《伤寒论》中的条文，所列的方药也是化裁于《伤寒论》中的113方。这些都是三部六病医学中的创新之处。

### （二）三部六病医学流派学术思想的不足之处

三部六病医学是在重新编排《伤寒论》的基础上创立的新医疗体系，它所列疾病的临床体征与症候完全取自《伤寒论》，它所给出的治疗某种病的方药也是在《伤寒论》药方的基础进行的整合和拆分。可以说，《伤寒论》所创立的中医临床诊疗辨证体系存在的缺陷，三部六病医学中仍然存在。

《伤寒论》是东汉末年张仲景创立的。从《伤寒论》的序中可以清楚地知道，当时由于战争连年不断，人们流离失所，饥寒交迫。人们肯定大多体质虚弱、正气不足。所以，当时极容易产生流行性的大规模的传染病。因此，张仲景发奋读书，决心拯救人民疾苦，专心研究医学，对当时的常见疾病创立了完整的临床诊治方法。但是，我们可以想一下，汉朝的气候条件应该比现在寒冷一些，劳动人民都是日出而作日落而息。而现今全球气候日益变暖，人们由于各种工作生活的原因普遍睡得很晚，大多数人都是阴虚火旺型的体质。因为汉朝时的气候偏暖，张仲景在组方时一定参考了当时的气候环境，所以伤寒论中补虚的药方都偏温热性，驱邪的药物有大苦大寒，整个用药剂量也较大，这些用药习惯与剂量，恐怕都不太适应现代人的体质。

《伤寒论》的初衷毕竟是为当时流行的伤寒病而设，所列的病种非常有限。而生活在当今社会的人们不但多患有许多经过现代医学治疗后产生的药源性疾病，还多患有因为当今工作生活的压力太大导致的精神心理疾病，而这些病《伤寒论》里是绝对没有的。即使三部六病医学通过整合和拆分《伤寒论》中的方子新组合出了许多治疗心理疾病的方子，但毕竟还是在《伤寒论》中所用药的基础上打转，张仲景当时的用药不过九十几味，而中医学发展到明朝时，光《本草纲目》中记载的中药就已经多达 1 892 种之多，发展到现在更是极大丰富。所以，三部六病医学在用药方面也是存在缺陷的。

还有如刘绍武所说，他在创立"四脉定证"时，是受了《周易》的"四"是一个"定数"的影响，似乎这没有什么科学依据。在临床中碰到的疾病是千千万万的，而把这些病都用四个脉来统归，这样做会笼统而失之精细，因为从脉经创立时就已经有了二十八脉之说，学问向前发展只能是越精细越好。

另外，三部六病医学要求临床时要定病程，而在临床中的疾病多种多样各有其特性，病程很难定。定病程就意味着对于这一个病要坚持吃同一个方子很长时间，这有点不符合中医传统的辨证论治。在传统的中医诊疗疾病过程中，即使首诊药方适合病情，吃了一服药后，由于生理和疾病都发生了变化，二诊时，也应根据病人的当下情况斟酌加减用药。

# 第三部分
# 传统中医方法及现代发展

# 第八章　中医思维方法的人文价值

　　相比于近代科学方法主导的以西医学为主的现代医学，以传统中医学方法为主导的中医学有更浓厚的人文价值。其原因是传统中医学方法本身就更具有人文特质，把握并在医学中践行这些人文特质有助于现代医学摆脱科技理性主宰下的技术主体性，有助于缓解医事活动中因医学方法不当而引起的人文关怀欠缺，使得医学朝着更好地为人类服务的方向发展。

## 一、中医思维方法

　　中医学是中华祖先在长期生产、生活实践中逐渐形成的对人体生命活动的认识成果。中医学的形成过程深受中国古代哲学影响，不管是在本体论、认识论还是方法论上与其他医学相比，它都别具特色。比如中医学中的气、阴阳、五行学说都奠基在中国古代哲学基础之上。"气"是中国古代哲学的重要范畴，用来说明宇宙的本原、本体；阴阳是指自然界事物对立统一的属性；五行则是五种互为关联的基本功能属性。哲学是一套思维范式。中医先祖们把这套根植于中国土壤的哲学思维范式用于思维人体生命问题，建立了中医理论体系，用来说明人体生命活动、功能结构、疾病发生发展变化规律，并指导疾病的诊断和治疗，形成中医思维方法。

　　思维方法是人脑借助信息符号，对感性认识材料进行加工处理的方式、途径。思维方法是思维方式的核心内容，思维方式是思维方法遵循一定的思维逻辑或规则连接成的一个整体。受中国哲学影响，中医学思维方法有自己的特色，我们下面主要从整体思维、辩证思维、功用思维和取象思维等方面来把握中医思维方法。

## （一）整体思维方法

整体思维是从事物整体出发，着眼于从整体与部分、整体与层次、整体与结构、整体与环境的相互关联和相互作用认识事物的思维方法。它把对象世界理解与规定为一个连续的、不可分割的有机整体，整体由部分构成，但部分作为整体的构成要素，其本身也是一个连续的、不可分割的整体。整体与部分并不是完全间隔的两个世界，由于它们受着某一共同规律（道或理）的支配，或者有着同构（如阴阳、五行结构）关系，或者由共同的基质（如气）构成，因此，部分就必然蕴涵着整体的功能与信息，即整体与部分之间有着相类、相似、相通的特征。[1]

中医学认为，人体是一个相互联系的统一整体，是以五脏为中心，配合六腑，通过经络系统，把六腑、五体、五官、九窍、四肢百骸等全身组织器官有机地联系起来，构成一个表里相连、上下沟通、协调共济、密切联系、井然有序的统一整体，并通过精、气、血、津液的作用，共同维系人体的生命活动。人体正常的生理活动不仅要靠各脏腑组织发挥自己的功能，而且还要靠脏腑间相辅相成的协同作用和制约作用，才能维持人体生理平衡。《吕氏春秋·达郁篇》中说"凡人三百六十节、九窍、五脏、六腑、肌肤欲其比也，心志欲其和也，精气欲其行也，若此则病无所居而恶无由生也"。（"欲其比"是讲人体内在脏腑、组织以及肢节、九窍、百骸、肌肤等，都是相互联系、彼此制约、相互适应、彼此相应。）《内经》也说"愿闻十二脏之相使……凡此十二官者不得相失也"。（"不得相失"更强调了五脏、六腑协调活动，在维持人体正常生命活动中的重要性。）

---

[1]　邢玉瑞. 中医方法全书［M］. 陕西：陕西科学技术出版社，1997：46.

以食物的消化吸收过程为例，《素问·经脉别论》曰："饮入于胃，游溢精气，上输于脾，脾气散精，上归于肺，通调水道，下输膀胱，水精四布，五经并行。"即食物进入人体内是通过胃的受纳、脾的运化升清，将水谷精微上输心肺，通过肺朝百脉、心主血脉、以运养周身，胃气之降，能使糟粕下输于肠以及时排泄。这一吸收、排泄过程，要有肾的气化、肝的疏泄以及其他脏器的共同配合方可完成。可见，饮食物的消化、吸收、排泄过程，并非某个脏器单独活动完成的，而是各脏器、组织不同功能活动相互配合、协调作用的结果。人体内的其他生理活动过程，亦无一不是整体协调作用的结果。

在五脏与形、窍、志、液的关系上，中医认为：心在体合脉，其华在面，在窍为舌，在志为喜，在液为汗；肺在体合皮，其华在毛，在窍为鼻，喉为肺之门户，在志为悲忧，在液为涕；脾在体合肉，主四肢，在窍为口，在志为思，在液为涎；肝在体合筋，其华在爪，在窍为目，在志为怒，在液为泪；肾在体合骨，生髓，其华在发，在窍为耳及二阴，在志为恐，在液为唾。例如，《内经》"肝受血而能视""肝者，罢极之本……其荣在爪，其充在筋"即是说眼之所以能视物，是因为肝血上濡的结果；爪甲所以坚韧、荣活，辅指握物，也与肝密切相关。《内经》"肺气通于鼻，肺和则鼻能知臭香矣""肺者，气之本……其华在毛，其充在皮"是说肺与鼻、皮毛的关系，鼻之所以嗅觉灵敏，皮肤之所以固密润泽，是肺气滋润的结果。反之鼻、皮毛的机能正常与否，也直接影响肺的机能。

可见，机体内任何一个脏器、组织、器官的机能活动均是相互联系、密切相关的，而任何一个脏器的机能活动，又都是整体机能活动不可分割的一部分。人体正常的生命活动，正是在机体整体、联系运动中实现的。不仅如此，还与外在自然环境的运动变化息息相关。《内经》特别强调"人与天地相应"，如"人与天地相参也，与日月相应也"（《灵枢·岁露》）；"春生、夏长、秋收、冬藏，是气之常也，人亦应之"（《灵枢·顺气一日分为四时》）。一年四季，不仅有谷物的春生、夏长、秋收、冬藏以供人体生命活动的需要，而且又直接影响着人体生理活动的不断变化。如春夏气候的温热，使人体血液循环加速，从而使气血趋向于表，故而人体表现为腠理疏松、多汗少尿、脉搏偏于浮弦；与此相反，秋冬气候寒凉，则人体血行迟缓，气血趋向于里，故表现为脉搏沉缓、腠理紧密，少汗多尿。这种外界环境变化引致人体生理上相应的变化，有利于保持体温的恒定和水液环流的正常，从而保证生命活动的正常维持。《内经》"夫自古通天者，生之本""人以天地之气生，四时之法成"的论述，阐明了生命活动与外在环境的密切关系。中国古人将人体看成是一个"小宇宙"，与自然界这个"大宇宙"的结构、形象和变化等方面相互对应，息息相关。"小"是"大"的浓缩，"大"是"小"的展开。凡自然界有的事物，人亦有相应的器官、部位、功能，天地自然发生变化，人的生理亦随之发生改变。

人存在社会中，作为社会的一部分，会受到社会各方面因素的影响。如社会生活环境的安定和谐与否，以及个人社会地位改变的情况会带来物质生活和心理、精神上的变化，对人的健康和疾病也产生极大的影响。

## （二）辩证思维方法

辩证思维，是反映和符合事物客观辩证发展过程及其规律的思维，是对客观事物的辩证法、辩证规律的一种认识和应用。它立足于思维对象的对立统一本质，以概念、判断、推理等思维形式以及归纳与演绎、分析与综合、逻辑与历史、抽象与具体等思维方法的矛盾运动，来正确反映客观事物的对立统一的本质。其基本特征是把对象看作一个整体，从内在的矛盾运动、变化及其各个方面的相互联系中进行考察，以便从本质上系统地、完整地认识事物。对立统一规律、质量互变规律和否定之否定规律是唯物辩证法的基本规律，也是辩证思维的基本规律，其思维方法即对立统一思维法、质量互变思维法和否定之否定思维法。中医学以古代朴素的辩证思维为理论指导。在中医学理论与实践结合的过程中，辩证思维起了重要作用，是中医学方法最根本的要点。

辩证思维方法是中医学历经千载而不衰的主要"奥秘"所在。例如，中医学通过阴阳对立统一的矛盾分析法去认识掌握自然和人体的普遍规律，并且运用于临床实践之中：在天地四时气候上，天为阳，地为阴，四时中春夏属阳，秋冬属阴，六气中风、火、热、燥属阳，寒、湿属阴。天地一体是阴阳对立统一，四时变化是阴阳的消长变化，四时一体也就是阴阳对立统一。六气变化是阴阳的变化，六气的和调也是阴阳之间的和调。在人体脏腑经络属性及其相互关系上，五脏属阴，六腑属阳，阴阳之中再分阴阳，五脏中，心肺属阳，肝脾肾属阴。心为阳中之阳，肺为阳中之阴，肝脾肾虽属阴，但肝为阴中之阳，肾为阴中之阴，脾为阴中之至阴。经属阴，络属阳，经中又分阴经阳经，络中又分阴络、阳络。《素问·阴阳离合论》："阴阳者，数之可十，推之可百；数之可千，推之可万，万之大不可胜数，然其要一也。"脏腑经络根据各自特点区分阴阳，五脏一体，经络一体，也就是阴阳的对立统一体。中医学正是运用这种根本方法，阐明人体脏腑经络阴阳的普遍属性和普遍联系的规律。

在人体生理现象上，中医学认为，人与天地相应；阴阳学说认为，这是人体阴阳变化与天地间阴阳变化密切相关的表现。人只有在天地阴阳变化正常的基础上，才能正常生存和保持健康，如季节气候，昼夜晨昏，风雨寒热，地方区域等的变化，是阴阳之间的消长变化，这些都会影响人体的阴阳变化。中医学还认为，人体正常生理活动是精、气、神三者之间正常作用的结果。精属阴，气属阳，神是在阴阳和调的基础上产生并表现在外的各种正常现象。"阴平阳秘，精神乃治"，是中医学对人体正常生理的基本观点。阴阳失调，偏盛偏衰，甚则"阴阳离决，精气乃绝"，是中医学对人体病理变化的基本观点，也是中医学分析和掌握人体生理病理变化发展规律的基本方法。

在诊断上，中医首先辨别病因的阴阳，是阴邪还是阳邪。其次辨别各种症状和体征的阴阳，如阴证、阳证、阴脉、阳脉。最后，分析病机的阴阳：是属阴病及阳，或属阳病及阴，是属寒极生热，或属热极生寒。在治疗上，中医根据诊断的结果，或治阴，或治阳，或阴阳兼治，使阴阳偏盛偏衰的失调现象复归于相对平衡协调的正常状态。因此，阴阳对立统一的分析方法，也就成为辨证论治的最根本方法。在指导预防上，中医学认为，上工治未病，对于疾病以预防为主，而阴阳对立统一的观点和方法，也贯穿于中医学预防疾病的学说之中。如能保持人体内部阴阳变化的协调一致及其与天地间阴阳变化的协调一致，则可以防病延年。因此中医学主张春夏养阳，秋冬养阴，四气调神。"是以圣人陈阴阳，筋脉和同，骨髓坚固，气血皆从。如是则内外调和，邪不能害，耳目聪明，气立如故。"

由于阴阳对立统一的矛盾分析方法，贯穿在中医学的各个方面，它既体现着中医学理论和医疗实践的基本精神，又体现着中医学方法论的根本要点，所以中医学把它摆在很高、很突出的地位。《素问·阴阳应象大论》说："善诊者，察色按脉，先别阴阳；审清浊，而知部分；视喘息，听音声，而知所苦；观权衡规矩，而知病所主。按尺寸，观浮沉滑涩，而知病所生。以治无过，以诊则不失矣。"张景岳说"凡诊病施治，必须先审阴阳。乃医道之纲领，阴阳无谬，治焉有差，医道虽繁，而可以一言蔽之者曰阴阳而已"[①]。再如，八纲辨证是通过阴阳、表里、寒热、虚实的对立统一关系来推断疾病的性质和发展趋势，脏腑辨证是通过各脏腑的阴阳、气血的对立统一关系来推断疾病的性质和发展趋势，卫气营血辨证是通过邪与正、卫分与气分、营分与血分的对立统一关系来推断疾病的性质和发展

① 刘汝琛. 中医学辨证法概论［M］. 广州：广东科技出版社，1983：330－331.

趋势，它们都是由概念通过判断向推理的转化，实际上是一个分析
矛盾和解决矛盾的过程。

中医学中的辩证思维是把人体的生命运动，纳入"天地人一体"
的整体框架之中，运用辩证的分析与综合的思维方法，形成了反映
事物整体的对立规定性的概念体系。其中的基本命题和基本理论，
以凝聚内外矛盾反映对立属性的概念形式，以及概念内在矛盾展开
之判断和推理运动的方式来陈述的，揭示了生命运动和疾病变化的
辩证本质及运动发展规律。[①]

### （三）功用思维方法

功用思维方法，是指在观察分析和研究处理问题时，注重事物
的功能、属性、效用，而不是形态、结构、组成；注重取得实效，
解决实际问题，而不侧重分析、验证物质机理的思维方法。如从功
用上把握人体藏象。在藏象学说的形成过程中，脏腑概念的内涵主
要是以整体功能为基础，通过人体生命活动的现象而确定的。"气"
是中医学的基本范畴，也是藏象学说的基础，既是物质存在，又有
功能意义，是物质与功能的统一，体现了生命物质（体）与生理功
能"用"相统一的生命本质。中医学认为气是构成人体和维持人体
生命活动的最基本物质，认为气化、气的升降出入就是生命的最基
本运动形式。在肯定以五脏系统为核心的生命体具有类象关联的基
础之上，更注重从气的升降出入运动功能状态来考察五脏系统的生
理功能和病理变化。[②] 对于脏腑、经络，中医并不深究是由什么成分
构成的，它的物质结构是什么，而是着重探讨它在机体中起什么作
用，它的运行方式如何。注重从功用上认识病因病机，对致病因素
所致表现出的形神相失和气血紊乱等功能失调的病变进行辨证治疗，

---

① 刑玉瑞. 中医思维方法 [M]. 北京：人民卫生出版社，2010：117.
② 张其成. 中医哲学基础 [M]. 北京：中国中医药出版社，2004：342.

如阴阳平衡状态的失调，临床症候多为功能性改变。因此，中医辨证论治之"证"大都是脏腑的功能性改变的表现，而不是器质性改变的表现。中医学对人体的局部和细节方面未作较深入的剖析研究，侧重于把人作为一个活着的、完整的整体进行气化功能的研究，把调整人体内在机能状态放在防病治病和养生保健的核心地位，这种思维方法对探讨生命规律具有重要意义。

### （四）取象思维方法

取象思维是通过取象比类的方式，在思维过程中对被研究对象与已知对象在某些方面相同、相似或相近的属性、规律、特质进行充分关联类比，找出共同的特征、根本的内涵，以"象"为工具进行标志、归类，以达到模拟、领悟、认识客体为目的的方法。取象思维具有很大的具体性、直观性和经验性，它以"象"作为中介把握事物的内在本质及与其他事物隐含的关联关系，宏观地探讨事物的性质和变化规律，消融主客观对立产生的割裂看待事物的片面性与孤立性，在认识论上有独到的方法，如"司外揣内"方法。

所谓司外揣内，就是"视其外应，以知其内藏，则知所病矣"（《灵枢·本藏》）。即通过观察事物外在的表象，以揣测分析其内在变化的一种方法，又称"以表知里"方法。中医学中的藏象学说就是以此为主要方法，通过揣测、分析、判断内脏的情况而建立起来的。其原理在《灵枢·外揣》中被形象地比喻为"日与月焉，水与镜焉，鼓与响焉。夫日月之明，不失其影，水镜之察，不失其形，鼓响之应，不后其声，动摇则应和，尽得其情。……若是则内外相袭，若鼓之应桴，响之应声，影之似形，故远者司外揣内，近者司内揣外"。

中国古代医者认为，考察脏腑活动的外部征象，即可推知其内部状况，而不必剖腹破胸去直接观察。这就是"察其外而知其内，有诸内，必行诸外"，"藏腑"虽隐而不见，然其"象"必显之于体外。唐朝王冰说："象，谓所见于外，可阅者也。"（《素问·六节藏象论》）明朝张介宾认为："象，形象也。藏居于内，形见于外，故曰藏象。"（《类经·藏象》）如《素问·五脏生成》所说："五脏之象，可以类推；五脏相音，可以意识，五色微诊，可以目察。"这里的"音""色"，都是脏腑功能活动的外在表现，也就是五脏的"象"。中医学通过对这些"象"的"目察""类推"和"意识"，去分析内在脏腑的变化，运用这种方法确定了五脏与五体、外荣的关系。如《内经》所述："心之合脉，其荣色；肺之合皮，其荣毛；肝之合筋，其荣爪；脾之合肉，其荣唇；肾之合骨，其荣发。"通过这些外在象的变化来推测内在脏腑的病变。

## 二、中医思维方法的人文价值表现

人文是个动态概念，它最早出现于《易经》贲卦的象辞："刚柔交错，天文也。文明以止，人文也。观乎天文以察时变，观乎人文以化成天下。"其意是说，天生有男有女，男刚女柔，刚柔交错，这是天文，即自然；人类据此而结成一对对夫妇，又从夫妇而化成家庭，再成国家，最后成天下，这是人文，是文化。人文与天文相对，天文是指天道自然，人文是指社会人伦。治国家者必须观察天道自然的运行规律，以明耕作渔猎之时序；又必须把握现实社会中的人伦秩序，以明君臣、父子、夫妇、兄弟、朋友等等级关系，使人们的行为合乎文明礼仪，并由此而推及天下，以成"大化"。人文区别于自然，有人伦之意；区别于神理，有精神教化之义；区别于质朴、野蛮，有文明、文雅之义；区别于成功、武略，有文治教化之义。可见，所谓人文，标志着人类文明时代与野蛮时代的区别，标志着人之所以为人的人性。

到了近代，人文这个词被用来翻译"Humanism"，即人文主义，这个词是欧洲文艺复兴时期一些知识分子，在超越和反对中世纪欧洲宗教传统的过程中，以古希腊、罗马文化为学习典范，以此回归世俗。主张以人为中心，一切为人的利益，反对以神为中心。同以神为中心的封建文化、宗教神学是相对的。文艺复兴时期的人文主义者有一种最基本的信念就是对个人命运、价值和尊严的关注。西方的人文概念是在与科学相对的语境中提出来的，是一个与科学相对的相对抽象的概念，在用法上比较含混，是一个含义不断变化的词。比如在现代西方人本主义与后现代主义中，人文与科学相对，但所指含义却不相同。从现代西方人本主义到后现代主义，科学与人文之间的距离和鸿沟似乎是在不断地扩大和加深。但在此转变中，科学与人文之间似乎又出现了某种微妙的整合趋势。

在传统和西方的影响下，中国近现代知识分子对于人文一词的内涵的理解经历了很多变化。在不同阶段，人文的含义包括：①传统上是指礼乐教化；②专指儒家教化；③通识上是泛指各种文化现象；④古义上指人事，多指人世间事；⑤人文风俗，指习俗、人情；⑥联合国人文指数指寿命、教育水准、生活质量等等。

医学是建立在人体上的一门学科，从本质上讲是人学，它关注的是在病痛中挣扎的、最需要关怀和帮助的人。医学是为人类服务的，它以关爱人、解除人的痛苦为目的，以求善、求美、关注人性和关注人的情感为特点，强调尊重患者的情感世界、尊重患者意愿，依循整体观念，遵照仁术的信条，强调临床的客观感受，追求医学的人性化，重视情感因素的注入，在整个医学过程中生命的价值和人的感受被置于一个重要的地位。价值是客体满足主体需要的关系，是客体对主体的有用性。医学价值是标志人的健康需要和医学的效用相统一的医学哲学范畴，是医学的内在机制在实践中对维系人的生命健康，促进人的自由发展等医学需要的某种适合、接近或一致。医学的人文价值是医学对人、文化和社会的全面发展，特别是对人的生存、发展、自由和解放等需要的一定程度的适合、接近或一致。[1] 医学的人文价值应该体现的是一种对人的生命、价值、人格和尊严的尊重。

## （一）中医思维方法在认知疾病过程中表现的人文价值

### 1. 从人出发整体认识并确诊疾病

中医学是从人的整体去认识疾病的，认为疾病是机体内、外整体平衡状态受到破坏之结果。机体内任何一个脏器功能的异常，都会影响到与其相关的其他脏器，甚至累及于整体，任何一个局部病变又都是整体机能失调的反应。如肝脏出现"肝火"，可传入心，而见心肝火旺，烦躁易怒；传入肺，即肝火犯肺，而见胁痛硌血……疾病可能是季节气候异常变化，外感"风、寒、暑、湿、燥、火"六淫所致，也可能是"喜、怒、忧、思、悲、恐、惊"情志失调所致，还可能是社会生活变动所致。由中医理论看，人是全面的人，即具有独立人格，参加社会实践的社会主体人，而不仅仅是一个生物人。疾病过程既有人体内在脏器的相互传变，又有局部与整体的相互影响，同时还可受到精神情志、外在自然环境气候以及社会环境等各方面的影响。自然界发生如季节四时、气候冷暖、昼夜时间等异常变化常常是疾病发生、发展、变化的原因，譬如春天属木，主风，主肝，因而易患伤风、肝病。古代医籍中对此早有论述，《周礼·天官》"四时皆有病疾，春时有痏首疾，夏时有痒疥疾，秋时有疟寒疾，冬时有嗽上气疾"，《内经》"春善病鼽衄，仲夏善病胸胁，长夏善病洞泄寒中，秋善病风疟，冬善病痹厥""夫百病者，多以旦慧昼安，夕加夜甚"。在社会与人关系的问题上，《素问·疏五过论》指出："诊有三常，必问贵贱，封君败伤，及欲侯王。故贵脱势，虽不中邪，精神内伤，身必败亡。始富后贫，虽不伤邪，皮焦筋屈，痿躄为挛。"此外，地方环境的差异，对于疾病也有一定影

---

① 刘虹，张宗明，林辉. 医学哲学 [M]. 南京：东南大学出版社，2004：239.

响。中医学对疾病的整体认识观，是与唯物辩证法相吻合的。唯物辩证法认为，一切客观事物本来是互相联系并具有其内部规律的。大量疾病发生、发展、变化的事实，说明疾病的过程不仅与人体且与外在环境密切相关。因此，不能单纯着眼于局部的病理变化，而要更重视机体内外的整体联系。

　　人体是结构与功能的统一体，中医在注意人体的内外部联系等结构关系之外，也注重人体自身功能变化引起的疾病变化。疾病是人体的异常状态，人的疾病既有功能性的，也有器质性的，中医学在气一元论思想（认为气是世界的本原）的影响下，以气化学说为基础来理解人体生命活动（气化即气的运动变化过程），认为气化是人体生命活动的存在形式，气化异常是疾病发生的基础，人的疾病在本质上是功能性的。中医学中藏象、经络、三焦、气血津液、精气神、卫气营血等学说都是建立在功能上的，美国科学家卡普拉指出："中国的关于身体的概念始终以功能为主，并且着重考虑各部分之间的关系，而不重视其精确的结构。"中医学把人如实地理解为一种功能系统，特别注重健康与疾病的功能性内容，以功能研究为基础展开对人体生理、病理的认识。功能性疾病是人体内脏腑组织的功能发生的异常，在临床上会表现出一系列的症状，但运用目前的检查技术还查不出任何器官、组织结构上的变化。

　　中医确诊病人的疾病建立在全面信息渠道的基础上。中医诊断病证，要求望、闻、问、切四诊合参，望诊包括望神、色、形体、姿态、五官诸窍、躯体四肢、皮肤、毛发，望舌、望排出物、望小儿指纹等；闻诊查及呼吸、气息、气味、语音；问诊问及居处，职业、生活状况、人事环境、发病经过及各种自觉症状；切诊涉及脉象、肌表、胸腹。通过四诊收集的资料综合患者表现的一系列症状、体征，并结合环境中可能影响疾病发生、发展，变化的因素，全面深入地分析疾病的本质，以作出合乎客观实际的正确诊断，采取相应的治疗措施。正如《素问·疏五过论》所说"圣人之治病也，必知天地阴阳，四时经纪，五脏六腑，雌雄表里，刺灸砭石，毒药所主，从容人事，以明经道，贵贱贫富，各异品理，问年少长，勇怯之理，审于分部，知病本始，八正九候，诊必副矣"。

2. 从人出发整体认识并确诊疾病表现的人文价值

从人出发的认识与确诊原则，关注病人的精神状态和形体诸窍，了解患者的社会活动和所处社会地位、经济、劳动性质、风俗习惯、文化水平、生活方式等等。在诊断过程中重视与患者的交流沟通，在这个过程中，患者体验到了自己被重视、被尊重，哪怕微小的变化都引起对方（医生）的关注和在意，患者的多种需求也随之在不知不觉中得到了满足或部分满足，通过问答这种形式交流沟通可以使医患之间达到对疾病认识的一致性，与病人平等商量，为病人保守隐私，让病人了解病理病机等自身疾病状况，求得病人的配合，为患者减除病痛。"交往行为者不可能走出其生活世界境域。他们本身作为解释者借助言语行为属于生活世界。"① 哈贝马斯认为，生活世界是人们进行一切交往活动的领域，我们不可能完全脱离患者的生活世界去诊治患者。医生给病人诊治疾病的过程属于一种医患之间的交往行为，是一种主体之间通过符号协调的互动，它以语言为媒介，通过对话，达到人与人之间的相互理解，相互理解是交往行为的核心，而语言具有特别重要的地位。

从人出发的认识与确诊疾病原则，注重与患者的交流沟通，关注人的生活世界。对于目前医疗服务过程中出现的把"病"与"人"完全分割开来，"只关心病不关心人"，医疗服务物化，忽视工作对象是人而不是病，对患者人格不尊重、人性不关注和尊严不维护，忽视疾病的发生与发展中除生物病因以外的社会环境、个人行为、生活方式和观念认知等诸多因素的这些现象而言，中医思维

---

① ［德］于·哈贝马斯. 交往行动理论　第1卷　行动的合理性和社会合理化［M］. 洪佩郁，蔺青，译. 重庆：重庆出版社，1994：191.

方法指导下的诊断过程中所表现出的人文价值显而易见。

从人出发的认识与确诊疾病原则，尊重人的生命，关注患者感受，不把病人看作消极被动的待处置对象，而是把病人看作有人格的主体。在诊断过程中，要求医者与患者面对面，以人为本，了解病人，关注患者的感受，在错综复杂、千差万别的症状中，分析、查找疾病发生的主要根源，以采取灵活的、最有效的治疗手段。它不需要依靠机器或实验的辅助检查，却能发现西医依靠机器或实验的辅助检查所不能发现的事实和规律。它保持了认识人体活动的整体性、直接性，能够揭示局部的、分割的方法很难揭示的人体奥秘，在千头万绪的普遍联系中认定疾病的发病原因，在错综复杂的现象中抓住疾病的本质。① 对于病痛之中心理脆弱的患者而言，他不是被推向冰冷的、没有感情的机器去做检查，而是通过人与人之间的交往了解认识自己的健康及疾病情况。这样，病痛之中脆弱的心灵便受到关注，得到慰藉。

### （二）中医思维方法在治疗过程中表现的人文价值

#### 1. 从人出发基于疾病的全程全要素辨证施治

中医辨证是将四诊（望、闻、问、切）所收集的资料、症状和体征，通过分析、综合，辨清疾病的原因、性质、部位以及邪正之间的关系，概括、判断为某种性质的证。中医论治，是根据辨证的结果，确定相应的治疗原则和方法。其中证是关于疾病本质的认识，提示了论治的方向，既是诊断的结果，又是论治的准则。治法因证而立，证多变，治也多变，证富含辩证法，治也富含辩证法。例如，通过四诊收集到患者的症状表现为发热、烦躁、口渴饮冷，大便秘结，小便短黄时提示疾病属热证，治疗当清热；如果又见渴不多饮，脘闷、恶心、头重、舌苔黄腻，舌质红等症状时，则属湿热互结，

---

① 付晓男. 论中西医学的范式差异及中医现代化 [D]. 长春：吉林大学，2009：34.

提示治疗方向当清热利湿，而不能依然仅仅是停留于清热。此时湿热一除，各种症状便可消失。

中医辨证论治首先着眼于人的整体以及人与外部世界的联系，认为任何一个局部病变都是整体失调的反映，一脏之病和它脏互相影响。例如阳虚阴盛这一证型，可见到上部的头晕、耳鸣、牙痛、咽喉干燥等症状，也可见到中部的胸闷，心悸、胃纳减少，咳嗽喘息等症状以及下部腰酸痛，下肢无力，小便清长等症状，如果没有整体的辨证思维方法，必然会把这些症状看成是互不相干的证候群，以致孤立片面地头痛医头，脚痛医脚。着眼于局部，恰似扬汤止沸；从整体失调上进行治疗，则诸多局部症状可霍然消失。因此，中医学在治疗上常上病下取，下病上取，左病治右，右病治左，体表病变从内脏治，内脏病变从体表治，例如，出现吐涎沫而巅眩的上部病症，治疗上有温阳利水从下治的五苓散以及温阳化水从中下同治的真武汤，还有温肝健脾利水从中治的吴茱萸汤。

中医辨证论治提倡三因制宜。三因制宜即因人、因时、因地制宜，是根据季节气候、地域环境以及病人的体质、性别、年龄等不同情况，制订适宜的治疗方案，是中医治疗疾病的重要原则之一。不同的人，由于体质不同，同一种病也会表现出不同的证。即便是同一个人，同一种病，由于受时空的影响，表现的证也不同；更由于人的社会性，证还随社会环境，精神因素的变化而异。《内经》："圣人治病，必知天地阴阳，四时经纪。"并要"上知天文，下知地理，中知人事"。疾病的发生、发展和转归有其共性，但又因各种内外因素的影响，又有其特殊性。对疾病的治疗，要求根据病人性别、年龄、体质、职业、生活习惯等特点不同，因人而异给予适宜的治疗方法。不同年龄、不同体质的人，生理和病理特点均有差别。男女老少、青壮老弱，即使感受同一致病因素，其发病及转化也不相同。唐慎微《重修政和经史证类备用本草·上》："复应观人之虚实补泻、男女老少、苦乐荣悴、乡壤风俗并各不同。"徐大椿《医学源流论》言"夫七情六淫之感不殊，而受感之人各殊，或气体有强弱，质性有阴阳，生长有南北，性情有刚柔，筋骨有坚脆，肢体有劳逸，年力有老少，奉养有膏粱藜藿之殊，心情有忧劳和乐之别，更加天时有寒暖之不同，受病有深浅之各异，一概施治，则病情虽中，而于人之气体迥乎相反，则利害亦相反矣"。因此，既要全面地看问题，又要具体情况具体分析，才能做到有的放矢。疾病的治疗过程中既有共性又有个性，并且注重外在客观环境对人体的影响。例如同是风寒外感，用疏散解表法治疗，若在夏季，气候炎热，腠理疏松，则不宜过用辛温发散，以防过散伤阴；若在冬季，气候严寒，腠理固密，则可重用辛温发散，使邪从汗解。对于地方病或某些传染病的诊治，了解患者的居住地域及其周围疾病流行情况，尤其不可忽视。

中医辨证论治倡导"治病必求于本"。中医思维方法指导下的治疗要求"治病必求于本"，具体表现在正确处理"标"与"本"的关系上，弄清疾病的现象与本质。《素问·标本病传论》说"知标本者，万举万当，不知标本，是谓妄行"。标与本在一定条件下可以变化，在矛盾中的地位不是固定不变的。就邪正关系而言，正气为本，邪气为标；就病因与症状而言，病因为本，症状为标；就先后病而言，则先病为本，后病为标。标本的区分和治法的运用，有利于从复杂的疾病矛盾中找出和处理其主要矛盾或矛盾的主要方面。从治病来说，治本为关键，但是在疾病过程中的不同阶段，病症有先后，矛盾有主次，病情有缓急，因此有时标急则先治其标，有时本急则先治其本，有时标本俱急则宜标本兼治。这是疾病过程中根据不同矛盾的主次采用灵活的治疗方法，同样也是针对疾病的本质而治的。"治病必求于本"，还表现在辨别逆治和从治上。疾病要辨逆从上，治病也要辨逆从上。《素问·阴阳应象大论》说，"阴阳反作，病之逆从"，就是指明首先要从阴阳正常与反常的变化，来分析疾病一般性和特殊性的区别。在治疗上，同样要正确认识和处理逆治或正治（如寒者热之、热者寒之、虚则补之、实则泻之）、从治或反治（如寒因寒用、热因热用、塞因塞用、通因通用）之间的区别和关系。即要注意分析矛盾的特殊性，具体疾病具体分析，具体治法具体分析。但在这种具体分析中，必须首先认清主要矛盾，抓住根本。①

2. 从人出发基于疾病的全程全要素辨证施治表现的人文价值

从人出发基于疾病的全程全要素辨证施治体现着对病人的关注。考虑和关注患者的性别、年龄、体质、职业、生活习惯等不同特点，关注患者的不同症状体征，给予患者适宜的治疗方案，根据病情变化进行药物的加减调理，都是治疗过程所需的。一般情况下，疾病的发展都要经历几个演变过程，在不同的时期表现出来的症状也不相同，需要解决疾病的治疗方法也不同，这就要求医者必须密切关注患者、关注表现于患者身上的明显或细微的各种症状、体征的变化，通过观察、思考、分析、判断、顿悟等，在瞬息变化之中抓住疾病的本质。症变、治变，方也随之而变，也只有这样才能治愈各种疾病。

整个治疗过程通过密切关注患者的躯体、心理等各方面的变化，来了解疾病病情的发展变化，进行药物君臣佐使的配伍调整或者药物量上的加减调整变化。疾病的治疗方法不是一成不变的，治疗疾病的药物也不是一成不变。在整个治疗过程中患者感受到了医者的关注，满足了患者的心理需求，也满足了治愈疾病的要求。在整个治疗过程中患者被看成是活着的、生命在运动变化着的人，疾病也被看成是运动变化着的，中医思维方法指导下的治疗是以发展的、运动的、变化的思维去看待疾病，从而达到治愈疾病的目的。

"症"表现于患者身上，辨证的前提是必须密切观察表现于患者身上的各种症状，中医思维方法指导下的这种观察不同于西医，它

① 刘汝琛. 中医学辨证法概论［M］. 广州：广东科技出版社，1983：336.

是以人为出发点，宏观地、整体地以人的身份来看待病人的一种观察方法。当然，西医也是以人为出发点，但是它在还原思维方法的指导下，从宏观走向微观，从整体走向局部，最后定在一个局部的或者微观的格局之上，似乎将人等同于微观的物质，或者割裂了人的其他方面，只剩下了局部的存在。中医思维方法指导下的治疗过程，表现出了关注人、关心人、尊重人，包括人的身体和生命的特质，中医的思维方法赋予了中医具体方法和人文价值，还原思维方法指导下的具体方法若要体现这种人文的价值，在为患者解决病痛的同时，就需要医者必须具有高尚的医德和人文素质。

中医三因制宜强调了既要立足于病，又要考虑天时、地理、个人等差异因素对疾病的影响，考虑躯体的、心理的、社会的各个方面的因素，结合这些因素，具体问题具体分析，区别不同情况，采取最相适宜的治疗法则。面对不同患者，要对原则性和灵活性、共性和个性之间的关系具体运用。治疗疾病时，若仅立足于"病"，而抛开患病之人以及影响人与疾病的气候、地理环境等因素，势必犯片面性错误，直接影响治疗效果，无法做到为患者真正地解决病痛。

中医"辨证论治，治病求本"原则要求医者面对患者表现出的各种症状时，集中所有思维能力，由表及里，由现象到本质，在抓住特征作出判断后，给予适宜治疗，解决病痛中挣扎的、需要关怀和帮助的病人；要求辨别疾病的主要矛盾和次要矛盾，以快速解决患者最痛苦的病症。急则治其标，缓则治其本，解决患者最需要的，满足患者最需要的，给予其人文的关怀，帮助其从痛苦中解脱出来；病症中的虚虚实实、真真假假要求医者必须在密切关注患者，了解疾病情况后，才能恰到好处地给予正治或者反治，达到药到病除的效果，解决患者的病痛。西医治病也求本，中医、西医二者都讲"治病求本"，找到疾病本质和根源，然后给予对病治疗，或者对症治疗。但这二者所指的"本"有所不同，西医的"本"是指求"真"，求"实"，更确切地说，是求"实"，是找到实实在在看得到的或摸得见的真实存在。在这种思维方法指导下，诊治逐渐走向微观，走向物质。中医思维方法指导下的治病求本中的"本"，是从功能上去认识的，这种"本"包含着人的整体的信息在内。思维方法的不同，导致中西医二者在治疗"本"的手段和方法上出现了差异：还原思维方法指导下的治病求本必然要借助各种辅助检查、仪器设备找到病原或微观的物质，对于尚未找到病原的疑难杂病，则寄希望于依靠高科技的发展，通过更高、更精、更尖的仪器设备找到更微观的致病源，这是思维方法指导下的一种发展趋势。

还原思维方法指导下的治疗，通过借助各种仪器检查找到病因病原后采用对抗式的方法，消除病菌，修补病变。在治疗过程中，侧重于关注机体病变的对抗治疗，重视局部的治疗，而忽视了"人"的整体治疗（心理行为、社会存在等等）。在很多情况下，病菌得到了清除，坏死的组织和器官得到了切除，但人的机体受到损伤或遭受致命打击，精神受到摧残，甚或失去生活的能力。相比之下，中医思维方法指导下的治疗，重视功能，侧重于从整体上进行调理，考虑脏腑形体诸窍、气血阴阳变化、情志变化，考虑患者躯体的、心理的、社会的各个方面的因素，体现了对人生命、身体的尊重和对人的存在价值的关注。

### （三）中医思维方法在预防养生过程中表现的人文价值

#### 1. 从人出发基于生命质量的治未病

中医学主张防重于治，注重养生。中医治未病思想源于春秋战国时期的《内经》《难经》，发展于秦汉时期的《伤寒论》《金匮要略》，经过历代医家充实提高而渐成体系，并将其奉为医工之最高境界。治未病，从古至今，历受各位医家的重视。《内经·素问》："是故圣人不治已病治未病，不治已乱治未乱，此之谓也，夫病已成而后药之，乱已成而后治之，譬犹渴而穿井，斗而铸兵，不亦晚乎！"唐代名医孙思邈说："上工治未病，中工治欲病，下工治已病。"一般认为治未病包括四层含义：①"未病先防"：预防疾病发生；②"欲病救萌"：对疾病作出早发现、早诊断、早治疗；③"既病防变"：即防止疾病发展和传变；④"愈后防复"：防止已愈疾病复发。即未病先防、早期治疗及掌握疾病传变倾向而预防之等内容。《难经·七十七难》说："所谓治未病者，见肝之病，则知肝当传之于脾，故先实其脾气，无令得受肝之邪，故曰治未病焉。"这是根据五行乘侮规律而先安未受邪之地的具体运用。

"春夏养阳，秋冬养阴"是中医顺应自然界气机升降和物候变化的时间养生原则。出自《素问·四气调神大论》。古人认为自然界的物候变化为春生、夏长、秋收、冬藏，人亦应之。一是起居作息要适合四季的昼夜长短；二是精神情志也要顺应四时，春夏要欢快活泼，秋冬要恬静内藏。中医学讲究良好的生活习惯：五味不可偏嗜，起居有节，房室有度，心理平和，谨避邪风，强固根本以防灾病。《内经》："知其道者，法于阴阳，和于术数，饮食有节，起居有常，不妄作劳，故能形与神俱，而尽终其天年，度百岁乃去""智者之养生也，必顺四时而适寒暑，和喜怒而安居处，节阴阳而调刚柔，如是则僻邪不至，长生久视"。

2. 从人出发基于生命质量的治未病表现的人文价值

中医学中治未病蕴含着丰富的人文价值。在天、地、人的整体中去考虑认识人及人的生命活动，强调养生防病，注重调和阴阳，做到饮食有节，起居有常，清心寡欲，精神内守，旨在使人与自然环境和社会环境保持和谐统一的关系。认为人的生命运动变化规律与自然发展变化相一致，人体的健康应该是一种"阴平阳秘"的状态。顺天应时，在天、地、人整体的和谐的环境中生存、发展，尽力做到少生病、不生病。注意形体保养，注意精神调摄，使得形体健康，精神健旺，身体和精神都得到均衡的发展，方能预防疾病，延年益寿。

中医治未病是从运动变化发展的角度去认识人体。重视对人体的整体调节，强调不治已病治未病，注重发挥人体自身的调节作用，强调要保持人体的阴阳平衡，对于尚未进入疾病状态而人体的阴阳平衡已经出现偏差，将要发展成为疾病的这种未病状态，通过辨证分析，宏观调节、整体处理，做到防患于未然，使人体从阴阳失衡将要发病的状态恢复到阴平阳秘的健康状态。中医思维方法指导下的治未病，要求医者必须密切关注患者、关注病情变化，关爱人及人的生命，不要在病人出现痛苦、病情严重时才考虑认识病症，才为患者解决病痛。

人存在于社会中，与社会密切相关，精神和物质、思维和存在是完全统一的，人的生理和病理会受到社会活动的影响。自然、社会、他人都是维护人体健康或使其患病的因素，人生活在这个环境之中，必然要受到各方面因素的影响。疾病是机体与外界环境及机体内各系统之间生理功能和相互关系发生紊乱失调的过程，表现在患者身上的是主症兼夹其他证候的系列症状，是疾病阶段性特点的表现，在治疗上有"同病异治""异病同治"，不论攻补，目的都是促使机体恢复平衡状态。因为中医学认为一切病证，不论阴阳表里、寒热虚实，都是由于机体自身代谢和调控失常而产生的，同时，中医重视生活行为、心理状况、社会、家庭等因素的影响，认为这些对判断疾病现状以及预后也具有重要的作用。表面上看，中医学针对的是疾病，而实际上考虑的是处于活体的、完整的、正在进行生命过程中的罹患着疾病的人。中医学诊疗过程注重人的整体性，又注重个体的差异性，并且还重视与患者的交流沟通，而不是将其视为被处置的对象。解决患者的疾病痛苦，不是简单地通过观察生化指标的正常与否来解决疾病，因为在诊断中常常会出现这种情况：患者疾病的指标正常或已经恢复正常，但患者的症状、病痛依然存在。

可见，中医学对人体生命的正常活动和异常变化，都是在自然社会界的总体运动和广阔的动态平衡之中进行考察和研究的，强调整体观念，天人合一；重视人的禀赋、体质、七情；尊重人的生命；

关注人的存在、本质、价值；关注人的自然、社会、精神等属性以及人与自然、人与社会、人与人等之间的关系。这些都是中医思维方法人文价值的充分体现。

## 三、中医思维方法的人文价值现实意义

### (一) 中医思维方法的人文价值对医疗服务过程的启示

1. 医疗过程中关注人的全面性

医学是以认识、治疗和预防人的身心疾病为手段，以达到维护和增强人的身心健康为目的。《管子·内业》曰："凡人之生也，天出其精，地出其形，合此以为人，和乃生，不和不生"，也就是说，人之为人需要有"形"（即身）有"精"（即心），二者缺一不可。同时，二者必须"合"，即交融在一起，否则也不可能形成生命、形成人。认为人是"形"和"精"，或身和心的统一体，二者相互影响、互相决定。医学研究和服务的对象是人，不同于一般的动物和植物，因此具有自身的特殊性。人作为生物进化的最高环节和物质运动的高级形式，在一定的自然、社会人文环境的相互作用下产生、生存与发展，具有多方面的属性，会受到不同方面的影响。人作为自然界的产物，是自然界的一部分，具有生物有机体所固有的器官、组织、细胞、分子等组织结构，其生存发展受到自然规律的支配；人作为社会的人，是社会的成员，具有复杂的社会关系，受多种社会因素的影响；人不同于动物，具有思维能力和复杂的心理活动，对各种刺激有一定的心理应对机制。心理因素影响着躯体疾病的预防、发生、发展和转归，异常的心理活动可以直接导致精神疾病的发生。所有的这些因素使得医学服务对象具有高度的复杂性和个体差异性——在现实世界中找不到完全相同的两个人。尤其是在现今科技进步，经济发展，生活节奏加快，竞争意识加强的社会里，人们的生存负荷加大，长期处于紧张的精神状态，不良的生活方式、

饮食习惯，心理失调等都是危害人类健康的高危因素。这些问题要求我们不能只停留于对人的生物属性或器质性病变的关注，只是从人体的解剖、生理、病理变化去研究认识疾病，我们必须认识到人的社会属性和心理需求，包括人的经济状况、文化教育水平、社会地位、心理状态等。医疗过程中，医生不但要运用医学知识、人文知识和社会知识去了解健康、了解疾病、了解患病的人、了解和认识社会，而且还要做到正确了解疾病、人、社会之间的关系。这既是医学人文价值的体现，更是完整地把握疾病的必然要求。因此"重技术，轻人文""见病不见人"是医之大忌，既不利于对病情的整体把握，也不利于对患者的有效治疗。

2. 医疗服务过程中重视技术与人文关系

古人云：医乃仁术，认为医学是"仁术"之学，单纯的"仁"或单纯的"术"均不能称之为"医"。有"仁"无"术"乃为庸医，有"术"无"仁"实为"恶医"。医疗卫生服务既要重视技术，也不能忽视人文。

医学高新技术发展，引发医学理论重大突破，取得不少令人称羡的成就，使现代医学能够从更广阔的范围和更微观的层次认识人体生命活动和疾病发生发展的规律，揭示疾病诊断、治疗及预防规律，寻求更为精确、便捷、有效的诊疗手段。与此同时，医疗卫生服务方式也发生重大变革，医生依赖高新技术辅助检查，与患者交往时却容易忽视患者是活生生的、有感受、有感情、有思维的人。忽略了人文，专研于技术，指望技术解决人类一切疾病，但没能阻止现代文明病的滋生和蔓延。对某些疑难病、慢性病也尚未找到良方妙药，反而出现大量人文缺失性社会疾病，未能满足广大人民群众对健康的需求。医学技术力量日益脱离认识和实践主体而成为一种独立力量，形成了自己的发展规律和机制，工具理性日益脱离价值理性，使手段和目的异化，导致物性张扬。技术崇拜与工具理性的弊端表现为对人漠视，社会进步中人与技术本末倒置。导致技术进步而道德滑坡、科学发展而人文堕落、物质丰富而精神贫乏、工具先进而文化颓败。技术至上主义无限扩张所导致的伦理匮乏，严重扰乱了人类精神生活。工具理性与价值理性分裂，造成人类信仰迷失，技术与人文伦理疏离，人文精神失落。

技术和人文作为医学发展的两翼，二者既对立又统一。首先，两者的根本目标是一致的，医学技术和医学人文的目的都是使医学更好地服务于人类的健康，更好地解除人类的病痛、维护人类的健康和生存。其次，两者是互为前提、相互依赖、相互制约的。医学中技术的发展，使医学对人体健康与疾病的认识不断深化，使医学拥有更为准确、有效的诊疗手段。医学中的人文可以使医务人员在发明、发展和运用医学技术时，能够尽力避免其负面作用，维护人的权利和尊严，重视生命的质量和价值，注意公平和效益，使其有利于维护人类的整体利益。没有医学人文的价值导向和制约，医学技术就有可能异化，背离它的本来目的而走向歧途。有一个很形象的比喻：人文是舵，技术是桨，没有人文的指引，技术就是瞎子。

在医疗服务过程中，医学技术可以为患者疾病的痊愈提供物质保证，医学的人文精神可以为患者的心身康复提供精神支持；医学技术手段可以解决患者的生理痛苦，医学人文关怀可以安抚患者的心理冲突和社会调适；医学技术可以将患者从病魔的阴影下挽救出来，将活的希望带给患者，使患者获得有限的具体的满足，而医学人文关怀可以将患者从心灵的煎熬中解放出来，将生命的价值赋予患者，使患者获得无限的永恒的生活激情。医疗服务过程中要正确处理好技术与人文的关系，在高科技为人类所追求的健康长寿带来莫大便利的同时，更要加强对人的关爱与呵护。

## （二）中医思维方法的人文价值对医学发展的启示

1. 重视医学人文精神，加强医务工作者人文素质教育

医务工作者面对的是具有生物、心理、社会诸多因素的"自然

人"与"社会人"合为一体的"人"，医学人才只有具备正确的世界观、人生观、价值观和人性、良知，才能充分理解、尊重、抚慰、关爱生命，担负起保护人类健康的神圣使命。做医生要懂得自然规律，遵循自然规律，了解和掌握疾病的发生、发展规律，而且在诊疗过程中要考虑到病人及家属的情感、意愿和痛苦，并严格遵守法律、法规、诊疗规范，尊重生命、尊重尊严、热爱生命、竭力为生命而为。在面对具体的病人时，要求医务人员不仅要了解病人的疾病，帮助病人恢复生理上的完好状态，而且要化解病人心理上的困扰，帮助其恢复心理和社会适应性的完好状态；不仅在技术上要精心为病人服务，更要尊重病人的人格和权利，维护其利益；不仅要懂得生命的神圣，还要懂得生命的价值；不仅要理解社会的经济、政治、文化各个方面，还要懂得合理分配和利用医药卫生资源。在医疗工作中，医务人员还要处理好医患关系、医技关系，以及医务人员与社会有关各方面的关系。

医生应该摆脱过度的功利主义倾向，摆脱工具理性的束缚，拒绝冷漠、呆板和僵硬的服务态度，把病人看作一个有情感、有心理的完整的人，而不是冰冷的客体。古人云"夫医者，非仁爱之士不可托也；非聪明理达不可任也；非廉洁纯良不可信也"。在中国古代，医学被称为仁术，医生被誉为仁爱之士，行医治病、施药济人被认为是施仁爱于他人。医学人文精神的缺乏与目前紧张的医患关系有着密切的联系，在当前尚无特效办法化解医患矛盾的形势下，努力提高医院的医学人文精神和医务人员的人文素质，是当代医务人员共同的责任，也是改善医患关系紧张的良方。医生不仅要掌握扎实的专业知识，拥有精湛的医疗技术，还应该有深刻的思想、广阔的人文视野和人文关怀。

2. 纠正医学发展过程中科技理性与人文价值的背离

对于医学，我们不能只从单纯地追求科学真实性的角度上加以考虑，而要从它能否为人们带来福祉以及道德责任上进行综合评判。

现代许多医学问题的出现，是科学理性摒弃人文情感的必然结果。医学与科学二者的初衷和目的不一样。我们不可以忘却医学的初衷与目的，热衷于追求科学，而扼杀了医学的人文性，要以科学的标准去衡量并决定一门医学的存与亡，认为医学必须是科学的、技术的，而不是从医学为解决人类健康问题的出发点来考虑和认识医学，这种偏移的价值取向让人后怕。费耶阿本德曾亲自体验和感悟过不同医学在治疗疾病、解决患者痛苦过程中的不同方法应用体现的人性关怀，并深有感触，提出"以科学的方法杀人是合法的，而以非科学的方法治疗却是非法的"这一质疑。费耶阿本德对西方占主导地位的科学医学批评甚多。他说："医学科学现在变成了商业，它的目的不是恢复病体的自然状态，而是制造一种人工状态，不需要的成分在这种人工状态中不再出现。它在外科手术领域中获得了成功，但碰到机体平衡失调如某种形式的癌症时，它几乎完全没有用处。"①

人类迷恋于科学，已经在不知不觉中进入由主观思维创造的虚假科学陷阱之中，而医学与科学在本质上是不同的，从它们各自的内在目的和成功标准来看，医学的目的是通过预防和治疗疾病以促进健康，而科学的目的是获取知识。医学对其认识的阐述，是通过它们在促进健康方面的实践结果，即疗效来判断，而科学则是以真理为标准来对其理论进行评价。② 科学不能完全代表客观世界的真实性，我们不可以忽略人生存、幸福和健康的意义。我们没有必要仅就是否科学来讨论医学本身，科学本身也在不断地改进对自然的认识。如弗雷泽的那句名言："巫术、宗教和科学都不过是思想的论说，科学取代了在它之前的巫术与宗教，今后他本身也可能被更加圆满的假说更替，关键在于能否解决健康与疾病问题。"医学的发展

---

① 保罗·法伊尔阿本德. 自由社会中的科学［M］. 兰征，译. 上海：上海译文出版社，1990：198.

② Ronald. Why medicine cannot be a science［J］. The journal of medicine and philosophy，1981：183－208.

和目的也不是为了说明我们的方法有多么科学，而是为了促进人类的健康。医学的目的应该首先是预防疾病，维护健康，而不是治疗疾病、消除死亡。医学要研究"生"，也要研究"死"。中医学讲究求"本"，解决的是身心健康与自然和谐，重视的是人体的健康平衡及预防养生。中医学辨证思想对于当今医学目的的反思和探索具有重要意义，用药的最终目的是不再用药，治病的最终目的是不再生病或少生病、不生大病。

### （三）中医思维方法的人文价值对卫生事业发展的意义

1. 有助于稳定社会，缓和医疗纠纷，构建和谐医疗卫生环境

目前，医患关系已经上升到剑拔弩张、兵戎相见的地步。患者不信任医生，担心被无医德、无人性的医生欺骗，医生从救死扶伤伟大的天使形象转变为人性丧尽的魔鬼；医生也心惊胆战，工作积极性和工作热情受到打击，产生严重的挫败感，处于恐惧、焦虑、压抑状态，临床诊疗如临深渊，如履薄冰，担心被病人攻击，无法安心从医。医患之间互不信任，医治过程精神高度紧张，不利于疾病的诊治，不利于医疗卫生的服务过程，更不利于和谐医疗卫生环境的建构，并且会影响社会的安定。医患关系矛盾激化的原因有多方面：看病贵、看病难，医疗服务态度差，有医疗体制、机制上的问题，也有思想观念方面的问题，还有管理监督不力等原因。但医方处于医患之间的主导地位，在构建医患和谐关系中具有决定性作用，医务工作者需要不断更新服务理念，提高服务质量，把以病人为中心的服务理念和服务意识落到实处，在医疗过程中除了为病人提供精湛的诊疗技术服务之外，还应该具备良好的职业道德、高度的责任心及与病人沟通的能力和技巧等医学人文素质，给予病人人文关怀，不应该将病与人割裂开。和谐医疗卫生环境的建设，除了加强医务工作者的人文素质教育外，还需要医疗卫生政策制度的协助。

中医学所倡导的是一种天地人合一的和谐安定的状态，有助于营造浓厚的人文环境和氛围，在中医学思维方法指导下给予病人人文关怀、重视医患沟通，减少医者或患者因对疾病认识的片面性、治疗不当而引起的医疗纠纷，消除不良医德医风。医患之间应是一种和谐融洽的关系。中医思维方法指导下的诊治过程，不同于还原论思维方法指导下的诊治过程，它不是必须依靠高、精、尖的诊疗设备找到微观的致病源才能治疗疾病。对于因此而引起的看病贵、看病难有一定的意义。加大对中医科室的建立，通过中医，在疾病的初始阶段应用简便易行、经济实惠的诊疗手段予以解决，而对需要专科治疗的病人给予合理的导向分流，可以大大地节约卫生资源，降低医疗费用，缓解矛盾，稳定社会秩序，从而更好地、有效地利用有限的卫生资源。

2. 有助于基层社区医疗卫生事业发展

现代医学技术发展到今天，由于疾病结构和病因结构的变化，慢性病、退行性疾病和老年病的增长，社会行为等因素愈来愈成为致病的重要原因，医学中的人文部分比以往有了更重大的意义。在目前阶段，中医思维方法、人文价值对追求高精尖，只关心病、不关心人的医院具有启示意义。对于基层社区卫生服务，中医学方法具有极大的借鉴与指导的意义。社区卫生服务是用来解决社区居民保健、康复、预防、诊断、健康教育和治疗等一系列的问题，为社区居民提供便利，解决看病贵、看病难问题。中医学的指导思想及方法与社区发展需求相吻合，可以说，基层社区的发展模式是一种现代版的中医诊疗模式。

社区居民需要医治疾病，也需要卫生保健、心理疏导、康复、预防等卫生服务，要求卫生服务工作必须做到主动、方便、周到、就近、及时、有效，而且服务应该个性化、人性化、防、治、保健、康复、健康教育一体化，同时能够提供完整性、综合性、协调性、连续性的全程服务。一般情况下，社区里的常见病、多发病，不是纯生物的，也不是纯心理、纯社会性的，而是生物、心理、社会诸多因素相互作用的病理结果。因此患者的临床表现也就不是简单的躯体问题，简单的精神、行为问题，或是简单的家庭和社会问题，而是躯体、心理、社会问题。精神疾患也可以伴有许多躯体症状。心理、社会问题既可以是躯体疾病的原因，也可以是躯体疾病的表现。中医学方法指导医者善于把握躯体与精神之间的相互作用、影响和机制，为病人提供整体的服务。要求医生和社区居民保持密切的联系，熟知社区居民的家庭状况，并与病人及其家庭保持良好的沟通。在此基础上帮助病人认识、应对并解决可能会发生的有关健康问题，满足病人的需要。社区服务要求医生不仅要关心社区就诊的病人，也要关心社区尚未就诊的病人和健康人；不仅要关心社区居民个人，还要关心其家庭和整个社区。充分考虑个人与家庭、个人与社区、家庭与社区的互动关系。要求医生在解决、治疗大部分的社区常见病和多发病时，所运用的诊疗手段应该是社区所适宜的技术，符合简洁适用、便于掌握、疗效肯定的诊疗要求。

中医在整体思维的指导下讲求辨证论治，三因制宜长于把握心理、社会、自然因素之间相互作用和影响，强调以人为本，从社区及家庭角度考察为每一个人的健康和疾病服务，运用"望、闻、问、切"及"理、法、方、药"等手段辨证施治。根据不同情况，同病异治，异病同治，可满足实现社区卫生服务的人性化的需要。强调医学服务是为人服务，而不是为人体的器官服务，即医学必须注重人的生物性和社会性的有机联系。要求医生不单要掌握解决疾病的诊疗技术，更要掌握与病人交流的艺术和技巧。理解、关心、同情、尊重病人，使医患关系保持最佳状态。在此基础上，为每一位病人提供所需的、优势的个体化的诊疗服务。此外，中医学强调医患关系的重要性，重视精神活动对健康和疾病的影响，强调以预防为主的方针，有着丰富的养生之道，顺应了人们回归自然的心态。

# 第九章 模型方法在中医学中的应用

"模型"一词最早源于古希腊，原意为样本、尺度、规范等，后经十七世纪的科学革命后逐步进入科学研究中，成为科学认识方法。近代西方医学的诞生即得益于运用模型方法研究疾病以治疗疾病。传统的中医学是基于感性认识的经验医学，但在理论形成过程中也不同程度地使用了模型思维，可是在很长时间内并未引起人们的重视。人们总认为中医学中不存在模型方法，事实上，传统中医学理论中模型思维十分丰富，只是其含义与近代科学中模型方法稍有不同，较为原始而随意罢了，其方法论本质是一样的。挖掘中医学中的模型方法，揭示其与现代科学模型方法的关系，并对传统中医学模型思维进行改造，有意识地用现代科学模型方法发展中医学是发展中医学的新思路。

## 一、模型方法概论

### （一）模型的含义

我国当代出版的《辞海》中对"模型"一词作出如下具体解释："根据实物、设计或设想，按比例、生态或其他特征制成的与实物相似的物体，供展览、观赏、绘画、摄影、试验或观测等用。"同时，《大百科全书》哲学卷里把模型定义为："按照科学研究的目的，用物质形式或思维形式对原型客体本质关系的再现。通过对模型的研究获得关于原型客体的知识。"

西方的"模型"源于古希腊语 modulus 一词，原意为样本、尺度、规范等。随着西方科学不断发展，对"模型"一词之含义有了更深的理解。近代以来，根据不同学者的观点把模型定义分为两种：一是广义定义。例如瑞典的 L. 伽丁认为："人们为感知自己周围的世界，把自己的观察与思维组成形形色色的概念体系。这些概念体系便是模型，把逻辑运用到模型上所得到的见解就是理论。"L. 伽丁把模型的概念广泛化，把一般的映象、反映、假说、定律等都纳入模型的范围之内。二是狭义定义。苏联学者 B. A. 什托夫持有这样的观点："我们将想象中或现实存在的任何一个系统称为模型，它与另外一个系统（通常称为原型或原物）处于一定的关系之中，这里必须满足下列条件：①模型与原型之间具有相似关系，其形式被精确规定与明确表达；②模型在科学认识过程中是被研究客体的替代者；③原型的相关有效信息源于对模型的研究。该类对模型的狭义定义认为模型是一个物质或观念的系统，与作为客观对象的另一个系统的关系必须满足上述三个条件，否则就不能称为本来意义上的模型。"显然，这两类对模型的定义都有意义，前面这种定义从哲学和知识本质的角度认识模型，后者从模型与原型的关系角度认识模型，二者的方法论意义都是明显的。

### （二）模型方法的概念

模型的定义有广义与狭义之分。然而模型方法如模型一样，具有广义和狭义上的定义。所谓模型方法的广义定义，是把模拟方法与理想化实验方法纳入模型方法的范围之中，组成广义的模型方法。而所谓模拟方法是指把实验对象按照客观原型置于实验研究中，与模型方法相似度较高，但模拟方法缺乏一套完整的理论解释，尤其缺乏规范性与条理性。然而，理想化实验方法源于近代西方经典物理学家伽利略的光滑平面理想实验，是指在假定理想的条件下，忽略无关变量而进行思维实验的方法。三种方法均具备对客观原型描述的相同基础，因此模拟方法和理想实验化方法可被归纳到模型方法之中进行研究。从狭义的角度观之，模型方法是指运用各种模型进行对外界客观原型的研究，揭示客观规律的过程，具有解释与预测的能力，属于一整套自行运作的系统方法。

### （三）模型方法的类型

模型类型不同，因此对应的模型方法亦各有特点。按照不同的划分标准，模型方法可有不同的划分形式。

1. 依原型的变化与否，分为动态模型方法与静态模型方法

动态模型方法主要针对事物的不停运动变化而构建，如要测定一个地区的流水量或降雨量，必须建立相应的流水或降雨模型。例如，某些化学反应不能当作静止的状态来研究，必须测定化学反应速率，此时就要构建关联模型且运用模型分析，该模型也是动态模型。静态模型方法在科学研究内属于最常见的方法，通过研究某一事物在某个阶段的状态或研究某一事物的内部状态，须构建且运用静态模型对客观原型解释说明，揭示客观原型内部规律或在某一阶段的运动规律。如原子物理学家对原子内部结构进行认识时，建立的原子行星模型；气体分子论专家对气体状态进行研究时建立的理想气体模型。

2. 依原型存在形式，分为物质模型方法与思维模型方法

物质模型方法按照自然存在的、与否的条件进行分类，又可分为天然模型方法与人工模型方法。天然模型方法，即寻找一种自然存在的、与原型在性能上具有相似性的实物，成为原型替代物以进行科学研究。通过研究内部客观规律，实现与原体具备相同或者相仿的功能。生物模型方法是最为典型与运用最多的人工模型方法，即制造与原型具有某种本质相似性的人造实物进行实验的模型方法。思维模型方法不同于物质模型方法，主要研究工具是非实体的，而是运用思维本身，对将研究的原型，按照研究目的进行逻辑分析而

抽象出本质属性与特征，从而构造属于思维形式的模拟物，从而进行进一步的分析、推理和演算。对事物客观规律之探寻，常表现为数学的、理想的、理论的形态。如，爱因斯坦在相对论的发现中，提出一个双生子试验，从而发现相对性原理，这个试验就是思想模型试验。

3. 依原型层次分类，分为模拟方法、理想化实验与模型方法

模拟方法是指对客观世界或者客观原型加以模仿，构造与原型相似的运作机制或内部结构。理想化实验建立于模拟方法基础之上，在对客观对象研究的同时，有效排除影响实验的其他不相关因素，保留对实验有用的因素与直接因素，对实验过程简易化与理想化，以达到自身实验研究目的。模型方法在两者综合之上构建出具有分析和预见能力的研究方法，不仅能对原型的模拟和运作作出解释，而且基于现有资料与客观事实预见原型的发展趋势及方向。因此，模型方法与模拟方法和理想化实验方法之比较，属于高级科学研究方法。

4. 依维度区别，分为传统二维模型方法与新型三维模型方法

传统二维模型方法基于二维平面空间建构模型，并运用于对原型的研究。新型三维模型方法则是运用计算机构建全方位的三维模型且在虚拟世界模拟运作的新型模型方法，脱离传统二维平面空间限制，并能够从多个角度把握并兼顾未能考虑之因素。通过引入现代技术，包括计算机语言、图像技术及拟人化技术等领域，实现在虚拟世界的运作及与现实世界之间的互动，新型三维模型方法克服了传统二维模型方法的不可撤销以及单视角的局限性。因此，新型三维模型方法作为新兴的模型分析方法，具有扩大推广与应用的趋势。

5. 依范围区别，分为宏观模型方法与微观模型方法

自然界的事物均有普遍性，同时又具有各自的特殊性，即事物的各个侧面均有其特点。宏观模型方法研究的是与整个客观世界相符的一般规律和本质；微观模型方法研究的是整体原型下的某一具

体原型的内部机制与运行规律等，强调个体的性质。模型的建构亦具备明确针对性，运用分析方法仅与该原型有关，因此具有明确的目的性和专业性。

**（四）模型方法的作用**

1. 简化功能

模型是用作研究客观实在的一种简单化与形式化的模拟物，与原型并不完全一致。模型仅把复杂化对象加之重点简化，保证部分或大部分相似，但不能完全代替原型。深入研究对模型的运用，是简化原型复杂内部结构及运行机理，简而言之即运用模型方法实行科学研究，就是把原型的复杂结构或与实验无关因素剔除，仅留下与研究有关的变量，达到简化原型的效果，从而理解客观现实本身。

2. 媒介功能

因为模型仅是原型的简化模式，缺乏未考虑的因素。因此，模型与原型之间的差距显现出模型方法的媒介作用。在科学假说、模型和原型之间，运用模型方法来达到理解原型的目的，使其充当媒介的作用。模型方法本身通过研究基于已知事实与主观逻辑猜想，建构与原型相似模型，通过演变与推算，达到理解原型本身的目的，以期修正或完善假说，或直接证明假说，使其转为科学理论。模型本身需从方法论角度出发，作为媒介验证假说，且对原型有更新信息接收的能力，犹如一座桥梁，连接着假说与原型。

3. 解释功能

在科学实验过程中，模型方法具备解释原型的能力。解释功能是指针对未知的对象通过模型进行一系列解释，其对象多为抽象的名词，如暗物质、三维空间、弦理论等需解释的概念。在计算机尚未发明以前，关于科学模型的解释介于物质与思维模型两者之间，但物质模型之特点在于具体外表特征未能完全反映理论本身具有的专业性。然而，理论模型虽具深度，但较难使人产生联想，需要对该模型具备较好的理解及把握。

4. 预示功能

一个好的模型不仅能够解释现存的现象以及事物的运作机制，还应当具备预见未来的能力。模型的预见能力是指在基于已知事实与事物运行规律之上，对原型未知属性、事实的推测过程，因此模型是否具备较强预见功能是衡量模型认识价值高低的主要参数之一。由于模型仅是对原型某一特征或者某一矛盾的简化，属于抽象化与理想化的相似物，因此在模型运行过程中，如具备指明科学发现的方向与作出科学预示的趋势，可能会导致科学新发现的诞生。

## 二、模型方法在传统中医学中的应用分析

### （一）传统中医学模型的思维特征

1. 中和思维

中和原则是中庸之道的概括总结与升华，中庸之道是古代中国的普遍思维原则。古代传统中医模型由于受儒家文化影响，表现出中和原则。中庸之道可见于《中庸·鲜能篇》："中庸甚至矣乎！民鲜能久矣！"① 藏象模型内的"藏"指藏于内部的脏器，"象"乃外部显现的表象，"藏"决定"象"，而"象"显现"藏"的变化，由此产生内部与外部的和谐统一，达到"藏"与"象"的内外平衡。藏象模型是中医认识人体生理、病理的基本模型，也是中医家诊断、治疗的依据，中和思维是该模型的思维原则。

2. 动态思维

动态思维指在观察分析与处理问题时，注重事物的运动变化规律。动态变化的观念影响传统中医学至深，因此传统中医学的模型思维特征主要表现为对易变的关注与对恒动观念的把握。动态变化

① 子思．中庸全解［M］．墨非，编译．北京：中国华侨出版社，2016：24.

的观念集中表现于中医阴阳模型，首先从无极状态开始，有极始生，后分出阴阳，而阴阳是在不断变化当中，不断进行强弱交替的过程。古代中医学提出，日出为阳盛的开始，而日落则是阴盛的开始，两者彼此制衡又相互是彼此的基础，因此处于不断变化的过程中。传统中医学关于五行模型的解释是根据经验观察获得五种元素的相互制衡与相生的循环过程，以动态角度映射至人体内脏的运行层面上，强调大自然亦处于不断动态变化之中。不同于西医学相对静止的观点，传统中医模型的诊断运用动态方法能全面把握疾病的整体发展趋势，取代孤立静止的形而上学思维。

3. 隐喻思维

"隐喻"是指从已知的事物或概念去认识或理解陌生的事物或概念，即从始源域 A 的图式结构映射至目标域 B，属于从特殊到特殊的推理过程。从事隐喻研究的著名专家 Lakoff 及 Johnson 指出："隐喻在我们的日常生活中无所不在，它不仅存在于语言中，还存在于我们的思维行动中。我们赖以思考和行动的日常概念系统，本质上是隐喻性的。"① 隐喻思维便是运用隐喻的一种思考方式，本质是类比方法，即取象比类法。所谓取象比类，是指在研究万事万物相互联系作用时，从作为研究对象的事物中分离自身状态、运动变化的本质"象"，而后"比类"将万物依照自身性质分别归类于先前取出性质的所在项目，以研究其相互作用。

隐喻思维是传统中医学较常运用的方法，因此传统中医模型中体现最多的便是隐喻方法。隐喻方法是中医药学主要研究方法，对于未知领域的疾病或者新发现的药草，通常运用隐喻方法便可推断出其相似属性及本质，犹如数学证明中的相似三角形原理。隐喻模型思维虽具有一定的依据，但毕竟主观猜测成分占据大部分，因此

---

① 肖建喜，许能贵，易玮. 论经穴命名中隐喻思维的应用［J］. 长春中医药大学学报，2011，27（5）.

传统中医模型的隐喻方法始终未能超越主观意识范畴。

### 4. 整体思维

"天人合一"思想：在传统中医理论内，因天人结构的相似，强调人与自然具有统一性与适应性，从而顺应天时，保持身体处于健康状态。"天人合一"模型，是把人体内在小宇宙与世间整个大宇宙相匹配与联系，依气候、四时之变化对人体生理、病理与养生进行研究。《素问·宝命全形论》写道："夫人生于地，悬命于天，天地合气，命之曰人。"[①] 人以天地为参照物，进行参验与比较，发现自然规律与人体生命规律之联系，即以天人合一为推论大前提，采用隐喻思维构建或阐释理论体系。作为天地万物一部分，应与其他物类一般，遵循天地之道。《内经》认为，天人是个和谐整体，倡导人应于空灵、安静的状态下与万物和谐相处，体现人与自然融为一体的整体理念，对于人体生理状态应为"阴平阳秘""内外调和"。若违反天时规律，便会受到惩罚。

传统中医模型，如五行模型、气机模型、阴阳模型等核心模型，认为人体内部各个脏器之间彼此关联，以五脏为中心，通过经络系统把六腑、五官、九窍等全身器官联结为一个有机整体，并通过精、气、血、津液的作用完成机体统一的活动。任何器官的活动均是整体生命机能不可分割的部分，任何机体活动均建立于与其他功能活动互动的基础上，因此整体思维普遍存在于传统中医模型内。

### 5. 超形态性

传统中医模型源于对自然界的取象比类，而后加入人文理念进行逻辑演绎，与原型有一定差距，缺乏临床实践支撑。从商周时期以解剖活动获得人体基本构造，而后引入五行、阴阳学说加以扩充，便产生主观臆想，形成一套自圆其说的理论。五行模型把原来具体脏腑的分布位置及构造抽象成每种元素的承载物，以简化每个器官

---

① 刘更生. 灵枢经 [M]. 北京：中国中医药出版社，2006：46.

的真实运作机理。传统中医模型属于经抽象化处理的思维模型或解释模型，以解释人体内部器官的协作与制衡，显现于外便是抽象的概念与内容。显然，传统中医模型具备注重功能大于实体的特征，即内部构造不太重要，关键在于理顺清晰内部运作的关系属于何种形式的，相当于现代的黑箱模型方法。

6. 相对性原则

传统中医模型普遍随标准与关系改变而改变，如阴阳模型中，阴阳的概念是通过比较而确定的，缺乏比较则难以定阴阳。比较标准改变，作出的阴阳判断亦需改变。阴阳二者不属于实体概念，而属于抽象概念，阴阳表示的是事物之间的关系。如在男与女的关系中，男为阳，女为阴，而处于父母关系中，母为阳，子为阴。五行模型如阴阳模型一般，会根据标准不同而进行变换，因此传统中医模型中的概念并非绝对，而是相对而言的。

## （二）模型方法在传统中医学中的局限性

1. 模糊性

传统中医的五行、阴阳、气血、脏腑经络等概念，属于抽象化思维成果，在中医模型中有一套自己的阐述体系。该类思维成果具有模糊性，其中的原因为：传统中医源于巫术。巫术源于原始人类对大自然的崇拜心理，而后发展为偏主观的臆想，企图通过一系列模糊及不确定的观念来解释自然界，故中医对临床经验的整理只能引入阴阳家、五行家、道家等学派的假想手段，由此产生的中医理论很难反映客观实际，模型仅能模糊地反映原型，诊疗实践亦仅是瞎子摸象。传统中医五行模型语言在反映脏象关系时，不同于现代西方医学的语言，处于"道不清，说不明"的局面，不同学者有不同的解读，缺乏一种普遍认可的标准，没有形成像托马斯·库恩所说的统一"范式"。因此传统中医模型的思想特征存在不确定性与模糊性并存的局面。

## 2. 定性思维

对于人体结构的描述与运行解说，无论藏象模型还是经络模型在传统中医学中始终属于定性范畴，处于模糊性与不确定性相结合状态，大部分缺乏严格量化标准，与西医学具备清晰数据及专业测定方法以阐释人体生理状况不同。在各种中医模型基础上辨证论治，如八纲辨证，基本是依靠自然行为和经验体悟，而非基于实验医学基础，因此对疾病把握没有量的程度和变化指数的描述。例如，在西医学上，除对病因有明确阐述外，还对疾病发展程度与变化趋势具备理解性强的解释且附有详细数据，运用量化方法以治疗疾病。然而，反观传统中医模型，仅包含对疾病基础的描述，不具备说明疾病发展程度的具体化描述。同时在用药方面亦处于不精准与不确定之层面，对于药物毒性去除的方法，亦未表述清楚需多长时间或去除毒性于何种程度方可入药。对于程度的精准把握，在传统中医模型内确实尚属空白。

## 3. 半经验半理论

传统中医模型的提出源于大量经验积累。在上古先民时期，神农尝百草，一日而遇七十毒。在原始时代，人们知识相当匮乏，由于不能辨别有毒和无毒的食物，往往会误食一些有毒植物，引起腹泻、呕吐甚至死亡。经过长期的生活实践，先民开始掌握一些植物的形态与性能，认识到有些植物香甜可口，有些则干涩难以下咽。由此，先民对于食物的经验就此一点点积累下来，到后来亦开始掌握草药的运用。在对植物有所了解的基础上，同时认识到部分动物药，如脂肪、血液等亦具疗效功能，因此古代流传的"医食同源"理论，亦是符合客观实际的。在逐步积累经验的同时，中医先贤依经验取象比类建立模型，从模型推理形成中医学理论。如传统中医学引入阴阳五行学说，建立诸如藏象模型和经络模型的传统中医框架。传统中医框架是原始先民在实践中积累构建的，在积累中医实践经验的基础上加入取象比类式模型思维，而形成半经验半理论状态。

4. 或然性

在传统中医学人体生理模型思维中，吸收了大量儒家封建等级分布的纲常伦理思想。在人体构造上，隐喻思维引入封建官衔，形成等级森严的分工体制。把人的内脏比喻成直观的官职体制，属于"拿来主义"的贴标签，内脏的关系及运行并非由实验与观察得出，而是以主观臆想的成分占据多数，因此会产生较大的或然性。

在用药配伍方面，君臣佐使模型着重强调"力大者为君"，同样引入古代封建王朝的官职称谓。君臣佐使模型强调用药数量上的顺序及优先度排列，提出君药为主，臣药次之，佐使药可有可无。用药数量根据等级编排，不可僭越，犹如金字塔式排列，君药很少，臣药次之，佐使药最多，强调严格的等级分配。因此，传统中医模型多表现为按次序与顺序排列，形成森严的等级，仿照古代设官制度，甚至如今的教科书亦提倡君臣佐使模型。但方向明教授在论文中，明确提出君臣佐使模型是不存在的，进而提出药群组合理论，解释药的组合与配对是对某种具体病证的若干不同功能的药相组合，并不存在优先次序问题，各味药均是处于平等的位置，区别在于发挥不同的药效是按需分配。因此，传统中医模型的或然性在于脱离真实人体器官的分布以及相互间的关联，由于缺乏实际研究原型的资料，因此众多具体疾病并未能得到较好解决，例如当今西医学所阐述的癌症和肺结核等疑难杂症，应用传统中医模型治疗时，偶然亦存在疗效，但整体效果差，原因在于脱离实际。因此，传统中医模型亦应随实际情况而纳入新的因素。如忽略变化着的现实情况，仅凭主观猜测，会导致背离实际，而变为毫无价值的模型。

## （三）模型方法在传统中医学中的认识作用

1. 司外揣内，内外平衡

（1）藏象模型方法。

藏象最早记载于《内经》，"藏"是指藏在体内的各种器官；

"象"是显现体征的生命活动特征。藏象模型的研究内容是以五脏为中心，阐述脏腑的生理功能以及脏、腑之间以及与外在组织之间的关联，将局部与整体进行有机联系。《内经》写道："心者，生之本，神之变也，其华在面，其充在血脉，为阳中之太阳，通于夏气。"① 心主神明乃心为精神之所会，故"所以任物者谓之心"；而脉为血之府，为血液通行之道。由于心具推动血液在血管内流动的功能，故曰"心主血脉"。由于面部血管集中，能体现心气的枯荣。而面部表情能映现情志、精神之变化，故曰"其华在面"。藏象学说的形成、发展及完善与古代医学家的长期观察、反复临床实践及当时具备的简单解剖知识不可分割，并在发展过程中逐步由感性认知提升至理性认知，以指导临床实践。如人着急、生气等情绪变化时，眼睛会发红且有刺痛感，而发怒的情绪与肝有关，通过泄肝火的药物诊疗后有所缓解，据此推演出"肝开窍于目"。古代解剖水平低下，导致中医理论注重对运动实体进行整体与动态的观察。经历多年临床证实，该类研究方法与运用解剖为基础的研究方式不同，这亦是中医理论与西医理论形成两个截然相异的理论体系的重要原因之一。

自《内经》以降，历代医家对藏象模型不断地充实与巩固。一方面形成对解剖学的新认识；另一方面随着金元、明清时期各类医学流派的崛起，各流派从不同角度不断补充藏象学说内容，由此形成相对完整的理论。如金元时期李东垣创立补土学说，明代张景岳对肾阴、肾阳的探讨和李时珍对大脑功能的逐步认识，清代王泰林对肝的研究等，使藏象模型趋于完善。藏象模型还以五行归属的认知方法来揭示脏、腑与各组织器官及大自然之间关系，主要以木、火、土、金、水为五个系统，系统相互之间存在着生、克、乘、侮等关系，而各系统以肝、心、脾、肺、肾为中心，均有所归属。因

---

① 王洪图. 内经［M］. 北京：人民卫生出版社，2011：458.

此，藏象模型可通过人体外部表现而知道内部变化，为认识人体的主要传统中医模型。

（2）精气神模型方法。

精气神模型源于道家学派，道家学派始创于春秋末年，兴盛于战国中后期。西汉初期，道家学派有一本重要著作《淮南子》，阐述精、气、神之间的关联且把精气神模型、阴阳模型、五行模型集为一体，探讨万物本源与演化过程以及精神与物质之关联。当时的医家把道家精气神概念引入传统中医学，运用精、气、神三者关系来解释人体生理和精神功能，以解说人体生命活动中形和神统一转化规律：精乃基础，而气为功用，神显现于外，三者存亡与共，共同维系生命活动。精气神关系模型也是在长期观察和临床基础上的司外揣内结果，事实上人体中精、气的含义，及其化生和损伤遵守什么机制，直到今天的现代科学也难说清，因为中医中讲的精、气的含义用现代的实验也难以把握。但是精气神模型之所以让人们长期认可，主要还是司外揣内的方法和追求内外平衡的价值取向符合中国传统。

（3）阴阳模型方法。

《类经》曰："道者，阴阳之理也。阴阳者，一分为二也。"[1] 中医的阴阳可以概括为：阴阳是表示事物两种对立的特定属性与状态特征的范畴，属于抽象属性概念而非具体事物的实体概念，表示众多物质特性之间的对立统一关系。阴阳的生理变化可分为两方面，一是阴阳消长，二是阴阳转化。阴阳消长是阴阳双方的增减、盛衰、进退的运动。阴阳对立双方并非处于静止不变的状态，而是始终处于此盛彼衰、此增彼减、此进彼退的运动变化之中。人与自然相统一，阴阳交感是宇宙的根本规律，自然界的四季与昼夜的彼此消长，呈现出周期性与节律性的变化。阴阳双方在彼此消长的动态过程中

---

① 孙国中，方向红. 类经：上 [M]. 北京：学苑出版社，2005：20.

保持相对平衡，人体才能保持正常的运动规律，如果消长关系超过一定的阈值就会导致疾病产生。阴阳转化是指阴阳对立的双方，在一定条件下的相互转移、变化。同时，阴阳转化是事物运动变化的基本规律，在阴阳双方发展到一定程度后，会超越正常消长的阈值，事物必然向着相反方面转化。阴阳的转化，必定具备一定的条件，在中医中称为"重"或者"极"。故曰："重阴必阳，重阳必阴"①，"重寒则热，重热则寒"。在人体生命活动过程中，物质与功能的代谢过程，便是阴阳转化的过程，如营养物质不断地转化为功能活动，功能活动又不断地转化为营养物质，犹如物质与能量之关系。阴阳变化作用模型也是司外揣内思维的结果，外部阴阳变化之象千万，中医学从外在的象中思考得出阴阳变化的内在一般规律。

2. 把握病因，寻找病机

（1）经络模型方法。

经络模型是解释人体经络系统的病理变化及与脏腑关联的中医学病理模型。经络乃人体内运行气血的通道，为连接人体表里、上下以及关联脏腑的独特系统。经络模型认为，人体内经络包括经脉、络脉两部分。经脉有正经、奇经之分；络脉有别络、孙络之别。在人体内，五脏六腑、四肢百骸、五官九窍、皮肉脉筋骨，虽具不同生理功能但能共同进行有机整体活动，主要依赖的是经络的连接。疾病的产生、传变以及由表入里主要以经络为传输途径，因此经络循行部位若发生变化，便能作为诊断疾病的依据与基础。经络模型是中医学最为关键和核心的模型，因为该模型把人体的各个构成部分相互连通起来，脏腑、七窍等因此才成为一个整体，同时精气神又通过经络得以流动。以此整体性人体为前提，某部分的变化就可通过经络模型推出其变化的动向和机制。切脉诊断就是经络模型的应用。经络模型也是在长期的外在取象比类观察中形成的，但事实

---

① 王洪图. 内经［M］. 北京：人民卫生出版社，2011：437.

上人体经络的有无仍是一个谜，科学实验到今天也未发现中医学表明的经络特征。

（2）病因病机模型方法。

春秋时代，先祖对致病因素的认知经过系统化处理。因此，在《内经》中，关于七情、六淫、饮食、劳伤致病的理论有完整的阐述。后世虽在病因学上有所进展，然而从其范围而言，两千多年的理论研究尚未有所突破。所谓病机是指疾病发生原理以及反映疾病的病位、病性及发展变化的规律。同时，古代人在长期与疾病抗争过程中，逐渐认识到某些疾病与居住环境、饮食卫生有密切关系。概括而言，中医理论阐明正气无法抵御邪气则发病；若在发病过程中正胜邪退则病趋于好转；若邪胜正衰则病趋于恶化，而疾病的转变方式具备多样性。

3. 认知心理，了解情志

传统中医模型中对心理的认识基于五行相克理论，即运用情志压制另一种情志，以减缓或消除某些躯体症状。《素问·五运行大论》曰："怒伤肝，悲胜怒"；"喜伤心，恐胜喜"；"思伤脾，怒胜思"；"忧伤肺，喜胜忧"；"恐伤肾，思胜恐"[①]。在判断患者不同性质情志疾病的基础上，根据五行相胜理论，运用多种方法，使患者产生能克制病态情志的另一种情志变化，使机体从病态情志导致的疾病状态过渡到康复阶段。在气机方面，情志致病会导致机体气机紊乱，因此气机失调为其主要病机。

### （四）模型方法在传统中医临床中的应用

1. 欲截其流，先断其源

从早期人们对疾病的恐惧与无法理解，到逐步关注四时气候变化与人体疾病情况的关联，在长期与疾病的斗争中，人们通过祈禳、

---

① 黄元御. 黄元御医书全集：上 [M]. 北京：中国古籍出版社，2016：256 - 257.

祭祀等行为求助神明，以求达到除病、驱邪之目的，继而在思想领域中逐渐产生某些预防意识。在预防方面，传统中医理论强调治未病模型，"欲截其流，先断其源"，强调要从源头开始预防。在古代，由于道路设施不完善，因此经常在骑马过后有大量尘土扬起，导致人吸入后产生各种肺部疾病。为了防止该情况，古人通过洒水和头戴纱巾来预防疾病发生。由此在不断的观察中建立了治未病经验模型，比如要想自己的心脏健康，就要多吃类似心形状的食品，要想生孩子女人就要吃衣胞。虽然多种治未病模型来源于取象比类思维，但未病先防，有病早治理念是正确的。

治未病模型强调"上工治未病"，提出未病防病、有病早治、已病防变三种主流医学思想。主要强调疾病未犯时，注重防治；初起时，断其萌芽，达到消除疾病之疗效；发病时，不让疾病进一步恶化，同时强调注意人体内在预防疾病之能力，亦要避免外邪乘虚而入，慎避病邪。无论使用何种诊断模型与治疗模型，治未病理念已被历代医家所坚持。

2. 整体与局部兼顾的诊疗方法

（1）四诊模型。

传统中医诊断模型表现为"望、闻、问、切"四诊合参。四诊之首的望诊，是指有目的性地察看病人的神、色、形、态等，以知晓内脏病变。通过大量临床实践，逐步认识机体外部，特别是面部、舌质。舌苔与脏腑关系紧密关联，若脏腑气血出现变化，体表体征会反映出一定的状况。《灵枢·本藏》所写：视其外应，以知其内脏，则知所病矣。闻诊包含听声和嗅味两个方面，侧重于听患者语言气息的高低、强弱、清浊、缓急变化，以辨别病情的虚实寒热。问诊是指询问症状，通过问诊了解病人的既往病史与家族病史、起病原因、发病经过、治疗过程及主要痛苦所在，自省症状、饮食喜恶等情况，结合"望、切、闻"三诊，综合分析，进而判断。切脉又称诊脉，医者用手指按其腕后桡动脉搏动处，借以体察脉象变化，辨别脏腑功能盛衰、气血津精虚滞的一种方法。切脉辨证，在《内经》《难经》早有记载，历经大约三千年之久，期间不断总结，对于何证显现何脉已有详细记载。然而对证象与脉象间的内在关系，却无明晰概念，无法使之明晰显现，以致学者皆处于"人皆知我所胜之形，而莫知吾所以制胜之形"的局面。由于气、血、津、精均需五脏协同合作方可完成其运化输泄，因此气、血、津、精的虚滞反映五脏功能的盛衰，从而反映于脉，形成不同脉象。

（2）辨证模型。

证候为疾病本质的反映，在疾病发生发展的过程中，以一组相关的脉症表现出来，能够不同程度地揭示病位、病性、病因、病机，为治疗提供依据且指明方向。辨证指的是在传统中医理论指导下，为揭示病位、病性、病因、病机，对四诊合参资料进行比较、分类、分析、综合、判断、推理的思维过程。传统中医学辨证需因外感与内伤不同疾病而区别。外感疾病规范较明确，可经整理得到结论。如患者具头颈强痛、无汗、恶寒、脉浮紧等表现，便可判断为表寒证。内伤杂症，尤为复杂，需经全过程的各个阶段，方可作出判断。

（3）中药君臣佐使模型与情志模型疗法。

通过四诊合参诊断后，传统中医模型强调中药治疗与情志疗法。中药治疗是通过中药的药性作用于人体，驱除疾病达到治疗的效果，属于针对身体的治疗。药物治疗是传统中医模型法中最普遍的疗法，意在匡扶人体正气，祛除外邪，常运用君臣佐使模型以治疗。君臣佐使首载于《神农本草经》，用于药性分类。李东垣提出："主病之谓君，兼见何病，则以佐使药分别之，此制方之要也。"所谓君药是针对主病或主证起主要治疗作用之首选药物。臣药具有两种意义：一是辅助君药以增强治疗主病或主证的药物；二是针对重要兼病或兼证起主要治疗作用的药物，属于辅佐药物。佐药具有三种意义：一是佐助药，即配合君、臣药以强化治疗，或直接治疗次要兼证的药物；二是佐制药，以消除或减弱君、臣药的毒性，或能制约峻烈之性的药物；三是反佐药，即病重邪甚，可能显现拒药时，配用与君药性味相反而又能于治疗中起相成作用的药物，以防止药病格拒。使药为两层含义：一是引经药，引领方中诸药至特定病所的药物；二是调和药，具备调和方中诸药作用的药物。

君臣佐使模型运用药物去除身体疾病，而情志疗法主要通过缓解情绪来消除疾病。由于部分疾病是情绪引起的，例如紧张会导致胃脘痛，大喜会导致心痛等症状，因此平复人的情绪对于疾病治疗具有十分重要的作用。

3. 中和、自然的养生原则

（1）动静结合。

《内经》就保养生命，颐养天年的养生理念已有论述。《素问·上古天真论》曰："上古之人，其知道者，法于阴阳，和于术数，食饮有节，起居有常，不妄作劳，故能形与神俱，而尽终其天年，度百岁乃去。"[1] 遵循阴阳法则，《内经》中提出天人感应学说，专门研究人与自然的关系。天人感应学说指出，自然界存在人类赖以生存的基础条件，因此人离不开自然环境。若要维持正常的生命活动，必须与之相适应，否则会引起疾病，影响机体的健康状况。阴阳平衡、动静结合、法阴阳、和术数等就是中医的养生模型。《素问·上古天真论》所指"术数"即各种养生之道，亦自然法则。"和于术数"，意在气功养生，贵在宁心调神，遵从《素问·上古天真论》记载的法则："恬淡虚无，真气从之，精神内守，病安从来。"七情不绕于胸，杂念不扰乎心神，"恬淡虚无"即是长生圣药，"精神内守"乃却病良方。《素问·阴阳应象大论》记载："圣人为无为之事，乐恬憺之能。从欲快志于虚无之守，故寿命无穷，与天地终。"[2] 同时亦重视以"动"养形体，强调以气功导引的锻炼方法以

---

① 王洪图. 内经 [M]. 北京：人民卫生出版社，2011：385.
② 王洪图. 内经 [M]. 北京：人民卫生出版社，2011：447.

健身、防病。

（2）饮食均衡。

《素问·脏气法时论》主张"毒药攻邪，五谷为养，五果为助，五畜为益，五菜为充，气味合而服之，以补精益气"，强调多样化饮食，尤其反对偏食、偏嗜五味。《素问·生气通天论》反复强调："是故味过于酸，肝气以津，脾气乃绝；味过于咸，大骨气劳，短肌，心气抑；味过于甘，心气喘满，色黑，肾气不衡；味过于苦，脾气不濡，胃气乃厚；味过于辛，筋脉沮弛，精神乃央。"[①] 此外，还强调饮食要定时定量及寒温适中。

（3）遵从天道。

《内经》强调规律起居即规律的作息及日常生活，尤其人的起居应根据人体生命节律合理安排作息时间。《老子·二十五章》提及"人法地，地法天，天法道，道法自然"，强调人体节律应顺应自然。《素问·生气通天论》："故阳气者，一日而主外，平旦人气生，日中而阳气隆，日西而阳气已虚，气门乃闭。"据此得知，人体内阳气与自然阳气同步节律。在探讨季节作息方面，《素问·四气调神大论》言及："春三月，此谓发陈。天地俱生，万物以荣，夜卧早起，广步于庭……夏三月，此谓蕃秀。天地气交，万物华实，夜卧早起，无厌于日……秋三月，此谓容平。天气以急，地气以明，早卧早起，与鸡俱兴……冬三月，此谓闭藏。水冰地坼，无扰乎阳，早卧晚起，必待阳光。"[②] 意为随着一年间季节变化，人的休息时间亦需调整，符合天人合一的要求，如流水般具灵活性而非一成不变。

（4）适度原则。

关于劳逸方面，古人提倡"常欲小劳"，强调适度劳动为养生之道，强调要把握好度的原则。《素问·上古天真论》指出"不妄作

① 黄元御. 黄元御医书全集：上［M］. 北京：中国古籍出版社，2016：35.
② 王洪图. 内经［M］. 北京：人民卫生出版社，2011：394-395.

劳，故能形与神俱""心安而不惧，形劳而不倦，气从以顺，各从其欲，皆得所愿"，意为通过适度的体力劳动与形体锻炼能增强脏腑功能，使气血顺畅，精力充沛，过度劳累则不利于身体，均强调适度原则。

因此，传统中医模型关于养生的理论，基本围绕以上四大方面展开，在模拟人与自然界关系、揭示关于养生的客观规律等方面，具较高借鉴价值。

## 三、中医学引入现代模型方法的思考

### （一）现代模型方法与传统中医模型方法之比较

#### 1. 动物模型方法与思维模型方法之比较

动物模型注重于解剖与活体实验，属于物质模型，是现代科学模型的类别。然而，传统中医模型多数带有主观臆测成分，属于偏思维的模型。物质模型与思维模型分属于主观与客观，因此通过比较两者，便可知异同与差距之处。动物模型起源于近代西方，最初是英国的医生 W. 哈维在狗的身上发现"动物的心血运动"，提出血液循环理论，利用动物代替人类来进行一系列医学实验。动物与人类的内部构造虽在一些方面会有较大不同，但动物模型能提供相应参考，以调整对人体的认识以及在如何治疗疾病方面提供参照物。除观察动物生理、病理方面，动物模型还可用于观察动物的心理方面，搜集关于动物情绪、心理活动等方面的资料，以此推断人体与动物之间的差异与共同点，总结治疗人类心理方面疾病的方法。

虽然传统中医模型与动物模型有相同基础，都是通过大量经验建构的模型，但亦有许多不同：首先，在起源方面，由于传统中医模型受中国传统儒家道德伦理束缚，因此无论用动物还是人做实验，均属于不道德行为。因此传统中医模型的建立，是通过对抽象化的事物，运用思维推演形成理论，最后对理论加以运用而形成的模型。

动物模型的基础并非主观推测，而是基于客观实际的实验，是对动物生理、病理以及心理的探究，因此两者在起源方面大不相同。其次，传统中医模型注重的是整体动态变化，讲求事物变化，而非静止不动地看待问题，对待疾病亦是因时因病制宜。而动物模型是对某一疾病的静止和片面的观察，对药物的实验亦不会考虑药物多样性与结合性。最后，动物模型是基于实物的模型，而传统中医模型是理论模型，更注重理论的构建与完善。

2. 定量数学模型方法与定性理论模型方法之比较

现代西医运用数学模型进行各医学指标的解释与说明，是其最基本方式，例如通过速率法可以测量一个人肾小球的滤过率。数学模型属于定量方法，基于数据的搜集与计算方式，运用简洁抽象的形式化语言，利用矩阵或集合表示由多个症状和体征组合的疾病或综合征，再以严密的逻辑推理，提高医学家对生命过程随机现象与多因素交互作用现象的分析、预见与决策能力。对比数学模型，传统中医模型仍属于理论模型，依靠理论维系。数学模型起源于古希腊时期，毕达哥拉斯学派是最典型的代表，该学派通过建立数学关系以理解世界起源。此后数学公式逐渐完善，构建模型开始出现并运用到具体科学各个领域之中，医学也引入了数学模型。

尽管传统中医模型并未有明显的指标参考或一套严谨的数学公式证明，但具有数学特征。根据王全年教授的文献，传统中医模型确实具有奇数性，即宇宙演化的规律呈现奇数性，符合老子所说"道生一，一生二，二生三，三生万物"理论，因此与数学模型进行比较，两者均蕴含数字。然而数学模型源于严谨推理，因此具较强的推导性，与中医模型有较大分歧。首先，数学模型为定量方法，使用数据说明疾病的变化程度，而传统中医模型属于理论性模型，是建立在语言描述基础上的，故定性属于传统中医模型典型特征，因而缺乏对疾病发展程度的准确描述。其次，数学模型具有严谨逻辑性，由于数学关系证明需以逻辑为基础，而中医模型仅引入人文理论，并没有严谨推导过程，从起点便有非逻辑性。最后，数学模型在展示方面具有很强的直观性，并没有用语言描述的模糊性，属于数据直接展示与解释，而传统中医模型偏向冗长语言描述，在疾病的治疗方面，亦属于比较模糊不清的叙述与阐述。

3. 计算机全方位模拟方法与传统中医模型方法的取象比类

计算机模拟方法，是指用来模拟特定系统的抽象模型的计算机程序，建立研究对象的描述模型且在计算机上加以体现和实验。计算机模拟方法的特点之一是全方位对实验对象进行模拟，打破传统空间与时间限制，最大限度地获取实验结果以及精确的实验数据。计算机模拟方法对物体全方位模拟，进行数据处理，建立数学模型，对疾病定量描述。对于计算机模拟方法，不仅具有数学模型定量化方法，还突破动物模型的限制，使之直观可视，通过定量与视觉图像相结合，对于疾病治疗，属于较完善且高效的医学模型。在医学领域，计算机模拟方法已获得重大突破，且成功运用于治疗疾病，发展潜力无限。

传统中医模型的取象比类是基于经验之上的直觉猜测，经验乃通过对患者症状总结与积累而成的，但传统中医积累的经验犹如一幅地图中的一块拼图，是不完整且不全面的，因此传统中医理论建立的"取象比类"模型，具有盲人摸象的特点。

## （二）现代模型方法对传统中医学认识的价值

### 1. 中医生理认识价值

传统中医模型属于抽象思维模型，在认识人体构造方面基于对具体器官的抽象化处理，缺乏对实际情况与客观事实的思考，如把肝比木，直接研究木之特性，进而得知肝的特性。参照西方现代模型方法，传统中医模型应引入合理内核来内化与发展。

在对人体生理的研究中，动物模型方法可在传统中医模型内创新。在动物模型层面，传统中医模型应引入动物实验以弥补自身理论中的不足之处，例如通过解剖不同动物，了解其内部结构，并结合传统中医模型加以解释，提高传统中医模型对人体内部结构的相似性参考。相比主观推测方法，动物模型引入传统中医模型有助于其对认识的错误部分进行纠正与升华。同时，通过动物模型实验方法，搜集动物生理数据和资料，以建立数学模型。数学模型方法在具体科学领域的运用相当广泛，与数学模型结合的现代医学以数据形成说服力。传统中医学的发展需引入数学模型，通过动物模型的生理学数据资料，建立动物—数学模型，便可克服以往中医模型单一定性的缺点，完善具有说服力的定量数据，进而对人体生理、病理作出清晰展示。中医模型讲求动态变化，利用数据对人体生理的动态变化进行精准把握，克服传统中医理论模糊性。传统中医学与计算机模拟方法结合将在很大程度上揭示人体运作的奥秘，通过对人体本身图像的模拟，再现人体构造虚拟影像，如内脏位置分布、血液流动状况、各部分运作再现等，便能对人体奥秘进行探索。同时，将传统中医模型中积累的经验运用于计算机模拟实验中，不仅具有高效特征，还能获得准确理解人体构造的数据。现代医学模型中的动物模型、数学模型与计算机模拟方法与中医理论相结合，将推进传统中医理论在人体生理探究方面的进展。

2. 中医病理认识价值

传统中医学的病因模型有多个，如三因模型、六因模型等，但不能有效解释发病机制，不像有现代医学概念，如病原体、微生物、病毒等对病机解释那么清晰。动物模型和计算机模拟方法可更加清楚地了解疾病发生原因及其机理。通过研究动物患病后表现出的行为，并加以观察，之后可得知在人体内可能会出现的相似症状，便可反推人体也许亦会患该类疾病。同时，通过排除各种因素，便可得知动物患病的真正原因。在列出考虑的所有因素后，需建立数学模型，计算疾病发生与各因素间的概率，从而发现动物得病的因素。在搜集动物资料后，通过计算机模拟演算，推测出人体可能在何种因素下较容易患病，及其患病概率与患病后行为等。通过模拟，发现病因，从而治疗。除了外部致病因素外，休息和饮食习惯、情志等也可能致病，例如，喜爱肉食的人会便秘，喜喝冷饮的人会腹泻，紧张会导致胃脘痛等。可通过动物模型进行相关饮食习惯调整和实行情志试验，继而搜集数据进行关联度研究，关联与对比三者中，何种因素导致动物致病可能性较大，且能通过计算机模拟其方法和结果。在人体方面，模拟人体在相似情况下是否会得病，从而发现可能致病因素。在确定有较大可能致病的因素后，再逐步分析各种小因素是否在单一情况下使人得病，或是在两种或者两种以上的因素结合后，使人患病。在研究病理方面，动物模型、数学模型和计算机模拟方法需结合使用，在传统中医理论指导下，通过其提供的因素，便可结合现代医学模型方法，找出人体致病因子，研究并知晓病理。

3. 中医心理认识价值

心理疗法源于西方，是以科学方法考量且兼有心理模型以模拟人体心理的相关活动的治疗方法。在动物模型领域，通过研究动物外在行为以揣度动物的心理活动，从而推测人在相同或接近相同的情况下，心理活动是否会与动物一致，使动物模型的结果可作为参考的标准进行人的心理考量。人是情感的动物，能对情感有较高程度的掌控，因此各种单一情绪的集合，便不可能只靠动物模型提供参考。然而，数学模型对于情感的内涵如今尚没有统一定义，因此情感尚不可定量化，即不可称量与非质量化的，在物理领域不属于实体，因而缺乏质量一说。定性可能是目前描述情感的唯一方式。模糊不清与捉摸不定是情感的特征。可通过搜集相关资料进行统计，例如首先设计心理方面的问卷，进行资料搜集，而后把出现的疾病症状与心理活动相关联。如生气过后，哪个部位会不舒服。通过录入的心理活动与症状出现人数的多少建立相关系数的比较，然后判断大概两者之间的概率，便能判定心理活动是如何影响人的身体健康的。现代心理模型比较注重概率模型，并非准确了解疾病发生的情况，而是通过科学数据猜测得出结论。由于需要大量数据输入程序中才能进行信息处理，进而得出心理因素如何影响人体从而得病，所以数学模型始终需联系计算机模拟方法才能完成。传统中医模型亦强调情志疗法，由于过于模糊不清且难以解释，因此必须引入动物模型以观察。把传统中医理论用于实践中，建立科学的数学模型，对传统中医理论如思伤脾、大喜伤心等心理因素，通过调查形式，搜集数据且用计算机模拟，对所得数据进行运算和验证，进而使中医的情志疗法进入现代与科学化。

### （三）现代模型方法对传统中医学实践价值的启发

#### 1. 中医诊断实践价值

数学模型方法是将中医辨证论治主要规律以数学关系表达，再经计算机处理，并总结临床实践经验，分别规定出病例中各个症状体征的诊断阈值，根据就诊病人实际状况，进行计算机求和，得到总体诊断阈值，据以判断诊断是否成立。计算机模拟方法应用"软件联想存储"技术，使计算机模拟人的思维联想与推理过程，从一个概念跳跃至另一领域，构成智能分析过程。由此，记录专家的直觉知识与诊疗经验，模拟专家运用判断知识实行推理。通过脉诊，中医模型不仅可以诊断疾病的位置与性质，而且可以推断疾病原因及发展趋势与预后。计算机模拟法可记录不同脉象图且存储，比较正常脉象与其他脉象的波动异常图像及分析体内外因素对脉象的影响。同时，针对不同病证的病人脉象，记录相异的脉图，以探讨脉象机理，从而实现根据脉象图便可诊断人体内部机理变化的目的。例如，可根据舌象变化，判断正气盛衰、病位深浅、病邪性质、疾病预后以及指导临床用药。

#### 2. 中医治疗实践价值

现代医学模型在治疗方面主张寻找致病原因，从而对具体部位进行治疗，所谓"对症下药"。在新药物测试中，通常建立动物模型，根据使用新药前后所表现出的反应进行判断，对新药进行评价。由于动物在自然状态下感染疾病的概率很低，因此必须人为地使动物感染要研究的疾病，从而测试新药疗效。同时，在面对未知疾病的情况下，亦需测试何种药物可治疗疾病。结合传统中医模型，采取方剂或汤药方法，建立动物模型，以了解古老中医学内的方剂有效成分。在进行动物实验时，可以筛选出究竟何种成分在发挥效用，在治疗领域提供有用信息以供参考。在应用动物模型方法的同时，应引入数学模型，通过测试药物剂量以确定有效性及在单成分作用下，是否应该加入其他成分以增强药物的作用。同时，应统计药物在服用多久后起效及其持续时间，进而实行数据分析。在针对耐药性而产生疾病变化方面，应基于现有统计数据，运用计算机模拟方法，作出趋势预测。在计算机模拟方面，由于医学与计算机关系日益密切，传统中医理论应逐步与计算机模拟方法结合。如今研究一般分为两个观点：有些学者认为，应把传统中医理论输入计算机当中，把患者出现的症状与疾病相关联，从而让计算机自动判断治疗方法。通常采用二进制的编程，输入是与否的简单指令，便可达到治疗疾病的效果。然而另外一些学者强调上述方法太简单，而且缺乏临床经验，主张把专家经验作为治疗主要方面，把各种专家的经验输入程序中，便可根据过往的病例来判断疾病类型，进而提出治疗方案。然而，两种方法似乎都不能适应疾病变化。由于新疾病不断出现，计算机模拟方法不应仅把焦点放于编程方面，还应注重图像治疗。图像治疗利用全息投影技术，把人体实际情况投射于立体空间中，便可全方位进行诊断与治疗。现代西医学已成功运用二维图像治病，如能将三维图像作为辅助，则可更好地运用中医学进行治病。

3. 中医养生实践价值

（1）防患于未然。

自然环境与人类社会的变化，导致疾病变异亦相应进行，因此传统中医模型无法适应现代养生的需求，必须添加新的内容。通过研究动物的习性与作息及日常活动，能获得一些有用信息用以分析。结合传统中医理论治未病模型和动物模型进行研究，可以获得有关人体的具有参考价值的信息。如通过研究那些容易染疾病的动物均有何种特征，或有何种行为等，从而得知从哪些源头能预防疾病发生。在研究发病动物时，主要探究其发病前行为或者不寻常的症状，可提供给人体进行参考。如动物在患感冒前，活动和食欲会减少等，便可得知人体将有相似症状出现，提前准备应对疾病。数学模型的建立，可根据各种行为与疾病发生之间的联系，测定相关系数，发现相关系数高的因素，从而判定究竟是单一因素，还是复杂因素导致疾病。在搜集现有病例资料的基础上，进行计算机数据的模拟过程，从而预测发展趋势。通过计算机模拟方法，基于现在的行为与疾病发生，模拟出人体的得病概率及预防措施。同时，计算机模拟方法通过图像，能够清晰地显示出那些对身体不利的行为会如何导致身体变化、引起疾病，以方便人们进行有效预防，提早治疗疾病或预防疾病发生。

（2）提高生命质量。

通过动物的模拟实验可以得出人类养生的关键因子信息，如哪些因素会减少人的寿命，或怎样的活动能够增加人的寿命、提高人的生命质量等。对这些信息均可进行有效搜集且利用动物减少观察时间。除动物模型外，还可把搜集到的数据进行处理，建立相应数学模型，例如建立简单的寿命与可能影响寿命潜在因素的一元多次方程，建立模型后，分析得出关联系数，分析哪些因素与其影响寿命的相关系数高、置信区间如何、多少概率证明两者相关等，经整理与总结，与传统中医模型相结合，为传统中医模型提供了科学数据论证，具备一定理论佐证，取代仅用数据说明或者纯理论叙述的旧局面，增强说服力。数学模型还可通过研究人们的食谱，分析食物结构与比例状况，即通过营养均衡方面的数据分析，得出健康饮食的注意事项与良好习惯养成。然而，要通过搜集不同人的饮食习惯，获得基础资料方可进行分析。随着计算机的普及和软件的日新月异，通过数学模型获得的数据可交由计算机模拟方法处理，通过设计相关软件，便可把数据结果分析出来。同时，计算机模拟方法可以克服动物模型与数学模型的障碍。动物模型的观察者须时刻关注动物本身的变化且会遭遇众多不可控制的因素。因此，计算机模拟方法可以全方位与脱离时间限制进行模拟实验且自动存储实验结果，以便日后翻查与浏览。同时，用计算机进行图像模拟且根据图像模拟得出的数据创建数学模型，从而分析出关于养生方面的科学解释。其中，把传统中医养生理论输入程序当中，然后把搜集到的数据或者模拟出的数据进行交叉对比，计算机就可以识别出符合养生理论的行为及达到养生目的的具体做法。名老中医的养生经验与历朝历代养生大家的养生方法均可编程于计算机内，借助于二进制法，对于养生方法的最优性进行组合排列，给予指导意见，从而达到延长寿命与提高生命质量的目标。

# 第十章　论中医认识方法的发展

　　"从科学哲学的角度看，构成科学的并非是事实本身，而是整理事实的方法。"① 作为认识主体和客体之间相互作用的重要中介之一，中医认识方法对中医的发展有着举足轻重的作用。而中医的认识方法，又是不断丰富和发展变化的；并且，当方法有了新的发展，中医的发展往往会取得质的飞跃。甚至可以说，中医认识方法发展的价值更胜于某一具体认识成果取得的价值。通过回顾中医认识方法的发展历程。我们可以看到，中医的认识方法经历了从原始自发的宏观系统方法到现代机械微观的还原分析方法之后，正有着向宏观与微观结合的方向发展的趋势。从简单的宏观观察到细致的解剖观察和实验研究；从粗略的取象比类到严密的逻辑推理；从个人的经验体会到大规模的数理统计……一些涉及基因的方法，试图从相当微观的局部去理解、把握甚至控制宏观的整体。仅就此简单的回顾，已经足以展示中医认识方法所经历的巨大发展变化。那么，在这巨大的发展变化背后，有没有一些有益的启示，有哪些重要的因素在影响着方法的发展变化呢？

## 一、中医认识方法发展特点

　　方法是为解决理论的、认识的、实践的、日常生活的等特定任

---

　　① 何裕民．差异·困惑与选择：中西医学比较研究［M］．沈阳：沈阳出版社，1990：283．

务所采用的一定途径和手段。循着这个内涵非常丰富的概念，可以认为中医认识方法就是为解决中医理论的、认识的、实践的任务而采用的途径和手段。这个概念的内涵同样是丰富的，以致关于中医认识方法的具体内容各家所说不尽相同甚至大相径庭。因此，为了后面讨论的需要，这里就中医认识方法具体的内容进行一个简单的梳理。

本文根据中医认识方法发展历程把中医认识方法归为传统中医认识方法和现代中医认识方法两种。从时间上讲，传统中医认识方法指的是在现代科学和西医进入中国前中医就已经使用的方法；现代中医认识方法则是指在这之后新增加的认识方法。从方法来源上讲，传统中医认识方法来自中国古代科学和哲学；现代中医认识方法则来自现代科技和西医。从方法特点上讲，传统中医认识方法以宏观性和较强的主观性，定性表述结果为共同特点；现代中医认识方法则以认识上的微观性和较强的客观性，量化表述结果为共同特点。就方法的运用范围来说，传统中医认识方法主要在中医研究中使用；现代中医认识方法则在中医、西医乃至于现代科学研究中使用。传统中医认识方法比较重要和常用的有司外揣内、文献整理、取象比类、由臆达悟（心悟）等；现代中医认识方法有实体观察法、规范化研究、实验方法和数学方法等。需要说明的是，之所以选择这些方法进行讨论，一是因为它们是中医获取事实和分析事实形成理论最为基本的方法，其他一些方法多需要以此为基础；二是因为其中一些又为中医所特有。

## （一）方法内容越加丰富

传统中医认识方法历史悠久。司外揣内和取象比类的方法在《内经》中便已经提出并得到充分运用。司外揣内法可见于《素问·阴阳应象大论》中的"以我知彼，以表知里，以观过与不及之理，见微得过，用之不殆"。类比方法在《素问·示从容论》中被称为"援物比类"。而关于心悟，《内经》中也有一段精彩的描述，《素问·八正神明论》中说："神乎神，耳不闻，目明，心开而志先，慧然独悟，口弗能言，俱视独见，适若昏，昭然独明，若风吹云，故曰神。"文献整理可以追溯到张仲景的"勤求古训，博采众家"。这些方法对中医千年来的发展都发挥了重要且独有的作用。随着现代科学和西医进入中国，其认识方法也渐渐为中医所借鉴。早在二十世纪二十年代，陈克恢等从麻黄中得到具有肾上腺素样高度活性的麻黄碱，开创了中药药理研究先河。1963 年，邝安堃首先用大剂量可的松做成世界上第一个阳虚动物模型，并运用动物模型从内分泌角度开展了中医的"阳虚""阴虚"证的研究。与此同时，沈自尹等开展了中医"肾"本质的现代研究，从此开辟了中医药学动物实验研究的现代科学研究方法。1964 年侯灿报告了中医八纲病理生理学探讨，从此揭开了从临床入手对中医"证"本质的现代科学研究的序幕。这些研究主要使用实验方法，但同时也使用了实体观察法，规范化研究和数学方法等。而随后引入中医认识中的具体技术方法，如现代生物技术方法、现代生理学方法、病理生理学方法、生物化学方法、现代药理学方法等则更是数不胜数。不过总结起来，基本还是可以用前述的四种方法范畴进行归纳。从过去单纯地使用传统中医认识方法到现在增加了大量的现代中医认识方法，这是中医认识方法的大发展，同时也获得了大量仅靠传统中医认识方法根本无法取得的新成果。

### （二）方法选择更为理性

前面谈到了在一次具体的研究中，针对同一研究对象，同类的认识方法之间存在着竞争关系，即一种方法的选择意味着对另一种方法的排斥。例如，如果选择了司外揣内的观察方法，必然排斥实体观察方法，因为这两种方法将会得到完全不同且互不通约的结果。在没有现代认识方法之前，中医只能使用传统认识方法。

随着现代认识方法的引入，中医面临着对认识方法的选择问题。虽然现代认识方法较之传统认识方法有许多方面的优势，但这并不意味着就很快可以为中医所接受。实际上，中医认识方法发展到当前，经历了从排斥现代认识方法到现代认识方法与传统认识方法并重，再到几乎唯现代认识方法是论、轻视传统认识方法的过程。由于受历史思维惯性影响，现代认识方法在早期虽然也引起过中医的兴趣，但不是很受欢迎，反而还时不时要为中医所诟病。这从陈小野所列中西医竞争史表中可略知一二。但渐渐地，人们终于还是承认了传统认识方法诸多不足的事实并转而大量接受现代认识方法。早期的文章多以引经据典谈论个案为主，现在的文章基本是以实验观察和数理统计为主。这个过程正折射了人们在选择方法上的日渐理性化。

回顾早期中西医论战可以看到，当人们突然面对可以对方法进行选择的局面时，出于对中医本身的危机感和民族情结，其选择并不是非常理性的，相反在一定程度上显得有些意气用事。如陆渊雷论西医细菌诊断："西医所自命不凡的，只是空谈病理，何尝能直接应用到治疗上去。不过他们的义祖义父，有种种科学的根据，有酒精灯、显微镜以及许多畜牲（动物试验）的帮助，不是完全出于推想，似乎与《内经》学说不同，所以由他们说得嘴响。但是病理尽说得精透，若要问到治疗，依旧是毫无办法。"① 这样的论述在当时的历史背景下，从维护中医的角度讲，无可厚非，但从科学理性的角度讲却有失偏颇，有点以实用主义取代科学精神的味道。实践证明，这些在当时看似没有"价值"的知识，由于它正确地反映了客观世界，揭示了其规律，为后来西医的发展奠定了重要的基础，价值之大，实在远超当时人们的想象。而这些知识的获得，完全依赖于其认识方法。

---

① 邓铁涛. 中医近代史 [M]. 广州：广东高等教育出版社，1999：249.

随着科学的不断发展，在长期的实践基础上，人们总结出了科学认识所需遵循的一些基本的原则，依照这些原则可以更为有效地进行科学发现。因此人们也越来越自觉地用这些原则来指导科学认识。比如在进行科学观察上，就要求遵循客观（可重复）性原则、全面性原则、典型性原则。司外揣内的观察方法显然难以符合这些要求，而实体观察和实验观察则完全可以达到。因此，虽然临床上中医仍然在使用司外揣内的观察法，但中医辨证的微观化却一直是现代中医认识努力的方向。这正是科学理性选择取代文化价值选择和狭隘民族情结选择的结果。这种科学理性的选择使中医尽可能正确地广纳天下有用之法，无疑极大地促进了中医认识方法的发展。但是，今天似乎又出现另一种趋势，即科学理性演变成了强科学主义，要把中医的一切认识都用现代科学的标准来生硬地框套，对传统中医认识方法前所未有地轻视。这似乎又显得有点失诸理性。

在简单地对中医认识方法发展的两个方面进行了回顾之后，我们更关心的是：上文中分析的因素是如何导致了中医认识方法的以上变化的？

## 二、影响中医认识方法的因素变化与方法的发展

### （一）方法的价值与方法的发展

就一般情况而言，每一种认识方法都有其在认识客观真理上的价值，因此似乎用不着讨论这个问题。但从前面提到的现在中医对传统认识方法倍受冷落的情况看，问题似乎不是这么简单。一方面是当前仍然非常有必要肯定传统中医认识方法的价值，另一方面，是要将之与现代中医认识方法价值进行对比，这中间还有一个对传统中医认识方法价值重新评价的问题。

1. 传统中医认识方法的价值

方岳中认为：中医传统研究方法，在研究范围上侧重于整体上

的宏观研究。它把天人密切结合起来，把气候、物候、病候密切结合起来，把自然环境、社会环境、个人条件密切结合，因而也就比较注重疾病和罹病者的个体差异，并从而提出了因人、因时、因地制宜的辨证论治原则。由于历史的原因，在研究中主要依靠直观、直觉，依靠综合、分析、比较方法来探索人体健康和疾病及其规律。对于宏观现象的分析、总结研究，必然还要长期继续进行。中医学由于其传统研究方法是从宏观入手，在解决临床问题方面，反而占有一定程度的优势，许多现代医学治疗乏术的大难疾病，都在中医临床治疗中出现了可喜的苗头。①

方岳中的这段话对传统中医认识方法价值的评价算是比较中肯。不过，这只是从方法的成果而言，并没有涉及对方法本身的理性分析。分析某一个具体方法（如取象比类、司外揣内等）的工作其实早已有人做过了，本书仅试图在其基础上把这几种方法结合在一起分析。根据上文中的推论，我们将从两个方面对此进行考察。一是这些方法能不能或者说是如何进行概念更新的。二是它们如何保证概念更新内容上的真理性。这种真理性的可靠程度如何？

中医学中的类比方法在《素问·示从容论》中被称为援物比类，又常称为取象比类，实际是类比的一种特殊形式。在中医的发展史上，这个方法被历代医家广泛使用，也为中医引入了许多新的概念，如病因上的"内风""外风"概念；治疗上的"釜底抽薪""增水行舟"；等等。深化了中医认识，也提高了中医临床疗效。但这种方法是一种或然推理。因为事物之间，既有同一性，又有差异性。同一性提供了取象比类的逻辑依据，差异性则限制了其结论的正确性。尤其是作为类比的特殊形式，取象比类往往只凭着两事物之间一个方面的相同或相似就进行推理，而进行类推的两个事物之间在本质上往往存在着巨大的差别，其可靠程度相当低，很多时候得出的结

---

① 方岳中. 谈中医研究工作中的传统方法研究 [J]. 中医杂志, 1988 (9): 62–64.

论甚至是荒诞的。

　　能通过外在的可知情况来推知内在的不可直接知道的情况，这是司外揣内在认识论上的价值。正如《素问·阴阳应象大论》所说"以我知彼，以表知里，以观过与不及之理，见微得过，用之不殆"。在中医学中，以表知里法用得很多，脏象学就是一个很好的例子。按照中医的整体观，人体以五脏为中心，通过经络贯通联络内外上下，形成一个有机的整体，当体内受到某种刺激使脏腑功能发生异常变化时，便会通过经络的传导作用而反映于相应的体表部位。在获取了这些外在信息之后，利用医生的形象思维和经验通过由此及彼、由表及里，是可以在一定程度上把握机体变化的内在规律的。人的整体性是这种方法获得真理性认识的依据。

　　文献整理法的原意是要再现古人认识的原貌。单纯从这个意义上看，它不会促进中医概念的更新，通过文献整理不可能获得新的概念。但实际上它却通过赋予中医概念新的内涵或外延成为促进中医发展的重要认识方法之一。这里面有两种情况，一种是通过对概念的分析，多方收集资料进行逻辑论证或结合自己的经验加以解释，使认识深入；另一种是虽使用旧的概念，但其内容则完全是整理者的新经验。这些新的内涵或外延中容纳了在文献整理者那个时代更为合理的逻辑成果，或者是整理者有价值的实践经验，或者二者兼有。这些都使中医的认识随历史的前进而不断地发展。顺便一提的是，通过文献整理还强化了中医的概念体系，强化了中医的传统范式，这对中医的发展也有着重要的意义。

　　心悟是一种依赖于直觉和灵感的认识方法，颇具神秘色彩，使人甚至怀疑它在认识客观世界时的作用。但自古以来均强调："医者，意也"，可见对这种方法的肯定。这种认识方法促使每一位医家注重临床体验，以体验过程中的意会作为认识中介将某种富有弹性的理论（诸如阴阳、五行、运气等）与具体治疗实践沟通起来。中医的心悟，其认识结果带有鲜明的个体化色彩，往往难以表述、验证和继承。

　　需要指出的是，这几种方法在运用上是相互渗透的，因而在选择上也是相互影响的。可以说，选择了其中一种，往往自然就会将其他几种一并纳入。比如取象比类，它在获取必要的信息时，往往要依赖于司外揣内的观察；进行取象比类的诱因，既可能来自实践中遇到的问题，也可能是来自文献整理中的启发；而取象比类活动的完成，又往往要借助于某一瞬间的顿悟。

　　2. 现代中医认识方法的价值

　　现代中医认识方法在将大量的西医概念引入中医领域之外，还提出了一些兼有中西医特质的新概念，[①] 其在认识客观世界上的价值是公认的，所以也就不必多论。但其在中医领域中的运用又有独特之处：其一，规范化研究一般在其他领域中并不把它作为一种认识方法。尽管其他科学领域也存在一个澄清概念和统一命名的问题，但和规范化研究有本质的区别。规范化研究是在文献整理的基础上结合了临床总结和实验研究方法。规范化研究将使中医在对概念所反映的事物本质上有更深刻的认识。其二，通过上述认识方法所进行的概念更新大多是西医的内容，这些新内容含意比较明确，但往往有着相对独立性，与整个中医理论体系还不是十分融洽。其三，从西医带来的概念，其西医特性为中医所调和，成为二者的联系中介。

　　3. 方法价值对方法发展的影响

　　通过考察我们可以看到，从方法本身而言，传统中医认识方法可以从不同的角度对中医进行概念更新，也能在一定程度上反映客观世界的真实面貌，在中医学的发展中各自发挥了独特的作用。但就总体而言，这些认识方法是比较模糊的，有着很强的个体化色彩，方法本身有着较大的缺陷：取象比类很容易变成机械比附，文献整

---

　　① 张文康. 中西医结合医学 [M]. 北京：中国中医药出版社，2000：8-10.

理和心悟往往与随意发挥相伴，司外揣内虽然有着现代黑箱方法的思想，但由于人体内外联系的复杂性和机体病理变化的过程性，这种方法获得的认识一是失之笼统模糊，二是容易滞后——一些疾病早期无证可辨成为现代中医面临的一大难题。从现代科学角度来看，传统中医认识方法都不是严格意义上的科学认识方法。而现代中医的认识方法有如下特征：

（1）注重仪器设备的研究和发展，延伸了认识问题和解决问题的深度和广度；

（2）把科学实验从生产实践中分化出来，变成科学研究的重要手段和科学发展的直接基础；

（3）突破了自然哲学思辨、猜测的局限，从具体经验的具体机制着手，开动了科学发现和科学检验的双轮车；

（4）扭转了科学和技术、理论和实践的脱节状况，把笼统的经验描述引向精密的定性、定量分析，并总结出一整套的科学思维方法。

可见，传统中医认识方法的缺点正好是现代认识方法的优势。所以，虽然它们曾经是中医学的重要认识方法，但在与现代认识方法的竞争中却明显处于劣势地位，且渐渐面临被淘汰的危险。从方法取得的成果而言，应该要承认，通过传统中医认识方法，中医确实获得了相当多有价值的认识，至今还有现实意义。中医是一门实践性很强的学科，当我们对上述方法的合理性进行评述时，我们是在方法运用的历史背景下进行的。传统的中医认识成果，尽管它包含了许多合理的认识，但方法具有缺陷，人们在承认它内容的价值的同时，也对它的理论体系的科学化提出了强烈的要求，而这又必然要求认识方法上的变革。相比之下，西医运用现代认识方法已在认识和控制疾病上取得了巨大成就，过去一些在中医看来是不治之症的疾病，今天已经有相当部分通过西医得到控制或可望得到控制。同时，现代认识方法还使得西医与现代科学技术紧密衔接并高速发展。现代中医在采用了现代认识方法之后也取得了许多新成果。

不论从方法本身的科学理性比较还是从方法取得的认识成果进行比较，现代认识方法都有着明显的优势。人们在方法的选择上似乎开始略失理性，其表现在于有将现代认识方法作为唯一标准的趋势。不过，正如邱鸿钟所说"用西医范式中的方法来研究中医中药，不是不好，但得出的结果仍然只是反映西医主体理性的，而不必增加中介环节的，对客体较少干扰的，灵活、人道和经济的中医自然观察方法不仅不会过时，而且有它不可替代的地位与作用"，关于方法的理性选择问题仍然值得深思。

## （二）认识主体的变化与方法选择

### 1. 传统认识主体的特点与方法的选择

由于受历史的限制，古代中医在社会整体科学水平低下的情况下，很难对研究的医学对象本身进行直接的深入认识，因此转而尽可能地利用已知知识去进行推测。取象比类的认识方法则正好可以满足人们的这种需求。因此它不但在中医学领域，在古代西方医学中也同样得到了广泛的运用。但同样是在科学水平低下的情况下，以解剖为主的实体观察法并没有被选中，倒是司外揣内的功能观察法大受青睐，而文献整理与心悟被选中的原因也不在于科学水平。这与中医所生长的文化背景有着密切的关系：中国传统文化中崇古尊经、重道轻器的思想极大地影响了中医生的认识方法选择。

崇古尊经的思想早在先秦时期就已见端倪。庄子言论中就常常会提到上古某事某物如何如何地好，孔子一生在为恢复周礼而努力，墨子的三表法谈的也无一不是"古"。如《素问·上古天真论》中提及正确的养生方法是"上古圣人之教下也"。当时的崇古尊经也许只是表达人们在托"古"中寻找理想世界的美好愿望，未必真的对"古"顶礼膜拜。但这种愿望在后人传承的过程中渐渐变质，最终演变为对"古"的过分崇拜。如清代学者皮锡瑞所说：孔子"其微言大义实可为万世之准则，……六经即万世教科书"。这种思想反映在传统中医界就是：古人的认识是完备的。如汪昂说："医学之有《素问》《灵枢》，犹吾儒之有六经语孟也。病机之变，万不齐恶，范围之不外是，古之宗工与今之能手，师承其说以之济世寿民，其功不可穷殚。"陈念祖也认为："儒者不能舍至圣之书而求道，医者岂能外仲景之书以治疗？"因此，如果有错，错在今人。如方有执就公开宣称："今非古是，物固然也"，所以要"心仲景之心，志仲景之志，以求合于仲景之道"。文献整理被认为是对世界的正确认识的重要途径，成为中医发展中必不可少的方式。"学医者最需读经、注经，否则不算名家，凡医经中论及者皆奉为玉律金科，不刊之论；……后人还须练就一套'读至无字处'的硬功夫，方可体味经典中的无穷蕴奥，这样才可从医经不变的模式中寻找到各种新问题的'圆满'的解释。"①

但单纯通过文献整理并不能完全解决实际问题，尤其是一些"托古改制"则更需要以新的实践经验为基础，经典不过是其外包装而已。因此，对医学对象的研究还必须要借助于其他的认识方法，除了前面所述的取象比类法外，司外揣内和心悟也是常用的方法，而选择这两种方法则与重道轻器的思想密切相关。《周易·系辞》提出"形而上者谓之道，形而下者谓之器"。无论是儒家、道家还是医家，"道"都代表着最根本的规律和最高的真理，它不可能直接从感觉经验或知识技能中获得，也很难用语言文字来传递。正如老子所说的："道可道，非常道，名可名，非常名。"这样的道，可以心悟，难以感知，可以意会，难以言传。所以庄子说："可以言论者，物之粗也；可以意致者，物之精也。"于是，对道的把握演变成了一种奇特的思维模式：看得清的，说得明的，只是一些粗浅的功夫，只有

---

① 何裕民．差异·困惑与选择：中西医学比较研究［M］．沈阳：沈阳出版社，1990：138.

通过思辨和心悟去把握那些看不清、说不明的东西才是高明的。如《灵枢·九针十二原》所说："粗守形，上守神。"实际上，这种思想至今在中医界今仍得到普遍认同。因此，虽然《内经》上已经有了解剖知识的记载，但不过被视为粗工而已。而通过解剖研究，在古代来讲，也确实难以获得对"神"的认识，反倒不如司外揣内来得有效。如盖伦，尽管他作了大量的解剖，但他的许多认识后来被证明完全是错误的。倒是中医的司外揣内却获得了许多直至今天仍然有价值的认识，而这又正好与中国人的实用主义精神一拍即合。

如要更具体地分析，还能找出许多原因，如中国人的伦理观念，物我一体的哲学思想，形式逻辑的不发达等，这里不再赘述。

**2. 现代认识主体的特点与方法选择**

现代中医所能倚仗的认识手段也日新月异，除了新的技术手段外，还包括新的思维工具。这些在客观上为中医深入认识人体提供了有力的保障，并在方法上给予其更多的选择自由。从社会背景来看，现代中医处于大科学时代，客观上要求中医认识主体严格遵守客观的、可量化的操作规范。同时，认识主体还必须要使自己的认识成果可以让同行通过同样的方法重复得到，进而获得同行的公认。这使得现代中医必然倾向于选择实体观察、规范化研究、实验方法和数学方法（尤其是数理统计）。从文化背景看，现代中医从业者基本上都接受过系统的科学文化教育，拥有相当丰富的知识。这一方面为其自主进行深入的理性思考提供了必要的知识基础；另一方面，现代中医具备的现代科学精神要求科学理论以可以重复验证的事实为依据，追求概念表达上的准确，逻辑推理上的严密，尤其鼓励人们有根据地挑战旧的理论。在这种精神的影响下，人们对理论的不断变更欣然接受，并以此为荣。而这种精神体现在方法论上，则是以还原分析和归纳为主导。

**3. 认识主体变化对方法发展的影响**

不论是科技背景，社会背景还是文化背景，都影响着中医对方法的选择。正是这些背景的巨大变化使得现代中医必然更乐意选择与之相契合的方法。其中，又以文化背景的变化影响最大。

尽管中医界用了相当的努力说明传统理论和方法的科学性，也已经得到了承认。但这毕竟是一门与现代科学异质的学科，而被现代科学精神武装了的现代中医对传统方法的接受更多是出于对其神秘色彩的一种好奇心。即便现代中医学生接受了传统的中医知识，他们从其他学科门类中获得的对科学理论和方法的要求依然不会改变。同时，他们也期望能将他们所熟悉的认识方法带入对中医的认识中。以现代科学为主导的现代文化实际上在不知不觉间将传统方法在医学认识中的施展空间慢慢压缩了。现代中医作为一个整体已经完全为现代科学的神圣光辉所笼罩，以现代科学精神为主体的现代文化统治了所有的现代中医。由于日益脱离传统文化背景，现代中医们对传统中医的理解越来越困难，信仰越来越不坚定，由此导致信心越来越缺乏，改变认识方法从而从根本上改变中医理论使之现代化的愿望也就越来越强烈。现代认识方法引入后所取得的成就更强化了这种愿望。现代文化中的科学精神开始被科学主义所取代，这种文化上的改变对中医认识方法的发展带来了负面的影响。"纵观中国医药学的全部历史，20世纪中医最突出的特点是：用近现代科学的概念、方法和手段，以及被称之为'科学的'哲学原理阐释和发展中医，并取得了大量成就。如果历史存在进步的话，就中国医学和文化史而言，这无疑可以看成是一种巨大的历史进步。可是，正像任何光辉都有阴影，任何历史进步都要付出代价，都同时伴随着历史的缺失，由于科学主义笼罩下的20世纪中医将科学视为最高的价值准则，致使传统中医理论和实践这个复杂'文本'的丰富内涵被'科学地'误读、简化了，中医学术中源远流长的人文精神被当作反科学的封建的糟粕而被冷落、被批判。"[1]

---

① 邓铁涛. 中医近代史［M］. 广州：广东高等教育出版社，1999：211.

认识主体的科学理性演变成为科学迷信，以至于在方法的选择上难免有些极端。我们需要消除这些负面影响，才能更有助于中医认识方法的发展。

### （三）自然观的变化对方法发展的影响

中西医都致力于对疾病的预防与控制，这必须建立在对客观世界正确认识的基础上，即两种医学存在认识对象上的同一性。但对比中西医的发展史可以发现，虽然中西医最初的理论在形态与内容上都有着相当程度的相似性，但是其方法存在着许多差别；古代西医与现代西医在理论上已经存在巨大的差别，但在认识方法上却仍然极为相似（如解剖学传统）；传统中医与现代中医都试图促进中医理论的发展，但所采用的方法却有明显的不同。为什么相同的客观认识对象，却会有理论与方法上如此多样的差异呢？"没有一种自然观，则不会有设法去证明这种自然观的方法；一种自然观如果被压抑或消亡，其相应可能发展的方法则不能发展；一种兴盛的方法必以一种显学为背景。自然观与方法论呈共变的关系。"①

1. 传统中医自然观与传统认识方法

"在中国的自然科学发展史上，以元气论为核心的有机自然观始终占据着主导地位。按照这种观点，整个自然界和其中的任何事物，都是不可分割的整体。这种整体是在气化运动中不断产生和消逝的一种'过程流'，是一种自生自灭的自己运动。"② 这种观点渗透到传统中医的认识之中，自然也以气和气化作为认识的最终目的。从表面上看，传统中医需要认识的对象是五脏六腑经络、气血津液、六淫七情、方药等事物，并将其看作是气与气化存在的具体形式。

---

① 孙小孔. 自然辩证法通论 第二卷 方法论 ［M］. 北京：高等教育出版社，1993：15.

② 冯泽永. 中西医学比较 ［M］. 北京：科学出版社，2001：35.

正如《灵枢·决气》所说："人有精、气、津、液、血、脉，余意
以为一气耳。"只是因为气的聚合有不同形式，所以有不同的名称，
"气合而有形，因变以正名"，而各自的功能与相互作用则是气化的
具体表现。生命的活动，无非就是气的升降出入运动："出入废则神
机灭，升降息则气立孤危。故非出入，则无以生、长、壮、老、已，
非升降，则无以生、长、化、收、藏。是以升降出入，无器不有，
故器者，生化之宇，器散则分之，生化息矣"（《素问·六微旨大
论》）。因此，要真正认识五脏六腑经络、气血津液、六淫七情、方
药，认识气与气化是关键。为此甚至衍生出了传统中医一种独特的
认识方法：内景返观。①

　　所谓气，是指一切无形的，不断运动的物质。通过气的运动，
必然产生各种各样的变化，这些变化，称为气化。循着这两个概念，
我们可以对中医气的特性进行认识，进而看到这种自然观对传统中
医认识方法的影响。气是中国古代的哲学概念，被移植到中医里，
虽然内涵上有所改变，但其特性基本相同。第一，它被看作是自然
界原始的物质基础。如庄子就说："通天下一气耳"（《庄子·知北
游》），而王充则认为："万物之生，皆禀元气"（《论衡·言毒》）。
世界上的事物都是"气聚则形存，气散则形亡"，尽管实际上气应是
多种的，比如阴阳之气，五行之气，脏腑之气等，但在古人的主观
认识里却是把气作为构成万物的一种统一的物质元素，从而以气为
中介，将天上地下所有的事物都联系在了一起。这种认识一方面反
映了事物的普遍联系，另一方面却夸大了事物之间的同一性。第二，
它是无形的。正如庄子所说："惛然欲亡而存，油然不形而神，万物
畜而不知，此之谓本根。"为了使气与气化能更好地用来解释世界，
人们将它理解为凭感官是不能直接认识到的，这样可以避免因将气
诠释成某种具体事物而导致与其他事物之间关系的矛盾。正因如此，

---

① 萧德馨. 中医方法论 [M]. 重庆：重庆出版社，1992：12.

中医的认识大多是超形态的，却又被广为接受。第三，人体的气与气化要在机体存活的状态下才能存在。

气的上述特性决定了对它的认识方法。由于对气的统一性的理解夸大了事物之间的同一性，所以中医的取象比类法才用得如此出神入化。而气是不可见的，虽然"夫八尺之士，……其死可解剖而视之"（《灵枢·经水》），但却不可能通过这种方法来认识。正如清末医家何廉臣所说"（命门）视之不见，求之不得，附于气血之内，宰乎气血之先。非解剖法所能知，非显微镜所能窥"（《通俗伤寒论》）。司外揣内的功能观察法自然成了认识机体气与气化的好方法。但这个方法毕竟还需要感官，总有局限，事物有假象，有时五官无法获得信息，有时还会受蒙骗成为认识的障碍，人们便用心悟来弥补其不足。如《管子·内业》说："是故民气杲乎如登于天，杳乎如入于渊，淖乎如在于海，卒乎如在于已。是故此气也，不可止以力，而可安以德，不可呼以声，而可迎以音。"并且在强调气是构成一切的本原的前提下，又强化了气的不可直观性，心悟的认识作用也就被夸大了。圣人心同天心，圣人的心悟可以成为检验真理的标准。领会圣人的真意成了获得真理性认识的重要途径，所以中医的文献整理是非常必要的一件事。

2. 现代中医自然观与现代认识方法

由于知识内容与结构的关系，现代中医所持有的自然观与现代科学的自然观相一致，因而与西医的自然观实质上相同，即以原子论为核心的构造自然观和结构中心论。原子论认为，世界被分割到最后是不能再分的原子，原子是构成世界的最基本的粒子，世界就是由原子与虚空组成的。原子在构成事物时，它的本性是不变的，即每一个物体的属性都可以不变地还原到它的原子上，原子与事物的差别，只有量的不同而没有质的差别。这种自然观渗透到医学认识中则形成以下基本原则：第一，人体特定的组织结构就如机器部件一样负载着特定的功能，该组织结构的器质性改变必然引起该组织结构的功能变化。从这个角度看，器质性结构改变是第一位的，功能性改变是第二位的。第二，人体结构组织是人的整体分化的产物，整体的功能决定着各组织结构的状态，各组织结构上的器质性改变，除单纯性外因致伤外，一般都是整体性功能异常在局部的恶化反映。生命的整体性能可以从它的组成部分的性能完全解释清楚。第三，生命运动是由较低级的物理、化学等运动组成的，应当而且可以把生命的高级运动还原为低级运动来认识，生命和疾病的现象完全可以用物理、化学规律来解释。

正是在上述思想的影响下，现代中医对疾病、药物等的研究是对阴阳、脏腑、经络、证、气等各种传统中医认识成果的本质进行研究；对中药和复方的作用机理的研究构成了现代中医认识的核心内容。其实质便是想通过还原分析对上述内容进行物理、化学方面的解释。实体观察法无疑是获得物理（尤其是形态方面）解释最有效的方法，实验方法有助于进行化学方面的解释，规范化研究为各种解释提供概念保障，数学方法则为各种解释提供必要的思维工具。

3. 自然观的变化对认识方法发展的影响

如果现代中医仍然以气和气化作为对生命、疾病和治疗作用的解释，即使在主观上仍希望进行认识方法上的改变，但在客观上还是难以付诸现实的。并且，作为表征人体生命特质的"气化"是不可以进行还原分析的，以还原为特征的认识方法自然英雄无用武之地。由于在原子论思想指导下带来了近代科技的发展，使人们在对世界的物质性解释上广泛地认可了这种自然观。而这种自然观也就使以还原为特征的方法在对各种运动规律的研究上大行其道。正如恩格斯所说："把自然界分解为各个部分，把自然界的各个过程和事物分成一定的门类，对有机物的内部按其多种多样的解剖形态进行研究，这是最近 400 年来在认识自然界方面获得巨大进展的基本条件。"① 而这种自然观与方法论反映在医学上，则是西医将人从整体到局部、从高层次到低层次进行层层分解、层层还原。对人体正常或异常的结构和功能，对影响人体健康的各种因素（生物、微生物、理化等），从宏观到微观再到超微，认识越来越深入、越来越深刻。不论在解剖、生理，还是病理、药理等方面均向中医展示了一系列全新的知识体系。这个庞大的知识体系一方面真实地反映了客观世界，另一方面也已经不是通过传统中医认识方法可以进行理解和认识的了。作为一个中医医生必须要尝试用中医的方法对西医所揭示的微观的病变进行干预、治疗。这使得现代中医必然要选择现代认识方法。前述的现代认识方法，实质上都属于还原方法的范畴。

但是，这种自然观并非人类理性认识的终极，随着复杂性问题的出现，物质存在的系统特性越来越受到人们的关注，以还原为特征的认识方法对于这类任务开始显得非常吃力。另外，由于这种自然观与传统中医自然观的冲突，导致其相应的一系列研究方法并没有给中医本身带来明显的促进，反而在一定程度上给中医造成了负面影响。人们的自然观正在孕育着新的发展，而中医的认识方法也在随之积极寻求变革。

## 三、中医认识方法发展的未来展望

从前面关于认识方法诸影响因素的分析中我们已经谈到，不论是对中医认识方法价值评价、认识主体的特点，还是人们普遍认可的自然观，都还在进一步发展之中。在这些因素的发展推动下，中医认识方法将随之而发展。

---

① 恩格斯. 反杜林论 [M]. 北京：人民出版社，1970：18.

### （一）未来中医认识主体的特点

1. 科学理性继续发展

现代科学的成就使人们对科学的崇拜日益增长。但当科学的双刃特性随科学的迅猛发展而变得日益明显时，也为人们科学理性的发展带来新契机，人们开始反思科学。他们担心，现代科学所推崇的对现实证据之重视的实证精神会形成一种短视的哲学，这种哲学可能怂恿人们只关心当下的事情，而鄙夷对人类终极价值的追求；由于自信心的无限膨胀，以及好奇心与利欲心的诱使，人类可能无限制地攫取和蹂躏自然，从而最终导致人类自身的毁灭。上述反思折射出来的科学与人文和谐的问题，对医学的发展至关重要，生物—社会—心理医学模式的提出扬弃了纯粹的生物医学模式，这应该说是科学反思和科学理性发展在医学领域的重大成果。这与传统中医的医学模式至少在形式上是不谋而合的。而这种模式意味着对人文认识方法的需求，对于中医认识方法的发展来说，这将开拓新的领域。而即使是曾经得到一致认可的认识方法，其价值也将在新的医学模式框架下被加以重新评估，从而进行更为理性的选择。

2. 文化的多元化

西方文化固有的缺陷使西方兴起了中医热，这不单纯是医学科学性和疗效的问题，而是对中国传统文化认同的问题。同时，中国古代传统文化（不仅是古代科技，还包括古代哲学、文学、艺术、伦理、道德，乃至宗教等方面）对当代科技前沿探索有着特殊乃至很大的帮助。未来中医极可能生活在一个中国传统文化复兴与西方文化并存的社会背景下。传统中国文化渗入现代中医的科学理性中，必将会为中医的发展带来新的启示，拓宽中医发展思路，丰富中医发展方法。

3. 知识背景的变化

随着中医教育不断变革，未来的中医研究者可能分为三大类型。

一类是传统中医，它们在香港、台湾和其他一些严格区别中西医的地区比较多。而由于大陆中医学界对现在中医研究的危机感，也有培养纯传统中医的意向。一类是中西医结合，这是大陆最普遍的中医研究者。还有一类是多学科知识研究者，这是近年来开始的新尝试，尤其是非医学攻博研究生的培养将会造就一批学识广博的新型人才，他们将可以把其他科学领域的新知识和新方法直接引入中医的研究中，从而取得富有开拓性的新成果。

4. 人工智能技术的高度发达

几千年来，人们只能用间接的方式总结思维的规律，现在我们可以用电子计算机来模拟特定的思维活动。这一转机，使人们开始接触到一种新的认识过程——通过模拟来探索认识规律的过程，人工智能由此将得到迅速发展。人工智能是整个社会众多科学门类研究者智慧的结晶，这使一些研究复杂系统的非常复杂的认识方法的运用成为可能。未来的中医当然也可借助于此引进更多的认识方法。

## （二）未来中医自然观

由于所持自然观不同，对同一现象（或事实）的解释会有不同的预设。由于预设答案不同，必然采用不同认识方法。因此，对未来中医解释所追求的终极目标加以探讨，对展望未来中医认识方法至关重要。这实际上涉及两个方面：其一是未来中医所持的自然观是怎样的；其二是未来中医将可能对医学上的经验事实进行什么样的预设。近代科学的发展早已经使人们认识到，物质是以系统方式存在的。把系统思想引入中医学中，也许能为中医带来更接近自身本质的新预设，从而指导引进新的认识方法。将来必须以系统观来指导中医研究，这种思想已经在中医理论界渐渐达成共识。如果真是这样，中医认识方法的新发展也将是必然。

1. 系统思想基础

从自然观的角度看，系统是一种联系方式，是若干有特定属性的要素经特定关系而构成的具有特定功能的整体。这个概念包括了四个方面的内容：第一，系统是由若干要素组成的。系统与要素互为存在的依据，并且要素至少有两个。第二，各要素之间存在着特定关系，形成一定的结构。其中以要素间的相互制约关系最为重要，它是系统结构得以形成的主要杠杆。第三，系统具有特定的功能。但系统功能不是要素的属性，也不是某个部分的属性，而是系统整体的属性。第四，系统总是存在于一定的环境中，功能在系统与外部环境的相互作用中表现出来。要素、结构、功能和环境，都是完备地规定一个系统所必需的。这几种规定之间存在如下基本关系：系统的功能依赖于其要素、结构和环境。任何一方的变化，都会影响系统的功能表现，甚至导致系统的质变，只有关于要素或者结构、环境的认识，都不足以逻辑地推出系统的功能。系统的形成、稳定和崩解是我们关注的主要内容之一。用系统的观点来分析生命系统的形成和稳定对我们的认识有重要指导意义。

以下对系统思想作一个简单的归纳介绍和适当补充。

（1）由于构成整体的要素之间存在相干性，因而，要想纯粹通过对部分的分析来完全了解整体是不可能的。这里还包括另外几个方面的意思：①要素之间同时还存在加和关系或是比较弱的相干关系，整体的这一部分性质是可以通过对要素的分析来加以认识的。②由于要素的相干性导致系统具有层次性，并且低层系统总是比高层系统更稳定。因而可以在一定范围内将低层系统黑箱化。① ③在要素之间存在强烈相互影响时，还原分析仍然是帮助人们较准确把握整体所必不可少的。只是需要对之进行更高层次的辩证综合。

（2）系统可以通过两种组织形式形成，对生命系统而言，是通过自组织形式形成的。这包括两个方面的意思：①生命系统中蕴含

---

① 国家教委社会科学研究与艺术教育司组.自然辩证法概论［M］.北京：高等教育出版社，1989：40－41.

着生命组织形式的信息。②生命系统中蕴含的组织信息要与环境不断地进行交流并且要去适应环境。这意味着，生命系统的存在和演化都不是唯一确定的，但必然是能维持自身稳定和适应环境变化的。

（3）系统在不断地演化。系统在状态空间中的演化如果是稳定的，则一般收敛于三种吸引子中：不动点、极限环和混沌吸引子。和一般的系统演化不同的是，生命系统的演化不只是对初始状态的迭代，还有系统演化方式本身的不断变化。但不论情况多么复杂，生命系统的稳定，主要收敛于混沌吸引子中。

（4）混沌有许多特殊的性质。①它是一种整体稳定，局部不稳定的运动状态。②其运动对初始条件存在敏感依赖性。存在内在随机性。即确定系统长期行为的不可预测性。③结构上的分形和运动上的遍历性。④是复杂性与简单性的统一。其非常复杂的运动可以通过非常简单的系统迭代而成。

这一点内容只是系统观中非常肤浅的部分，不过也已经涉及了一些主要的思想。将它们与中医学相结合对我们未来中医的研究对象新预设进行探讨，将获得一些有意思的认识。

2. 未来中医认识对象的预设

认识中医的本质是研究现代中医认识的核心内容。其中包括阴阳本质的研究、脏腑（主要是脏）本质的研究、经络本质的研究、证本质的研究和复方作用机理的研究等。这些研究已取得相当多成果，但人们觉得这些成果没能把中医的本质真正地体现出来，反而有可能使中医在这些成果中日渐失去特色，最后西医化。笔者认为，这些研究试图用局部的和静态的理化因素来表述中医的本质，尽管我们一点也不能否定这些认识的真理性意义和它们在推进中医认识上的巨大作用，但它和中医的系统特性毕竟有着巨大的差别，因而在研究结果如何向中医回归上始终困难重重。如果运用系统思想对中医本质如证本质进行假定，也许会带来新的思路。

证本质的研究最为突出的成果是对肾虚证和脾虚证本质的研究。

尽管在研究具体内容和手段上两者并不相同，但在思路上则基本是一致的：寻找可以确定检测的某个指标来对证进行判断。但如果还承认证体现了中医的整体观的话，这样的研究就难以最终获得对中医证的比较全面的认识。因为从中医的整体观而言，疾病是整体阴阳平秘在各种致病因素影响下导致的整体功能失调，在疾病中具体病变部位是受害者，罪魁在整体。这与现代医学所认为的局部脏器的损伤影响了整体功能的观点有着根本的不同。也即，某一个证，在对机体某部分病变进行描述的同时，揭示的却是整体的某种失常状态。而并不像西医定义中的病那样是由机体的某一或几个部分病变引起，因此，根本无法用某一个指标来表示。后来的研究对思路进行了修正，认为应该用多个指标来标示证的本质。但多个指标实际上也只能说明病变部分的异常情况，却并不能使人了解整体究竟怎么了；而即使有了足够多的指标，以致可以将整个机体的情况都表示了，但若只对指标进行孤立分析，显然还是无法真实再现证的整体性。对证本质的假定需要系统化。

　　由于机体系统诸要素之间存在强烈相干性，机体的疾病状态不可能只是各要素改变的简单相加。一些情况下相干性比较弱，问题也就比较简单，可能只是哪个部位发生异常，就在哪个部位出现疾病，如肺部感染就出现咳嗽、咳痰；一些情况下相干性表现得较强，可能是某个部位发生异常，而在其他部位出现疾病症状，如免疫系统的异常导致肾小球肾炎；一些情况下相干性表现得很强，则可能是多个部位的异常相互影响形成恶性循环。在发病过程中，机体整体实际上在对病变部分不断地进行调整，试图使之回到正常；如果调整失败，则努力进行代偿以使整体保持正常。整体的变化才是疾病演变中的主要因素。现实中我们可以看到，尽管是相同的部位发生相同疾病，但对不同个体，中医的辨证往往不同，这正是因为整体情况的不同所致。而一些器质性病变（如骨质增生），通过中药的治疗，局部的病变并没有发生明显的好转，但患者的痛苦却可能已经大大减轻。这也是通过对整体的改变而实现的。因此，对于证本质，我们不仅要关注机体的某一部分发生了什么变化，而且更应该关注机体整体发生了什么改变。部分所发生的改变不过是整体改变的外在表现，而整体状态的改变才是问题的实质。这是中医思维与西医思维不同的地方。我们应该承认，证是机体作为整体在疾病状态下的表现，认识证的本质，也就是认识整体在疾病状态下的改变。

一方面必须加以明确的是：整体如何理解。在这里，不能把它理解为机体的全部，而应该是机体各层系统中最高的一层。病变可能发生在它下面的一层系统中，也可能发生在再往下的若干层系统中。但只有当整体出现改变之后才能认为证产生了。所以传统中医有时会面对无证可辨的疾病。

另一方面需要回答的是：什么才是整体的改变？由于环境总是在不断变化，整体要不断调整自身以与环境相协调，因而也是在不断变化的，这种变化是机体生存所必需的，当然不具备证的意义。从前面的分析中我们知道，机体作为系统如果要处于稳定的话，系统的运动需要收敛于混沌吸引子中。只要整体的变化在吸引域内，整体某一部分的变化也许已经超出我们一般认为的正常值了，整体仍然是稳定的。需要注意的是，整体运动不能收敛于混沌吸引子中时，机体肯定是不健康的。一些疾病（如一些较为严重的急性疾病），如果不及时给予有效处理，整体系统就会离开稳态，机体就会死亡；但整体收敛于混沌吸引子中并不意味着机体就一定是健康的。我们都知道，一些慢性疾病的病程往往非常长，甚至可以伴随人们一生。在这种情况下，整体的运动虽然收敛于混沌吸引子中，却是收敛在病理混沌吸引子中。只有当整体的变化不能收敛于健康的混沌吸引子中时，才可以称为发生改变。即中医的证应当理解为整体运动偏离了稳态或是收敛于病理混沌吸引子中。不同的证对应不同的病理混沌吸引子。随着西医在危急重症的处理上越来越有效，中医的疾病谱也越来越向慢性疾病收缩，研究整体运动收敛于病理混沌吸引子中的情况将有特别重要的意义。

对这个非常简单的讨论进行归纳，也就是我们对证本质的新假定。①证是标示整体运动的多个状态量的相干性改变。这可以说明为什么用单一指标是无法反映证的本质的。而如果只是孤立的多个指标，也是无法反映证的本质的。②证是整体在相空间中的异常运动。这可以说明，为什么证总是难以规范化。如果是整体偏离稳态的证，由于整体不再收敛于任何吸引子中，整体将发生无法把握的改变，并最终导致系统崩溃；如果整体处于病理混沌吸引子中，混沌依然是一种非常复杂的运动形式。③证的复杂混沌运动背后有简单的运动规律。整体在相空间内不断运动，由于不同病理混沌吸引子之间可以重叠，只根据整体某个时刻的状况是无法判断它会收敛到哪一个病理吸引子中的，也就无法判断应辨为什么证。必需根据整体的运动进行动态观察，这就需要找到证的混沌运动规律。根据目前混沌学的研究成果，寻找其运动规律不但是可能的，而且可能是极为简单的。

当前对证的认识存在着这样的困难：如果用现代认识方法进行认识，证就消融在西医的概念之中，得出的结果仍然只是反映西医主体理性的，它最多说明了中医与西医在概念指称和判断上的某种对应性，并没有给中医增加更多的什么；但如果不用现代认识方法进行认识，则无法深入证的本质。原因就在于自然观的不同所致的两类认识方法在认识的终极目标上存在根本的对立，而对证的系统本质的假设则可以消除这种对立。一方面，它可以利用现代的认识方法，利用西医的概念进行研究，但通过对这些认识成果再进行系统化的重建，则将可望对之赋予中医特性，从而较为真实地再现中医本质，实现认识成果的中医回归。从系统的角度讲，我们可以把下层系统当作黑箱，并不影响对整体的研究。因此，中医对证本质的认识并不需要穷尽对人体下层结构的认识，只需要能找到描述整体运动所需的最少个数的参量就可以了。这样做更为重要的意义是，中医将可以大量引入西医的指标来作为参量，以消除中医的模糊性。但其运动规律却由于经过系统化的重建后表征为中医的证了。同时，由于系统的稳定可以是多种选择的，中医完全可以通过与西医不同的方式去促使异常的系统运动恢复正常，从而赋予这些参量中医的内涵。此外，也有可能通过对系统运动的分析，发现新的病理吸引子，即发现新的证，从而使中医的认识更加丰富。但这一切对认识方法的要求也就更高了。

### （三）未来中医认识方法的大致趋势

要对未来中医新增加的认识方法进行细致的描述是不可能的。这里想要讨论的是：其一，对未来中医新增方法的展望；其二，由于有了更新的方法，是不是现有的方法都将趋于被淘汰。前一个问题实际是未来方法的引进问题，后一个问题则是对方法的理性选择问题。

就根据前面的讨论进行推论而言，很显然，由于一系列系统研究方法的引入，未来中医认识方法将更为丰富。在观察方法上，将会使用对系统进行直接观察的方法以期对人体系统质的属性有进一步的了解；仍然会使用数学方法，但在具体的数学工具上将会大量引入用于分析复杂系统的数学工具。对于有机客体的研究，不论其功能规律也好，进化规律也好，都是各层次、各类规律相互作用的结果。即使我们可以暂时把某一层次分离出来，求出其在纯粹状态下的结果，仍需把它置于整体下，重建分割了的相互联系，以判别它在整体下的作用与地位。这种重建当然不再是简单的加和，也需要新的认识方法。由于系统自然观与传统中医自然观的相似，这些方法也许会与中医的传统认识方法存在某些形式上的相似，但不论在观察的客观性上、逻辑推理的严密性上还是概念的确定性上都与传统中医的认识方法有着本质的飞跃。随着人们对医学科学与人文双重属性越来越重视，一些文化的认识方法也将被引入。

就目前对中医最具实践意义的方法而言，循证医学方法是应当受到关注的。循证医学的定义为："临床实践需结合临床医生个人经验、患者意愿和来自系统化评价和合成的研究证据。"循证医学从临床问题出发，将临床技能与当前可得最佳证据结合，同时考虑患者价值观、意愿及临床环境后做出最佳决策。循证医学自1992年诞生以来，马上以其独特的视角，科学的方法和跨学科、跨地域合作的创新模式，迅速传到150多个国家和地区的卫生领域和医学教育各个方面、多个环节，成为20世纪医学领域最具影响力的创新和革命之一。而中医较早就关注到了循证医学的发展，在1998年，在国家中医管理局（SATCM）为中医系统大院大所的学术带头人举办的高级培训班中，就邀请了李幼平介绍循证医学的知识和进展，会后还专门讨论了中医学系统学习和引进循证医学的设想和规划。

当前比较受到重视的循证医学方法已经在一定程度上反映了系统观念对人们在认识疾病方法上的影响。循证医学方法的采用使人们的认识发生了重大的改变。这种改变使人们相信，仅仅用替代指标来认识人和疾病是非常不够的，人的整体性决定了对人的认识必须从整体上进行把握。所以，疗效以满意终点为评价目标，即治疗对病人的远期预后影响及死亡率的影响如何成为它的一个基本特征。从著名的心梗后抗心律失常的例子（即CAST试验）我们可以看出，如果单从生理病理和药理的逻辑上推论，这种治疗毫无疑问是正确的，但对它进行循证研究之后，这种治疗"只见树木，不见森林"的错误便暴露出来了。发生这种错误的原因就在于，对人进行理化还原所获得的指标并不能完全代表人这个整体。当然，这并不意味着对西医还原分析的简单否定。相反，它反映出西医的还原分析在向更大的尺度上综合。就经验医学而言，西医的还原分析向综合回归一直在进行着，如先分析某一细胞或组织的结构与功能，然后分析它们与周围的关系，与所在系统的相互关系，最后则是在人体的背景下研究它，即它与人整个机体的相互影响。但这种综合始终是将人作为简单的物理与化学的集合体来研究，是一种刚性的机械加减。而新尺度的区别就在于将人作为生命的整体来研究，承认要素在构成整体的过程中会发生相干和协同，从而不从要素的情况简单推论整体的情况。就如上所述的，不能从药物对心率的控制简单推论药物对人整体的影响。

在几乎所有的循证医学例子中，我们可以看到，正是由于通过要素的情况难以正确地推论整体的情况，所以才需要通过循证的方法来跳过由要素到整体之间的逻辑过程。对整体情况进行循证的过程本身是逻辑严密的，但从要素到整体之间的逻辑过程的含糊却被容忍了。这种容忍对中医研究来说，有着特别重要的意义。因为中医最困难的地方就在于无法清晰明确地说明中间过程，以至于中医总是难以拿出足够的证据来证明自己的作用。通过循证，将使中医与西医可以在一定程度上回到同一起跑线，过去中医许多遭到诟病的东西在这种新的认识方法中已经显得不是那么重要了。但循证对中间过程认识的提高帮助不大，对于中医认识疾病的新规律，开发新的治疗方法而言，可能帮助不大。这是与西医不同之处。循证医学方法将成为中医的重要认识方法，虽然不是唯一的，也不是最能满足需要的，但已经蕴含了未来中医认识的特性：认识者的整体观和认识对象的系统性。

其实比起对未来方法的猜想，关于未来大量新的方法引入后，是否将淘汰传统的朴素系统认识方法和现代还原认识方法也许更能引起人们的关注。人们尤其担心传统认识方法的命运，因为这其实与传统中医的命运息息相关。从理论上讲，学科的过去、现在与将来是有继承性的，新的认识方法与旧的认识方法之间也会存在某种连贯性；从实践上讲，现代中医认识方法需要以传统中医认识方法的成果为基础，而系统认识方法也需要以现代中医认识方法的成果为基础。从方法本身的价值而言，虽然有高低之不同，但每一种方法都有它在认识客观世界上的价值；从认识对象属性的多重性来讲，不同的属性需要不同类型的方法。从今天的现状而言，虽然现代认识方法占了主体地位，但传统认识方法依然受人们关注，这也足以说明，认识方法的丰富并没有带来方法之间的淘汰。但是，方法越是增加，对方法的理性选择也将变得越是重要。而随着人类科学理性的不断发展，相信人们也会更懂得如何实现认识主体，认识终极目标（自然观）与认识方法的最佳搭配，使各种方法在合适的领域内最大限度地发挥自己应有的作用。

# 参考文献

［1］张登本．《内经》的思考［M］．北京：中国中医药出版社，2006.

［2］王洪图．内经学［M］．北京：中国中医药出版社，2004.

［3］陈全功．《黄帝内经》在世界医学史上的地位［M］．昆明：云南民族出版社，1995.

［4］马克思，恩格斯．马克思恩格斯全集：第43卷［M］．中共中央马克思恩格斯列宁斯大林著作编译局，编译．北京：人民出版社，1995.

［5］马克思，恩格斯．马克思恩格斯全集：第44卷［M］．中共中央马克思恩格斯列宁斯大林著作编译局，编译．北京：人民出版社，1995.

［6］T. S. 库恩．科学革命的结构［M］．李宝恒，纪树立，译．北京：北京大学出版社，2016.

［7］费耶阿本德．自然哲学［M］．张灯，译．北京：人民出版社，2014.

［8］默顿．科学社会学：理论与研究经验［M］．鲁旭东，林聚任，译．北京：商务印书馆，2003.

［9］常青，邓平修．医学方法概论［M］．广州：广东科技出版社，1990.

［10］张从正．儒门事亲［M］．张宝春，点校．沈阳：辽宁科学技术出版社，1997.

［11］章楠．医门棒喝［M］．北京：中医古籍出版社，1987.

［12］涂元季．钱学森书信［M］．北京：国防工业出版社，2007.

［13］戴汝为．系统学与中医药创新发展［M］．北京：科学出版社，2008.

［14］钱学森．论人体科学［M］．北京：人民军医出版社，1988.

［15］总装备部科技委，总装备部政治部．钱学森学术思想研究论文集［C］．北京：国防工业出版社，2011.

［16］恩格斯．自然辩证法［M］．北京：人民出版社，1971.

［17］中医学术流派研究课题组．争鸣与创新　中医学术流派研究［M］．北京：华夏出版社，2011.

［18］苏庆民，李浩．三部六病医学讲稿［M］．北京：科学技术文献出版社，2009.

［19］马文辉．三部六病薪传录：经方的继承与创新［M］．北京：人民军医出版社，2013.

［20］刘绍武．伤寒临床三部六病精义［M］．北京：人民军医出版社，2007.

［21］刘惠生，张竹青．伤寒论三部六病师承记［M］．北京：人民军医出版社，2008.

［22］马文辉．刘绍武讲评《伤寒论》［M］．北京：中国医药出版社，2010.

［23］彭子益．圆运动的古中医学［M］．李可，主校．北京：中国中医药出版社，2007.

［24］邱鸿钟．医学与人类文化［M］．广州：广东高等教育出版社，2004.

［25］小野则精一，福田光司，山井涌．气的思想：中国自然观与人的观念的发展［M］．李庆，译．上海：上海人民出版社，2003.

［26］汪昂．本草备要［M］．北京：人民卫生出版社，2005．

［27］张元素．医学启源［M］．北京：人民卫生出版社，1978．

［28］唐容川．唐容川中西汇通医学文集［M］．北京：学苑出版社，2012．

［29］张锡纯．医学衷中参西录［M］．北京：人民卫生出版社，2006．

［30］刘枟文．圣余医案诠解按［M］．杜少辉，校．李俊，诠解．深圳：海天出版社，2010．

［31］匡调元．匡调元医论［M］．北京：世界图书出版公司，2011．

［32］阿尔图罗·卡斯蒂廖尼．医学史［M］．程之范，甄橙，译．上海：译林出版社，2014．

［33］米歇尔·福柯．疯癫与文明［M］．刘北成，杨远婴，译．北京：生活·读书·新知三联书店，2012．

［34］米歇尔·福柯．临床医学的诞生［M］刘北成，译．南京：译林出版社，2011．

［35］刑玉瑞．中医思维方法［M］．北京：人民卫生出版社，2010．

［36］刘汝琛．中医学辩证法概论［M］．广州：广东科技出版社，1983．

［37］邢玉瑞．中医方法全书［M］．陕西：陕西科学技术出版社，1997．

［38］张其成．中医哲学基础［M］．北京：中国中医药出版社，2004．

［39］杨金长，李艳，张会萍．中医哲学概论［M］．北京：人民军医出版社，2007．

［40］何裕民．中医学方法论：兼作中西医学比较研究［M］．北京：中国协和医科大学出版社，2005．

［41］刘长林．《内经》的哲学和中医学的方法［M］．北京：科学出版社，1982.

［42］贝尔纳．科学的社会功能［M］．陈体芳，译．桂林：广西师范大学出版社，2003.

［43］哈贝马斯．交往行动理论：第1卷［M］．洪佩郁，蔺青，译．重庆：重庆出版社，1996.

［44］费耶阿本德．自由社会中的科学［M］．兰征，译．上海：上海译文出版社，1990.

［45］吴瑭．温病条辨［M］．北京：人民卫生出版社，2012.

［46］吴鞠通．医医病书［M］．南京：江苏科学技术出版社，1985.

［47］李刘坤．吴鞠通医学全书［M］．北京：中国中医药出版社，1999.

［48］黄帝内经［M］．北京：中华书局，2010.

［49］冯友兰．中国哲学史：上册［M］．重庆：重庆出版社，2009.

［50］理查德·保罗，琳达·埃尔德．批判性思维工具［M］．侯玉波，译．北京：机械工业出版社，2013.

［51］张效霞．无知与偏见：中医存废百年之争［M］．济南：山东科学技术出版社，2007.

［52］曲黎敏．黄帝内经养生智慧［M］．厦门：鹭江出版社，2007.

［53］高利，田元祥，王霞，等．《黄帝内经》与现代养生保健［M］．北京：民主与建设出版社，2007.

［54］张湖德，王铁民．黄帝内经·养心养性养生［M］．北京：中国物资出版社，2009.

［55］王玉川．中医养生学［M］．上海：上海科学技术出版社，1992.

［56］张学梓，钱秋海，郑翠娥．中医养生学［M］．北京：中国医药科技出版社，2002.

［57］邵汉明．中国哲学与养生［M］．长春：吉林人民出版社，2001.

［58］王泽应．自然与道德：道家伦理道德精粹［M］．长沙：湖南大学出版社，1999.

［59］张其成．张其成讲读《黄帝内经》养生大道［M］．南宁：广西科学技术出版社，2008.

［60］萧天石．道家养生学概要［M］．北京：华夏出版社，2007.

［61］赵洪钧．近代中西医论争史［M］．合肥：安徽科学技术出版社，1989.

［62］恽铁樵．群经见智录［M］．福州：福建科学技术出版社，2006.

［63］张锡纯．医学衷中参西录［M］．石家庄：河北科学技术出版社，1985.

［64］陆渊雷．陆氏论医集［M］．上海：陆渊雷医室，1933.

［65］唐宗海．血证论［M］．北京：人民卫生出版社，1980.

［66］朱沛文．华洋脏象约纂［M］．石家庄：河北科学技术出版社，1985.

［67］祝世讷．中西医学差异与交融［M］．北京：人民卫生出版社，2001.

［68］盛增秀，等．中西医汇通研究精华［M］．上海：上海中医学院出版社，1993.

［69］陈先赋，刘继安，邹学熹，等．唐宗海传［J］．成都中医学院学报，1983（3）：67.

［70］王燕平，宿明良．三部六病医学流派［M］．北京：科学技术文献出版社，2009.

[71] 李伟，李浩．三部六病医案集 ［M］．北京：科学技术文献出版社，2009．

[72] 苏庆民，李浩．三部六病医学辑要 ［M］．北京：科学技术文献出版社，2009．

[73] 马文辉．刘绍武三部六病传讲录 ［M］．北京：科学出版社，2011．

[74] 陆渊雷．伤寒论今释 ［M］．北京：人民卫生出版社，1955．

[75] 吴敦序．中医基础理论 ［M］．上海：上海科学技术出版社，1995．

[76] 姚春鹏．黄帝内经 ［M］．北京：中华书局，2012．

[77] 山东中医学院，河北医学院．黄帝内经素问校释 ［M］．北京：人民卫生出版社，1982．

# 后　记

　　《哲思中医：关于中医学本体、认知及方法的多角度思索》是由广州中医药大学科学技术哲学学科学术带头人刘霁堂教授亲任主编，整体设计，组织该学科团队成员撰写而成的学术著作。冯慧卿教授和陈君教授在该书的选题和结构安排方面提出积极意见，并在写作中承担不少工作，其他编委会成员也参与部分撰写工作。

　　具体分工如下：第一章"《内经》的'气'理论"由鄢来均副教授和姬智同学编写，第二章"《内经》养生思想"由冯慧卿教授和何颖同学编写，第三章"《内经》医学道德思想"由刘霁堂教授和刘春兰同学编写，第四章"近代中西医汇通医学思想"由冯慧卿教授和张欣同学编写，第五章"中医理论现代化途径"由刘霁堂教授、刘晟教授和马骁同学编写，第六章"钱学森中医思想"由刘霁堂教授和冯承飞同学编写，第七章"中医'三部六病医学流派'学术思想"由刘霁堂教授和郭锐同学编写，第八章"中医思维方法的人文价值"由陈君教授和杨学芳同学编写，第九章"模型方法在中医学中的应用"由刘霁堂教授和王彬同学编写，第十章"论中医认识方法的发展"由智广元副教授和张举正同学编写，全书最后由刘霁堂教授审核定稿。

　　本书在编写过程中还得到李旺倬、陈焕鑫、梅亚子和王新红等几位同学在文字录入、校对等方面的帮助，在材料整理、撰写和出版方面得到我校白建刚副书记、马克思主义学院袁毓玲书记的大力支持，在此表示感谢。同时也要感谢暨南大学出版社杜小陆老师，正是他的支持才促成该书的出版。

刘霁堂

2019 年 10 月 27 日